新版

クリッピング・バイパス・CEAの リクツとワザ

脳血管外科の学び方・教え方

秋田県立循環器・脳脊髄センター 病院長
石川達哉 編著

北海道大学大学院医学研究院脳神経外科
中山若樹 著

WEB動画79本付き

MCメディカ出版

新版の序文

　本書の初版の奥付に，発行日が2011年3月15日とある．東日本大震災の4日後である．しかし実際には拙著は既に発刊されていて，長時間揺れ続けた私の部屋の机には真新しいこの教科書が載っていた．それから既に8年弱が経過した．

　地震から間もない頃は，地震を契機にいろいろなことが変わった，と思っていた．被災地では風景に消えない痕跡を残している．秋田では表面上はそれほど変わったことがないが，われわれのいろいろな意識や価値観は変わっている．しかしそういった変化は当たり前になって根付いているので，いま取り立てて指摘することはできなくなっている．

　さて，社会全般に限らず，脳神経外科，脳卒中治療の狭い範囲でも，血管内治療の標準治療化など，この8年でものすごく変化した．初版を手にとって振り返ってみると，参照点が大きく変わったことで時代遅れになってはいないかと危惧したが，治療の論理（リクツ）や技術の本質（ワザ）は普遍的で，それほど変わっていないことにあらためて気がついた．

　初版では，あたかも文芸書の単行本についてそれを書いた物書きが一人で責任を負っているかのように，本の中のあらゆる文章を自分で書くということが目標であった．子どもの頃から物書きに憧れていた私は，文学書ではなく教科書で，自分の夢を実現させたのである．

　初版を出したあと，『脳神経外科速報』に数編の論文を書いた．それに加えて手術に関連した他の教科書の章を分担執筆した．医療に関する覚え書きのようなものも数編書いた．加えて，私が北海道大学時代に手術を教えた（というか一緒に手術に取り組んだ）中山若樹先生が，closure lineの考え方をより精緻に理論化した論文を書いてくれた．同じテーマを対象に，私と似通っていながらしかも位相差をもったもうひとりの視点で光を与えてやることで，より立体的に対象が捉えられるようになった．この新版はそれらを初版と一緒くたに煮込んで，一部は初出のときにはやや拙劣だった場所に手を加えてあらためて出版させていただいたものである．半分ほど内容が重複していることはお許し願いたい．

　私はこの数年，管理職が板について，手術を自分でやるどころか，手術室に足を運んだり，自室で手術室の映像をチェックしたりすることすらほとんどなくなってしまった．

メスを置く日というのは決める必要はないと思っているので，いつでも必要があれば自分にできる手術はするつもりではあるが，いい後輩たちに恵まれて不幸にもその必要には迫られていない．しかし手術の本質や思考のパターンというのは私の脳の中に組み入れられていると感じるし，少なくとも自分ではそれがマネージメントや安全管理・危機管理とかいったものに生かされている，のだと思っている．

　新しく新版をまとめるにあたり，私の感性は普遍的な論理を「リクツ」と，技術の本質を「ワザ」と表現すべきであると告げた．この『新版 クリッピング・バイパス・CEAのリクツとワザ』を読んでもらうことで，手術をとおして人生を学ぶと言っては大げさだが，初版の総論に書いた脳神経外科の「道」の一部に触れてもらえば幸いである．

　平成31年2月

石川 達哉

新版 クリッピング・バイパス・CEAのリクツとワザ
脳血管外科の学び方・教え方
WEB動画79本付き

CONTENTS

WEBマークのある項目は，WEBサイトで関連した手術動画（音声なし）が視聴できます．

新版の序文……iii
WEB動画の試聴方法……viii

第1章　新しい総論　　1
リクツとワザを導き出すもの……2

第2章　道具を使いこなす：身体と機器を生かすためのリクツとワザ　　17
1　脳神経外科手術に必要な器械の持ち方・使い方……18
2　マイクロハサミをどうやって自分の身体の一部にするか……28
　～はさみはよく考えて使い，手入れを怠らず，自分の身体の一部にして扱う～
3　吸引管……33

第3章　基本手技①：開閉頭・アプローチのリクツとワザ　　41
1　開頭，閉頭の基本……42
2　脳動脈瘤手術における脳べらの安全かつ有効な使用方法……51
3　脳動脈瘤手術におけるアプローチとスペースの作り方……61
　～シルビウス裂開放の考え方～

第4章 基本手技②：Closure lineを意識したクリッピングのリクツとワザ　71

1. 脳動脈瘤の剥離のリクツと原則……72 **WEB**
2. 脳動脈瘤手術におけるclosure lineの設定と
approach angleを意識したクリッピング術……79 **WEB**
3. 脳動脈瘤クリッピングにおける体の使い方……89
〜理想的closure line達成のために〜
4. 前交通動脈瘤の手術……101 **WEB**
5. 前交通動脈瘤クリッピングにおけるclosure lineの取り方……112
〜Closure "plane" コンセプトとアプローチ選択〜
6. 内頚動脈瘤の手術……126 **WEB**
7. Paraclinoid内頚動脈瘤のクリッピングにおけるclosure lineの取り方……134
8. 中大脳動脈瘤の手術……146
〜脳内血腫の合併症例，特にシルビウス裂血腫の摘出について〜 **WEB**

第5章 応用手技：逆境を乗り越えるためのリクツとワザ　157

1. 追い込むtemporary clip，追い込まれたtemporary clip……158 **WEB**
〜脳動脈瘤手術におけるtemporary clipの使い方〜
   - **A** 前編：Temporary clipの性質と使い方の基本……158
   - **B** 後編：遮断時間の原則と特殊なtemporary clipの使い方……165
2. 脳動脈瘤術中破裂のレスキューとその予防方法……171 **WEB**
3. ちょっと難しい動脈瘤の手術と思わぬトラブルへの対応……181 **WEB**
〜Suction-decompression法，動脈瘤の縫合などの技術〜
4. その穿通枝は損傷せずに剥がせますか？
あるいは動脈瘤ごと穿通枝を救いますか？……190 **WEB**
5. 椎骨脳底動脈瘤手術のトラブルシューティング……197 **WEB**

第6章 脳血行再建術：テーラーメイド治療のリクツとワザ　203

- **1** STA-MCAバイパスの手術戦略と手術戦術……204
- **2** さくっとつながるバイパス術……215
- **3** ECA-RA-M2バイパスの手術……222
- **4** くじけない頚動脈内膜剥離術（CEA）……228
  - **A** 前編：セットアップ，そして剥離から内シャント挿入まで……228
  - **B** 後編：内膜の摘出から閉創，そしていろいろな内膜への対応……237

索　引……247

あとがき……252

編著者・著者紹介……254

WEB動画の視聴方法

　本書の動画マークのついている項目は，メディカ出版のWEBサイトにて手術動画を視聴できます．以下の手順にて本書専用のWEBページにアクセスしてください．

1 メディカ出版ホームページにアクセスしてください．
https://www.medica.co.jp/

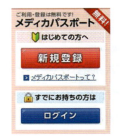

2 ログインします．
※メディカパスポートを取得されていない方は，「はじめての方へ／新規登録」（登録無料）からお進みください．

3 『新版 クリッピング・バイパス・CEAのリクツとワザ』の紹介ページ（https://www.medica.co.jp/catalog/book/7646）を開き，右記のバナーをクリックします（URLを入力していただくか，キーワード検索で商品名を検索し，本書紹介ページを開いてください）．

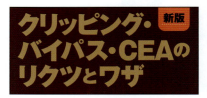

4 「動画ライブラリ」ページに移動します．見たい動画の「ロック解除キー入力」ボタンを押すと，ロック解除キーの入力画面が出ます．
　右の銀色の部分をコインなどの金属で削ると，ロック解除キーが出てきます．入力画面にロック解除キーを入力して，送信ボタンを押してください．本書の動画コンテンツのロックが解除されます（ロック解除キーボタンはログイン時のみ表示されます）．

ロック解除キー

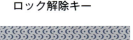

※WEBサイトのロック解除キーは本書発行日（最新のもの）より3年間有効です．
　有効期間終了後，本サービスは読者に通知なく休止もしくは廃止する場合があります．
※PC（Windows／Macintosh），スマートフォン・タブレット端末（iOS／Android）で閲覧いただけます．
※推奨環境の詳細につきましては，弊社WEBサイト「よくあるご質問」ページをご参照ください．
※本動画に音声は含まれていません．

第1章 新しい総論

リクツとワザを導き出すもの

初版の総論を振り返って

　本書の初版である『クリッピング・バイパス・CEAの論理と技術』の総論の最後を，私は以下のように締めくくっています．

　「四半世紀にわたり脳神経外科の道をたどることで得られたいろいろな雑感を書き記し，手術論の総論にかえました．10年後に私がどのようなことを考えているかが楽しみでもあります．でも私に10年後があることを規定しているあたりに私の傲慢さがあるのかもしれません．『おもしろきこともなき世をおもしろく』は高杉晋作の辞世の句ですが，おもしろき脳神経外科の道を，少なくともまた明日はたどることができるということは大きな希望です．ビークルとしてコンテンツを送り続けることのおもしろさを下の世代に伝えていければ，これに勝る幸せはありません」

　まだ10年は経過しておりませんが，幸い生き永らえ，還暦を迎えました．現在，手術にはあまり携わっていませんが，手術評論家を自称していまだ手術について考えることは続けています．その後，この世の中は大きく変貌し，脳神経外科，脳卒中外科といった医療の分野でも血管内治療が隆盛し，地域包括ケアシステムやら，医師の働き方改革やら，新専門医制度やら，いろいろな課題に満ちあふれています．

　眼の前の困難，はるか向こうにある障害，実におもしろいですね．さてもう一回総論を始めますが，今回は社会や制度など扱うテーマを大きく取って，メタな視点からも俯瞰しようと思います．どうやったら本書のテーマである「リクツとワザ」に着地できるでしょうか．なお，この新しい総論を記述するにあたり，これまでいろいろなところで書いた断片を寄せ集めていることをお断りしておきます．その中でも，昔の考えと変わっていないところ，修正を要するところ，大幅に変わったところ，いろいろあります．だって人間生きているのですから，変わらなければおもしろくありません．それらをまとめるとこんな物語になるということで，ご一読いただければ幸いです．

キュアは目的ではなくなった

　平成27年6月に厚生労働省が公表した『保健医療2035提言書』[1]では，「疾病の治癒と生命維持を主目的とする『キュア中心』の時代から，慢性疾患や一定の支障を抱えても生活の質を維持・向上させ，身体的のみならず精神的・社会的な意味も含めた健康を保つことを目指す『ケア中心』の時代への転換」をすべきとあります．また『ナイチンゲール看護論・入門』[2]では「医

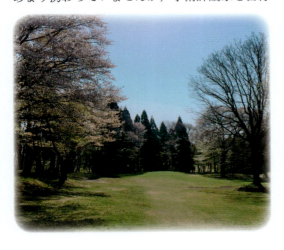

学は病気をある部分に生じた異常機能ととらえ，病変の除去や機能の改善を目指すのに対して，看護は一部の臓器や組織に現れる病変だけに眼を向けず，人の生命力全体の動きや状況を読み取る」とあり，キュア中心からケア中心へという考え方は，2035年までに必要な保健医療のパラダイムシフトの一つとされています．

私を含む古い世代の脳神経外科医は困難な病気に立ち向かいながら，文字通り心血を注いで患者さんの病気をキュアさせるために立ち向かってきました．しかし「生活の質や死の質を尊重する」という考え方から，以前のように「病気が治せればそれで終わり，重大な障害が残ってもあとは知らない」という考え方ははるか昔に通用しなくなっています．

医療は社会の超高齢化の中で，ケアの物語・価値観の中に包摂されようとしています．梶田昭は『医学の歴史』[3]で，アメリカの結核療養所運動の先駆者トルードーに患者たちが捧げた言葉「時に癒やし，しばしば救い，つねに慰む」を紹介し，「できることは『悩み』に対応する『慰め』なのに，たまにしかできない『癒し』medeor（→ medicine）を看板に掲げたことが，医学の宿命的つらさである」と著述しています．

癒しとは治癒（キュア）であり，それを包括する広い「慰む」にあたる領域がケアであるといえます．ケアモデルでは病気も含めより広い範囲で人間の生活を包摂するものですから，もともとキュアの医学がケアの一部分に含まれることは自然です．しかしケアの役割がより強調されると，キュアの医学の持つ先進性や先鋭さが薄れてしまいます．ケア中心という立場に舵を切ったのは，高齢化社会の中で生活の質，死の質などという聞こえがいい言葉で，単価の低い社会保障を実現しようとしているだけなのかもしれません．むしろ最近の先端技術は，病気を治すということよりも，不老不死，種よりも個の保存の欲求に進んでいるような気がします．本当に金と権力のある人は，ケアの外側の世界に出ていくための技術に投資しているという話も聞こえてきます．

自己決定はできるのか？

話は飛びましたが，ケア中心の立場から，生活の質・死の質が強調される中で，患者さんはどういった治療を含めた病気への向き合い方を望むのでしょうか．生活の質や死の質というのは誰がどのような尺度で評価するのでしょうか．

生活の質は最低限の衣食住が保障されてしまうと，その上のところは客観的にも主観的にも測定することが困難なのだそうです．また，フランスの哲学者ラカンによれば「人は他者の欲望を欲望する」のだそうです．身近な例ではありますが，ふつうの人が量販店などで電化製品の購入決定の判断基準にするのは，製品の性能や価格ではなく，どの製品がよく売れているかだそうです．私も妻と一緒にオーブンレンジを買いに行ったときに，まったく指摘どおりの行動を取ってしまいましたが，お恥ずかしいかぎりです．病気になったときも，結局においては知り合いの人がそうしたから，有名人がこうしたから，などということが治療選択のカギになっていると聞いたことがありますよね．

それでも自分はいろいろなことを自己決定していると考えがちですが，脳科学の最新の研究では，右か左かどちらかのスイッチを自由に押すように言われているとき，その人の決定を示す脳内の神経活動は本人が選択を自覚する数百ミリ秒から数秒前に始まることがわかっており，自由意志の存在に疑問が投げかけられています．

それはさておき実際の現場では，われわれには本当に自分で意思決定などできないことが多いとも言います．一般の患者さんは医療に対する知識がないので当たり前ですが，医学のことを知っている私でも，健康を損なったときに賢明な判断ができるかどうかは自信がありません．医学の知識は巷に満ちあふれていますが，真偽がわからないネット記事や，売らんかな戦略が見え見えの書物で得られた記事だけで十分な知識など得られるわけがありません．医師は医学教育を6年間みっちり受けて，国家試験を通って，さらにその後も勉強し続けているわけで，その上に培ってきた知識を，一般の人に限られた時間の中で十分な理解をしてもらうのはどう考えても不可能です．そもそもわれわれの提示する，自然科学的手法を使って導き出されたエビデンスに則った説明はおおむね共感を欠いたものになってしまいますし，ネットの記事は直感的で扇情的で腑に落ちやすくて聞き心地だけはいいのですから，かなうわけがありません．更には自己決定に困難を抱える人々がケアの対象になり，自分の生活課題をうまく処理できないことでケアニーズが顕在化するとも言われています．

自己決定に責任を持てない人が，不安を募らせることも多いのでしょう．健康不安にかられて，「高度な検査をしてほしい．そのうえでなんともないと言ってほしい」という理由で外来に訪れる患者さんも多くいます．最近では，自分ではなんともないと思っていても，周りの人が検査を強要してきます．インフルエンザの罹患・治癒証明などは代表的なものですが，自己決定できない，自分では責任を取らない態度は確実に医療へ悪影響を及ぼしていると思います．自己責任について声高に主張する人も多いですが，自分では責任を取りたくないと思っている人のほうが多いのではないでしょうか．そうなるとパターナリズム的に誰かが集団を家長的に先導して，かつその責任を引き受けるのも悪いことばかりではないかもしれません．

こういった人間の性向を踏まえると，最近言われているリバタリアン・パターナリズムという考え方には合理性があります．これは，望ましい方向性が明らかな場合に，その選択肢を選びやすくする設計をしつつも，それを選択したくない場合，その選択を拒絶する自由を与えられるべきであるという考え方です．エビデンスに基づいてはいるものの，確率の話では納得が得られないので，利用可能性ヒューリスティックと言われる，エピソードや体験談，感情移入しやすい経験談に過ぎない物語をうまく用いることで，十分な納得を得てもらいながら標準治療を行うことが可能になります．しかしこの使い方を誤ると，謀略的に悪いほうへ誘導することも可能です．いくばくかの善意とお金儲けのために「これは個人の感想です」と付け加えられた広告が世の中に広く跳梁跋扈している現実を見ても，うまく使うことは難しいのかもしれません．

治療選択のうえでのナラティブ

物語に基づいた医療（Narrative-based Medicine：NBM）が最近強調されています．ナラティブ（物語）は，患者さんが対話を通じて語る病気になった理由や経緯，病気について今どのように考えているかなどの「物語」から，医師は病気の背景や人間関係を理解し，患者さんの抱えている問題に対して全人的（身体的，精神・心理的，社会的）にアプローチしていこうとする臨床手法で，ケアモデルを大きくカバー

する手法であると説明されています．

NBMは患者さんとの対話と信頼関係を重視し，自然科学である医学だけでは取り込めなかった人文科学的要素から患者さんの悩みや苦しみを癒そうとするものです．ポストモダンの時代において大きな物語は失われました．すべてのことに意味がないことはわかってはいます．それでも人間が生きていくうえで個人や小さな共同体において，虚構にすがることは重要ですし，病気や死生観が立ち上がってくる場面においてはますます物語としての虚構の重要性は増しているのでないでしょうか．

生きていくことの意味は何なのか，自分が病気で苦しんだことの意味は何だったのか，障害を乗り越えて頑張っていく希望を持つための動機，死の意味を理解するための物語など，医療への納得や生活の質の向上，死の受容においては個人や共同体の物語は重要な役割を果たします．そのナラティブの担い手として医師も多職種の力を借りて役割を果たしていかなければなりません．とすればわれわれ脳血管外科医もそういった役割を果たせるような哲学といったものや，いろいろな場面で虚構を使い分ける技術を身につけておかなければならないでしょう．

納得した治療を受けてもらえるために

もう一つ大事なのは，患者さんに最終的に何をもたらすことができるのかということです．人間心理には「ピーク・エンドの法則」というのが備わっていて，経験の持続時間は無視して「ピークの瞬間と，最後の瞬間だけ」を思い出し，両者の平均に即して全体の経験を査定することがわかっているそうです．

例えば治療で「長く楽な状態が続き，最後にわずかな期間だけものすごく苦しい状態で終わる」よりも「つらいことが長く続いても最終的に強い幸福感がある」ほうが，より望ましい経験であったと最後には評価が高くなるのです．終わりよければすべてよしと言われますが，納得する医療を提供するには，全体での満足と労苦の総量で考えるのではなく，ピークの苦しさと治療の参照点と呼ばれる最後評価時点（つまり退院のときや，リハビリのあとになるわけでしょうが）における満足の状態の2点の平均をいかに高くしてあげられるかを考えることが大事になります．

積極的な病気の治療という価値観を弱めたケア中心時代の外科手術の選択は，虚構ではあるものの手術までの過程やその後の事象を十分に納得できるような物語を一緒に提示したうえで行われるようになってくると思います．しかし，患者さんがその後どれだけ生命を永らえるのかなど不確実なことも多くあります．

くも膜下出血なら治療しなければ救命できない可能性が高いですが，脳梗塞ならt-PAや血栓回収を諦めても，よりADLの悪い形で生活が続いていくこともあります．また患者さんや家族の治療結果の参照点は，おそらく死の少し手前であることが多いでしょうが，それがいつになるかはわかりません．高齢者の良性腫瘍などで「死ぬまで大丈夫」と言われていたのが，

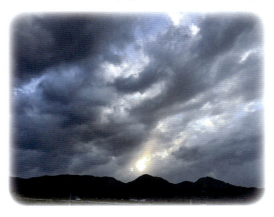

「長生きして症候性になって困った」などの話は私にも経験があります．われわれは参照点となるであろう時間についても未来を見通していかないといけません．

個別の判断と物語の構築のために，われわれにとって重要なことはなんでしょうか．自然科学なので最終的には確率論になりますが，私は「医学や外科治療の力を信じている」と言える力を身につけることだろうと思っています．そのうえで患者さんや家族，連携する多職種と協働して，ナラティブを作り上げる作業をすることになります．この宣言自体もちろん虚構ではあるのですが，堅牢な土台になり，ナラティブを支えてくれます．ありきたりのナラティブなのか，本当に納得していただけるものなのかの違いは，そのへんの自信によって変わってくるのかもしれません．

技術教育の中の物語

それでは，そうすれば自信を持った脳血管外科医になれるのでしょうか．どうすればためらうことなく脳血管外科医になるべく長い険しい道を歩いて行けるのでしょうか．

1 変わりつつある手術室と治療技術

脳血管障害の外科手術の代表的なものとして，開頭クリッピング術（1937年，Dandyによりはじめて行われた，以下同），STA-MCAバイパス手術（1967年，Yaşargil），内頚動脈血栓内膜剥離術（1951年，Spence），脳動静脈奇形摘出術（1889年，Pean）がありますね．これらの手術は細かい器具・技術の進歩，顕微鏡手術，ナビゲーションの進化，手術支援システムの進歩（Motor Evoked Potential, ICG-Videoangiography, 内視鏡，3D workstationなど）により発展を遂げてきました．最近では手術顕微鏡でもExoscopeやロボット化の時代となっており，手術スタイルが大きく変わりつつあります．仮想現実での手術プランニングや将来の手術自動化の方向に進んでいるように思えます．

手術室からはるか離れたところで誰かがリモートで手術する，というのはもうすぐ当たり前になりそうです．亡き人をそこにいるかのように見せてくれる技術も出ているようですから，私の手術の記録動画から人工知能AIがその思考や技術のパターンを学んで，私の死後もその記録に従って自動的に手術を行う，ということが実現するかもしれません．AIが発達すれば，こんな教科書は必要なくて，皆さんがヘッドギアをかぶるだけで，電気信号を介して手術指導ができるようになります（下手をするとカルトと区別がつかなくなって怖いですが）．

永遠に生き続けたいという個の希望の中で，個の生命が延長すれば，治療技術も継承する必要がなくなります．不老不死の肉体を手に入れたスーパードクターたちが数百年にわたって手術を繰り返していくのかもしれません．そのときは教育の体系が大きく見直されるのでしょう．それどころか手術技術の継承の必要などはなくなってしまうかもしれません．一方でパラダイムシフトを起こすような技術革新もなくなってしまうのかもしれません．

2 手術を学ぶ・教えるには，手術が何からできているか考える

現時点でわれわれが手術を学ぶ・教えるときには，どんな方法があるでしょうか．これまで用いてきた自然科学的手法として要素分解があります．要素分解するときには，手術が何からできているかを考えなければいけません．ここで，以前に他書[4]で書いた記述を引用します．

「脳動脈瘤手術に必要なものは一体何だろう

か．（中略）脳動脈瘤の手術には，必要な3つの要素として理論，イメージ，技術と経験，がある．養老孟司氏が音楽と絵画の性質の違いに関して述べたエッセイ[5]の中で，『論理（聴覚・言語）とは順を追いながら理解していくもので，時間の中をある順序で進行するものである．一方イメージ（視覚）は同時並行処理で時間性は持っていない．したがって論理ではない』と分析している．手術計画書あるいは手術記録は絵と文章を使って記述されていることからもわかるように，手術は理論ではないところの直感的なイメージ（手術の重要な場面：複数）と，それらのイメージの間をつなげる理論とで成り立っていることがわかる．手術記録の中で理論の部分は，文章で表現されるものであり，またイメージは絵で表現される性質のもので，手術という一連の作業を表現するにおいて，どちらも欠くことのできない補完的な要素である．だが理論とイメージが備わればそれで手術ができるわけはない．手術を遂行するためには，それに肉体を連動させていく練習，つまり経験が必要で，それに伴って手術の技術が備わってくる．この技術は特殊な身体能力は必要としないが，一定期間をかけて実際の仕事の中で鍛錬しなければ身につかない．つまりOn the job trainingを必要とする」

3 手術では複雑なものを複雑なまま理解し，切り貼りせずにパッケージとして伝える

手術は理屈だけで語れるものでもないし，単純な技術だけでもありません．技術においても手や足，眼などの各要素をバラバラにできるものでもなく，全部を一体にして学ばなければならないわけです．要素分解の手法を用いても歩くロボットは作れなかった，という有名な事実があるように，手術も小さな複雑系なのだと考えるべきです．AIの深層学習ではいろいろな入力の変化によって出力が大幅に変わってくる複雑系の出力を，ビッグデータの集積から予測できますが，なぜそうなったかは説明できないのだそうです．実際に結果として失敗をしたときの分析は容易ですが，何も起こらず順調に終わったときに，「うまくいった要因」を分析するのはなかなか容易なことではありません．

例えば動脈瘤手術の中で，早めにテンポラリークリップを使ったときに，これまでの経験から特に理由なくなんとなくしたのだけれど，そのことによって起こり得た悪いことが起きなかったということはありますよね．理由は説明できないけれど，強いて言えば勘が働いたとしか言いようのないものです．「複雑なものを複雑なまま理解する」という行為は，失敗例を学ぶだけではなく，多く経験することで見えてくる経験則の成り立ちを提示しているものでもあります．再び他書[4]から引用します．

「Evidence-based Medicineと言われて久しいが，エビデンスを生む科学的方法論は，この時代にあって取るべき正しい態度とされている．しかし科学的方法論というものの限界もわれわれは知っておくべきである．小林秀雄は科学的方法論に関しこのように批判している．『人間の広大なる経験の領域っていうものは，いろんな可能な方法にのばすことができるでしょ．それをのばさないように，計量的な経験，勘定す

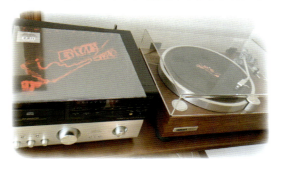

ることのできる，計算することのできる経験だけに絞った．他の経験は全部あいまいである．もしも学問をするなら，勘定できる経験だけに絞れと，そういう非常に狭い道をつけたんです』[6]．この言葉を踏まえ茂木健一郎は，『統計学的な真理しか問題にしない現代科学からこぼれ落ちる広大な領域．個の生の主観的体験に寄り添うときに見えてくるもの．それこそが文学に固有の領域である』[6]と述べている」

　手術を伝えるには切り貼りせずに大きなパッケージとして伝えるのがよさそうです．そうなるとやはり現場で生の手術を，運が良ければ解説を聞きながら経験できれば，これに勝る教育はないのかもしれません．でもそれだけでは個人的な経験にとどまりますので，本質を抽出して，不特定多数に伝える必要があるのです．人間は主に言葉で複雑なものを伝えます．『ホモ・デウス』[7]によれば言葉によって作られた虚構の物語が，人間の世界に繁栄と不幸をもたらしたのだそうですが，患者さんに説明するのも，後輩に手術の技術や経験を伝えるのも，本質はコンテンツである内容ですが，人間と言葉と文体がそのビークルとなる役割を果たします．

4 教える側と教わる側が共通の虚構の中に入る

　教育の過程を別の言葉で表現するとすれば，教える側と教わる側が共通の虚構（あるいは幻想）の中に入るということではないでしょうか．そうなるとコンテンツをのせるビークルととりあえず形が揃うので，コンテンツをのせ替えやすくなります．その過程から時間経過の中で教わった側がコンテンツの形を変容させていく．あまつさえコンテンツを捨て去ることもする．そして体系を組み直し，新たな虚構を作り上げていく．そういった過程は「守破離」と呼ばれていたものと同じでしょう．まさに先人の言葉どおりです．いずれにしても，素直な人が教育しやすいというのは，共通の虚構を，嘘っぱちだとわかっていても，とりあえずそれを承認してくれるからなのでしょう．この虚構は医局だったり，師弟関係だったり，いろいろな名前で引き継がれていますよね．でも虚構は虚構であるとわかって，いつかは壊さないと進歩もないことは承知しておかないといけません．

　さて次にはビークルとしての文体について少し考察しながら，手術を教えるためにはどのような構造にのせたらいいのか考えてみましょう．

話すことと書くこと

　手術をしなくなってずいぶん楽になりました．難しい手術を控えていたときには，よく手術の夢も見たものですが，今は夢の中で途方に暮れることはなくなりました．今でも繰り返し見る夢は，「大学生時代に戻っていて，語学の授業の出席が足りないので，今日は出席しなければまずいと思いながらと大学構内を歩いて行くのだが，決して教室に行き着くことができない」というなんとも焦燥感にあふれたものです．出

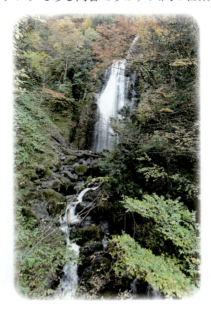

席が足りなくて単位を落としたという経験はないのに，なぜ繰り返しそういう夢ばかり見るのでしょうか．

逆に病院の管理者と医師会の役員になって増えたものといえば，出なければいけない会議と，なんといっても人前で挨拶することです．挨拶はできるだけ格好良く，なめらかにやりたいですよね．ですからよく準備をしておかないといけません．あらかじめ原稿を練って，できるだけ暗記して挨拶に臨みます．そして，何回か声に出して読むことも必要です．書いた文章がこなれていても話す言葉として適切であるかはまた別の話なので，聞きやすい挨拶にするには，論理展開より何より，言葉の抑揚や，息を入れる場所，文章のつなぎ方，時に笑いの取り方などに注意します．丸谷才一が言うとおり，「挨拶はむづかしい」のであります．

さて，よく整理のついていない事柄を文章に書くことや話すことによって，はじめて自分が何を考えているかわかることがあります．しかし同じテーマについてでも，話す場合と書く場合では，まったく違った結論が導き出されることがあります．あまり深く考えていなかったことについて不用意に話しはじめると，とんでもない結論になってしまい，ときには慌てるはめになります．挨拶のときにそんな事態になったら冗談ではすまされません．まさに「口は災いのもと」です．

なぜなら，文章の持つ構造が内容をあらかじめ規定・制限してしまうことがあるからです．明治維新を迎える前は，話す言葉と書く言葉がまったく違うものであったそうです．話す言葉は，論理展開なしでも膠（にかわ）で接続するようにつないでいけるので，かなり無責任な展開でも話を通していけます．また話す言葉は非言語的メッセージをかぶせることができるので，言ったことの反対の意味すら表現できますね．今はボイスレコーダーで記録されてしまうのでうかつなことは言えませんし，話したことだけを文字にすると他の非言語的メッセージが省略されてしまうので，なおさらたちが悪いと言わざるを得ません．前後の脈絡をすっかり切り取られた発言が問題発言として批判にさらされることもあるので，困ったものです．

ごめんなさい，話が飛んでしまいましたが本題に戻りましょう．

技術を伝える文体

1 物語を付け加えながら相手の理解・納得を得る，話し言葉と書き言葉を混合させる手法

一方で，書いて文章にするときには前後が文脈として見えるだけに，論理や責任に縛られてしまいますし，何よりその後も記録として残ります．でも書き言葉の「論理的であり，認識しやすく，記録に残る」という長所と非言語的メッセージまで伝えられる話し言葉の両方を使えば，より正確に多くの情報を伝える手法になります．つまりプレゼンテーションでよく行われるような，スライドや資料に書かれた文字・文章・画像を，話し言葉に置換しながら，非言語的メッセージをつけ加えて伝えていく手段です．

手術前の医療面接などでも，できるだけ情緒的な要素を抑えて事務的な表現で書いた標準化された書類を提示しつつ，内容を話し言葉に置き換えながら，医療側のデータや論理的思考の過程など専門的な事柄に，個別の価値観やら感情やらの重みづけをしながら，つまり各自の物語・虚構を付け加えながら，相手に理解・納得していただくという手法が一般的に行われますよね．書面上は寸分変わらない書類を使いながらも，

話し言葉に変えながら，非言語的表現も加えれば，個別にそれぞれまったく違う説明をすることもできるのです．これ，誰でも普通にやっていますが，けっこうすごいことですよね．

2 純粋に書かれた文章の持つ意味や意義

では純粋に書かれた文章の持つ意味や意義といったものは何なのでしょう．われわれは書かれて記録された文章により，他人や未来の未知なる自分に何かを伝えることができます．メールなどでは感情の様態を示すのに絵文字が使われていることもありますが，書かれて残された文章では，非言語的メッセージが取り除かれてはいるものの，内容のほかに，文体そのものや文の構造，書かれた媒体など，切り離すことができない内容を規定するものが結びついています．

そもそも文体とは文章の様式と定義されていますが，思うに文章やその構成に課するところの制約や好みのことになります．一般的には文語体，漢文体，口語体などがありますが，広義には表現媒体や制限文字数なども含まれます．ツイッターは「140字以内」という論理性の風呂敷を広げられない文章量と，タイムラインに反応する形の引用・応答形式を内在しています．文体の宿命として，深く思慮する材料も場もなく，議論には持ち込まず，肯定（いいね）あるいは完全否定（罵倒）するのが最も手っ取り早いレスポンスとなります．ラインの場合にはスタンプ（文体に変わる情報量密度が多い非言語的メッセージ様の表現）があるので，あえて文字や文章を使わず，大雑把に自分の最も近い気持ちをスタンプで表現します．感情の機微は失われ，ステレオタイプになると言われますが，細かい感情表現にはすでに自分の語彙の多様さよりも，スタンプの多様さが上回っているかもしれません．このように表現媒体まで含めた文体（アーキテクチャというらしい）は思考や考え方を制限・規定しているのです．

例えば論文の様式はきちんと規定されています．科学的論文は書き方がきちんと決まっていることで，いろいろな夾雑物が混じりこまず，科学の最も大事な要素である再現性が担保されるように配慮されます．であるから論文は規定に反していたり，様式がきちんと整っていなければ即時に受け取りを拒否されても文句は言えません．内容もポジティブな結果を論述しやすいようにできていて，ネガティブリザルトは書きにくいという性質もあります．さらに極めつけは情緒的なことやあいまいなことは，特に英語が母国語でない者にとって，英語論文の中で記述することは構造的に不可能に近いという制限です．

3 話し言葉で科学にはなりきれないものを伝える

手術の技術や臨床のニュアンスなど，科学にはなりきれないものを伝えるにはどういうアーキテクチャにのせることが望ましいでしょうか．技術の提示には映像が適していますが，手技に内在する普遍的イデアを伝えるときには，言語で抽象性に置き換えなくてはなりません．それは直感的なことでもあります．

私はこの課題を，論文や教科書の従来の様式や科学的論拠の提示を逸脱して，開き直って直感を話し言葉の文体で記述することで解決しました．また古くから口伝（くでん）という言葉があるように，弟子の耳元で手を添えてワザを教えながら，ささやくようにリクツを語りかける言葉を意識したのです．おもしろいことに，ワザが個別的な要素を外して，イデアに近づくにつれ，書かれた文章は多義性を持ち，書き手の意図を超え，今度は読み手のアーキテクチャを通すことで，

新たなものをその文章の中に見出すことができるようになりました．この多義性を許容するスタイルにより，コンテンツを新しいビークルにのせ替えると，いろいろ新しいものが生まれてきます．

幸いにも本著の共著者である中山若樹先生は，また違った closure line の理解と表現をしてくれています．これからも私の伝えようとしたものが，まったく思いがけず，すばらしい形で表現しなおされるとすればとてもうれしいことです．

リクツとワザを教えるための構造と障壁

こうしたリクツとワザの継承は現時点で甚だ時間を要するプロセスです．働き方改革の方向性は大いに医療現場を混乱させています．働くなと言われても，救急医療の負担や責任が軽減されることが保証されるというのは聞いたことがありません．

常時救急患者を受け入れ，最先端の治療を行う体制を構築・維持することは多くの脳神経外科を有する医療施設の理念であり，その実現は代表者・管理者の責務です．だからといって，管理者としては職員の過重な労働を容認することはできません．労働に伴うメンタルヘルスも社会的に重大な問題と化しています．裁量権の大きい医師の仕事とて時間外労働の多さに免罪符が与えられるわけではありません．

労働は苦役である．よって労働の対価として報酬を得る，という考え方があります．喜びや達成に対して対価を支払うことで提供者に報います．おいしい食事をレストランでいただくのも，コンサートや美術館での芸術的体験も，高等教育を受けることも然りです．対価はあまり遅滞することなく，あるいは前払いで支払われますね．インプットからアウトプットまでそれほど時間を置かない，きわめて資本主義的な考え方です．

一方で働くことは自己実現の場でもあり，大きな喜びでもあります．なかでも裁量権の大きい医師の仕事はおもしろいですね．脳神経外科の仕事は特にそうだと，みんな（聞いた人に限りますが）口を揃えて言いますし，自分でもそうだと思います（中にはそうでない人もいると思いますが）．そのうえ，お金までいただいちゃいます．でも喜びの中には肉体的・精神的労苦も同時に含んでいます．寝ないでもやりたい手術という仕事もあれば，眠れないのでみんなが嫌がるという当直もあります．クロノロジカルにみても，下積みのころから，バリバリの時期を経て，メスを置いてからの仕事，すべてを含んでいます．言い換えれば，おもしろい仕事を取り巻く各種のきつい労働は，事前にあるいは事後的に課せられています．「苦労は進んでしろ」とか「あとからツケが回ってくる」はそういったことを表現した言葉でしょう．これは資本主義的な時間モデルとは相反します．

だいぶ昔のことですが，所属していた大学の上司から「昼は診療に全力を尽くし，夜は研究をしろ」と言われました．「じゃあ，いつ眠ったらよいのですか」と聞けませんでしたが，学ぶことと働くことの差はあいまいでした．現実に合わせてごまかしながらやってはいましたが，

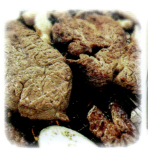
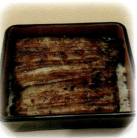

仕事を形にし，脳神経外科の世界の中で認めてもらうにはある程度の過剰適応が必要だったと思います．そういった過剰の中からブレークスルーが生まれる一方で，結実しない大量の時間と労力の浪費があったに違いありません．それが今までのリクツとワザを伝承し発展させてきた構造でした．

先に書いたように，人間の心理には「ピーク・エンドの法則」が備わっていて，経験の持続時間は無視してピークの瞬間と，最後の瞬間だけを思い出し，両者の平均に即して全体の経験を査定することがわかっています．つまり脳神経外科医も若いころにつらいことが長く続いても，現時点である程度達成感があれば，「若いころは苦労も多かったけど，その苦労が今の自分を作っているんだ」なんて自慢話をしてしまうのでしょう．そういう世代になった人たちが社会のシステムを作っているのだから，救いようはないですね．こういう考え方の旧弊さは今とても批判されています．でも，本当に苦労しなくてもいいシステムに乗り換えられるのでしょうか．トップアスリートの話ではありませんが，競争社会においてはきついと思えるところで踏ん張りがきかないと生き残れません．その中で過剰適応した者が生き残り，その体験が成功モデルとして継承されていきます．脳神経外科に限らず医師の世界はおおむね過剰適応がデフォルトの世界なのだし，過剰に生産性の高い人間がいるから革新があり，進歩していくのだと思います．

こういった現象は現在どの分野でもおおむね一般的であるからこそ，こぼれ落ちたり，精神面を含めた余波をくらったりする人がいて，メンタルヘルスへの取り組みの必要性が社会全体でこれほど叫ばれているのでしょう．

否応なしに時代は変わっていく

私が研修医のころには当たり前だった，連日40時間を超す病院内拘束やわずかばかりの日当は，過剰適応させるための通過儀礼だったとしか思えません．やめたいということすら怖くて言えなかった憶えもあります．古来，徒弟制度において学ぶには，下働きの労苦の提供と最小限度の衣食住を保証してもらうことで釣り合ってきました．報酬はあとから別の形で得る，というのが伝統的制度設計でした．教わる側は薄給・労働過多でも，教えてもらっているという感謝の気持ちや，一定期間を過ぎればこんな苦労は終わる（だろう，多分だけど）という根拠のない確信がありました．周りの情報も伝わってこなかったので，みんなが苦労しているという公平な負担感があり，なんとなく未来が保証されている気がして我慢できました（おもしろいことに人間は，公平に苦しいのには耐えられるけど，苦しさに不公平があると不満が生じるようです．幸福は逆で，公平に幸福なのは耐えられないけど，幸福に差があるのはあまり気にならないようです）．

しかし，バブルが弾けたころからいつの間にか制度が崩壊していました．社会が右肩下がりになるにつれて権威の根拠が薄弱なことに覚醒しました．「医療崩壊」騒ぎの報道で，苦しいのは立ち去っていないからだとわかりました．主張はするが感謝はしない風潮で，医療行為は

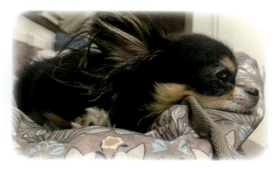

「感謝されない，ただの商取引・サービスである」と受け取られるようになりました．過剰適応（つまり働いて実力を高めること）をある程度の数の医師は喜びに感じてくれましたが，この過剰適応のプロセスは資本主義的に合理的でないと考える人も多くなりました．すべからく現時点での苦労が多い仕事は敬遠されるわけで，労苦はみんなで応分に負担するしかないし，それに見合う対価もできる範囲で遅滞なく出さなければなりません．しかし今の制度設計では，なかなか簡単にできることではありません．

医師の労働に関しては，その形はAIの発達によって変わるだろうと言われています．多くは，AIと患者さんとのインターフェイスとしての熟練を要しない仕事になるかもしれません．でも脳神経外医師としての「能力・技術＝リクツとワザ（キャリアと同義語ではない）」は，最終的に自分で身につけるものです．医療は社会資本であり，きちんとした脳神経外科医を育てることは社会を支えることでもあります．右肩下がりの社会の中でもきちんとした医師を継続的に育てていくためには，個人の資質に頼らない持続可能な制度設計が必要になります．

教育の構造はどう変えるべきか

1 大脳に組み込まれたモジュールを覚醒させる

例えばピアノの演奏やフィギュアスケートなど一部のスポーツは物心がついたころに始めていないと，一流のレベルには到達できないそうです．でも手術は異なります．3歳からメスを握るなどということはありません．これまで手術はリクツがメインなので，技術はあまり関係ないのではないかと思っていました．でも手術は道具を使ってやる操作で，これは人類の何万年にもわたる進化の中で必要とされ，大脳皮質が獲得してきた機能を使ってやるものなのです．

子どものころからのトレーニングで脳のシナプス結合を変えてやるまでの必要はないが，大脳皮質に組み込まれているモジュールを覚醒させるには，一定の時間とトレーニングが必要なのは言うまでもありません．しかもそのモジュールの優劣もあるでしょう．そういった脳神経外科医の教育は9時－5時で果たしてできるのでしょうか．前段でトップアスリートになるための競争になぞらえました，一人前の脳神経外科医になるには，代表クラスの運動選手になるくらいの努力を必要とするのかもしれません．

2 医師の働き方の選択肢

繰り返し話が螺旋状に回っています．働き方改革など政府・行政の動きが本格化してきました．医師の働き方改革については医師の総数・医療活動に歯止めがかからないために，医師の勤務時間や医療活動を制限して，その結果，医療技術の停滞と社会保障費の削減を実現することにその狙いがあるのではないかと個人的には思っています．その中で医師の世界の情勢も上辺だけのきれいごとを繕う（ポリティカルコレクトな発言をする）のではすまなくなっていますし，旧世代の価値観を持ち込んでも解決はしません．その中でわれわれの取るべき方向性として，すでに一部は実現しつつありますが，次のような選択肢が考えられます．

一つの選択肢は，病院では主治医制度をなく

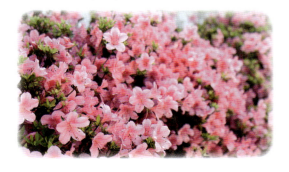

して，専門医制度に制限をかけ，治療を標準化して，かつ総合診療の枠でかなりの業務をできるようにし，医師の業務をまったくの交替業務にしてしまうことだと思います．脳神経外科医も業務のほとんどは地味なルーチンワークです．ラインの一部とし，AIも導入してガイドラインやエビデンスに従って手順を決めておき，専門的な技術を要する治療だけは条件を厳しくします．医師数は今の数倍は必要ですし，裁量権も削られやりがいのある仕事ではなくなるでしょうが，医師の給料も含め医療の単価は下げることができます．いっそのこと，長い手術でも8時間経てばアイスホッケーのセットのように術者を含めてチーム交替するといった，ラインの中の仕事に変えたらどうでしょう．すべからく医師は手順書をよく読んでから手術に臨まなければなりません．一方でほぼ総合診療化した医師は管理されつつ強制配置されます．僻地医療の問題も解決され万々歳ですね．そのぶん医療の結果については国家が責任をもつ，ということにしてほしいですけど．私なんかは数年間の再教育プログラムに参加させられ，再生の見込みなしということで放り出されそうな気がします．そのときはいいです，隠居します．

　二つ目の選択肢は，社会が医療の進歩や改善の努力をほどほどに諦め，むしろレベルが下がることを覚悟することでしょう．進歩や改善を

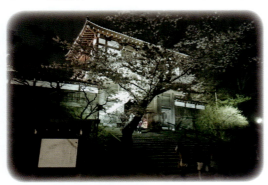

すれば，業務の革新的効率化を伴っていないかぎり，すべからく作業量は増加します．現在の医学や医療の進歩は，夜もこうこうと電気のついている研究室や病院の現場で，多くの人間のオーバーアチーブメントによって生まれたものです．社会の風潮としてこれらを停止させようとするならば，すべからく停滞を生み，それを甘受せざるを得なくなります．日本からの医学論文が少なくなったと嘆く一方で，過重労働を問題にするのは理屈が通りません．

　宅配の荷物が遅れたから，電車の時間が遅れたから，受付で待たせたから，といっていちいち報告し，改善のためのレポートを書かなければいけないような社会の風潮がどうかしていると思いませんか．明日が今日より良くならないというのは，これまでの20年でよくわかった．「まあこんなものか」とみんなで成熟・停滞してしまうこともありでしょう．

　医療についてもアクセスを悪くする，質が高くなくてもそこそこで我慢する，ということであれば今のリソースを増やさなくてもやっていけそうな気がします．「いやそんなことはない，改革は一流の企業ではできているのではないか」と言われるかもしれませんが，医療界ではいろいろな規制や何よりも価格統制があり，その中でできることは限られています．よく使われるのはアウトソーシングによる外部化ですが，リスクや損を外部化しただけだ，との見方もできます．脳神経外科医は手術に特化する，という考え方も，裾野のように広がる地味な仕事を外部化して，コア部分の生き残りを図るだけに過ぎません．ケアモデルから医療モデルに逆戻りして，タコツボ化すれば延命は可能かもしれませんが．

　最後の選択肢は，医師・脳神経外科の教育は，

膨大かつ集中的にすべからく時間がかかる作業であることを，教育を受ける側もする側も合意して覚悟したうえで制度を再構築することです．

改革には覚悟が求められる

医師の仕事は9時-5時では終わらないことはなんとなくわかっていても，医師を目指す人がすべからく厳しい労働条件であることを前提として医学部に入学してくるわけではありません．しかし所定の労働時間のみで立派な医師，あなたの生命を託せる脳神経外科医を育てることは無理だというのは，古い医師なら現在みんなが思っていることです．一定の脳神経外科の医療技術を，技術革新・AIにより代替可能な技術にすれば，教育は簡略化していけるかもしれませんが，それにはまだ10年以上はかかるでしょう．ただ，このやり方は公平でオープンな報酬・評価システムとセットで導入されなければ失敗すると思います．現在の労働時間の規制の流れにのって，教育を受ける側もする側も萎縮や増長によって，教育の機会を放棄することのないようにしなければなりません．

そうすると頑張ってモジュールを鍛えていく，つまり自発的に経験を積んで成長していく人（高度な専門医）と，自分の生活を楽しみながら働く人（総合診療医に近い）と，2つの階層を作って切り離してしまわないと解決できないのではないでしょうか．もちろん加齢や価値観の変化によって両者のレイヤーは往来可能なようにしておく必要はあります．若い医師の過重労働よりも，50代の医師が降りることを楽にしてやったほうが良いのではと個人的には思います．

すべて均一に考え，反論できない正義により解決がつけられると，それまで行われてきた実績のあるシステムを破壊・再生不能にしてしまう危険すらあると思います．ですから学ぶ立場と労働者である立場をお互いに尊重し，時間外労働に対して相応な報酬を出し，心のケアにも目を配りながら，少なくても有望な後輩を育てていくという社会的・政治的合意が先に立つ必要はあります．ただ報酬（特に予告された報酬）は効果がないどころでなく，むしろ人や組織の創造性を破壊する，ともいわれていますので，注意しないといけませんね．

この方式では高度な専門医は限られた数になるでしょうから，この恩恵が国民全部に行き渡るとは言えないかもしれません．

最近は，何時間の講習や研修に参加したりプログラムに沿ってひたすら我慢していれば資格が付与されるような制度が多いような気がします．でも本当の脳神経外科の技量は，そういったことで得られるものとはいささか異なるのではないでしょうか．

批判を覚悟で言うなら，「嫌な人は巻き込まないから，きちんと量も管理して自由に出ていけるようにするから，手術が好きでたまらない人・手術の道を志す人の邪魔をあまりしないでくれ」ということです．

さらなる10年後に向けて

だいぶ疲れてまいりました．この論考では「リクツとワザを教育する」という芯の周りを螺旋状にくるくる回りながら上がってきました．思えば教育や伝承というもの自体も，同じ構造をしているのかもしれません．ワザの取得の過程でも，同じところを回りながら，見えているものは少しずつ異なっている，という螺旋階段のような構造に気がつくことがあります．

上がってきたところから，あらためて俯瞰すると以下のように要約できます．

医学と医療の進歩の激流の中でも，人間は物語を必要とする生き物なので，今後はよりナラティブや寄りかかる虚構・幻想の価値が高まっていくと思います．

ただきちんとしたエビデンス（リクツ）に支えられていないと人に害をなしますし，ワザも未熟であれば害をなします．そのことの強い自覚のもとにリクツとワザを鍛えなければいけません．これは志ある脳神経外科医に与えられたミッションです．

ワザとリクツの取得は，AIなど，ほかの方法に置き換えていく試みがなされ，いずれ実現されるかもしれませんが，現時点では今の方法で時間をかけて身につけていくしかありません．合理化はできますが，経験時間がものを言うことには変わりありません．ミッション・インポッシブルにならないような制度設計の再構築が待たれます．

こうしていろいろなものについて考えることは，手術にもすべての臨床につながっていく普遍性を持ちます．同じリクツとワザが，病気を治し（キュア），生活を豊かにし（ケア），さらに社会の制度や考え方を変えていくのです．

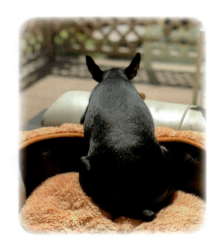

もう再びこのような総論を書くことはないかもしれません．でも10年後にあらためて状況を振り返れたらいいなと思っています．

デビッド・リンチは1980年代のTVシリーズの『ツイン・ピークス』の中で，ローラ・パーマーに「25年後にまた会いましょう」というセリフを言わせました．そして現実の25年後にその言葉を『The Return（ツイン・ピークス シーズン3）』という傑作を出すことで実現させました．そのときまで私がまず生きていて，しかも私の認知機能や時間感覚が崩壊していない，という願望つきの前提のもとではありますが，そのときまで相変わらず「おもしろく」毎日を過ごしていたいものです．

リクツとワザは虚構の中で鍛えられる．
論理と技術は現実の中で試される．

引用・参考文献

1) 厚生労働省：保健医療2035提言書（2019年1月30日閲覧）．https://www.mhlw.go.jp/file/04-Houdouhappyou-12601000-Seisakutoukatsukan-Sanjikanshitsu_Shakaihoshoutantou/0000088647.pdf
2) 金井一薫：ナイチンゲール看護論・入門，現代社，東京，1993（現代社白鳳選書14）
3) 梶田 昭：医学の歴史，講談社，東京，2003
4) 石川達哉，他：脳動脈瘤手術のexpertを育てる教育はどのようにするか．脳卒中の外科35：364-9，2007
5) 養老孟司：旅する脳，スカイワード（JAL機内誌）3：2006
6) 茂木健一郎：脳と仮想，新潮社，東京，2004
7) ユヴァル・ノア・ハラリ：ホモ・デウス 上・下，柴田裕之訳，河出書房新社，東京，2004

第2章

道具を使いこなす
身体と機器を生かすためのリクツとワザ

1 脳神経外科手術に必要な器械の持ち方・使い方

> **Key Point**
> ① 手術器械の原理を知って，身体の能力を拡張させよう．
> ② 手術器械を持ってみて，延長した身体を持つことを実感しよう．延長した身体は不自由なので，使いこなすためにトレーニングをしよう．
> ③ チームで仲良く仕事をするためにどうしたらいいか考えよう．

はじめに

2012年8月13日，夏が真っ盛り・ロンドンオリンピックは今朝閉幕という状況で本節は書かれ始めました．これをきちんと記載しておかないと，脳神経外科の論文（？）としては珍しく時事ネタで勝負しようとしている著者としては，十分な理解を得てもらえないかもと危惧しているわけです．

身体を延長する

さて，秋田には東北を代表する夏祭り「竿燈(かんとう)」があります．出不精で人ごみは苦手な私ですが，今年は桟敷席を手に入れて，はじめて間近で竿燈を楽しみました(図1)．

持ち手は「大若」と呼ばれる長さ12m，重さ50kg，提灯の数46個の竿燈を片手ばかりではなく，おでこや腰で支えるわけです．次々と持ち手が変わって，250本の竿燈（1万個の提灯）が，黄金の稲穂のように1クール20分くらい揺れ続けます．もちろん私は竿燈には触ったこともありませんので，推測であることをお断りしておきますが，竿燈を手のひらやおでこに乗せた途端，竿燈の担い手の身体は竿燈の先端まで延長されるわけです．そして（たぶん，ですが）

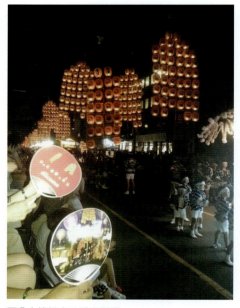

図1｜竿燈まつりの風景
竿燈大通り（という名前の大きな通りが秋田市にはある）の桟敷席から見た秋田の竿燈まつりの風景（著者撮影）．竿燈は長さ12m，1本50kgの重さとのことである．

延長された身体において，全体の重心を感じ，竿燈も含めた自分の身体を移動させながら竿燈を支えていくわけです．さらに驚いたことに腕自慢の担ぎ手は次々と竹の棒をつないで，長くしていきます．その延長された身体はコントロールが難しいため，風などが吹くとバランスを取れなくなってしまいます．たまに竿燈が倒れる

のも愛嬌です．このように延長された身体というのはやや取り回しが難しく，それを自由に操るには訓練が必要ということになります．

身近な例で言えば，「自転車に乗ること」によって，「自分の身体は自転車自体までを含む延長された身体になる」というアナロジーを使えば理解しやすいのかもしれません．自転車に乗るときには，バランスや路面の感触や抵抗などを感じながら運転しますし，練習も必要です．また普通の紙切りはさみを使うときでも，紙からの抵抗を感じながら切っていく操作というのは，目標に沿って切っていくために必要不可欠であるわけです．こうしてはさみは自分の身体として延長します．これが一方で自動車とか，人間の力を超えるパワーを生み出す器械になると，体感されるフィードバックの内容には乏しくなります．感覚も日常的なものではなくなるので，延長された身体というにはコントロール不能なことも多くなってしまいます．テストドライバーなんかはまた違う感覚を引き出して使っているのでしょうけど．

さて竿燈を題材にして話を始めましたが，いろいろな器械を持って使うときには，自分の身体がその先まで延長されるということは理解できますよね．そして，その延長された身体を使うには訓練もコツも必要とされるし，（たぶん）おおむね正しい方法というのが存在します．

共身体化がチームを強くする

さてスポーツの話をすれば，オリンピックでもサッカーなどの団体競技は大活躍だったわけですが，自分の身体や感覚ばかりではなく，他の選手がどう動こうとしているかわかるといったことが起こってくるわけです．高みにのぼりつめた選手たちは異口同音に，「このチームでできたのは幸せだった．みんなに感謝したい」と言っていましたが，これはチームが主体・客体のレベルを超えた状態になっていたこと，さらには身体の状態があるモードを超えて，自分の身体の能力以上のものが出ていたことを実感できたからではないでしょうか．

こういうのを「共身体化」というのだそうです．サッカーのパスだって，立ち止まっているところにパスが来て（足元でほしがる，という解説になるのでしょうか），シュートという時代ではありません．味方選手の動きを予想して，そこだというポイントにパスやクロスを上げるわけです．いちいち考えているようでは反応時間が遅くなるわけで，決めるためには考えなくてもわかるレベルにまで，みんなが共身体化しないといけなくなるわけです．チームワークがいいというのはこの共身体化が実現している状態，ということなのかもしれません．そうなると自然と感情などが同期し，仲が良くなってしまうのかもしれません．生物の不思議さを感じますね（私は全然高いレベルに到達したアスリートではありませんので説得力には欠けますが，中高と体育会系だった人間として少しは推察することは可能です）．おそらくその共身体化した状態を脱してしまうと，普通の同僚に戻ってしまい，「なんであのときはあんなに仲良くできたのだろう？」なんて疑問に思っているのではないか，と勘ぐりたくもなります．

さて，個人競技を考えた場合でも，格闘技などで他の選手と組み合うときも同じでしょう．一人では荷重がないために一本背負いの体の動きは決してできないわけです．相手があるからこそ，技が決まり，さらには技を返すということもでてくるわけで（裏投げとか，すくい投げ，とか，最近の柔道〔JUDO〕ではそういう技が多

いですね），相手のあるスポーツというのは主客の境界がなくなった作業になってくるということが言えるかもしれません．陸上や水泳のような個人競技ですら，世界新記録などは競争のなかでしか生まれてきません．これはお互いに引っ張り合っているからとしか思えないですよね．

別に運動ではなくても，同じものを目指して，心を一つにして頑張るといった体験（共同作業）というのは，（美化された昔の記憶になってしまいましたが）合唱や文化祭・体育祭など学校教育のなかで経験することの一つです．このなかで普通の人間も共同作業を通じて，主客の限定を超越した体験というものをすることがあり，それは得難い快感になっていることも事実です．これは個人という複数の視点から，その共同体の構成員が俯瞰する別の単視点のアバターに乗り移ることで，達成しているのかもしれません．

一般に，健全な組織あるいはチームには価値観が異なる人が集まっているわけではありますが，あるモードになったときには，いろんな軸を合わせることができる．そういった組織がいざというときに力を発揮できるわけです．

延長された身体は，能力は高いが不自由である

脳神経外科の手術もいろいろな器械を使います．それは身体の延長であるわけです．脳神経外科手術で一番拡大させている能力は，顕微鏡を使うことによる眼の力の拡大かもしれません．皆さん，見えないときに頭の位置を変えて覗きこむように，顕微鏡を動かしていますか？フォーカスや倍率を自由に動かすことができますか？むろん制限はありますよね．その制限を取り払って延長された眼を持とうとしていますか？

手や指に関してはどうでしょうか．最も良い体の延長の仕方を考えるには，その動きを自分の手や指でやるとしたらどんな動作になるのかを考えて模倣してみたらどうでしょうか．映画「エイリアン2」のクライマックスで，エイリアンと格闘するときにリプリーが操作したロボットスーツが延長された身体の一つの見本です．パワーは格段に違いますが，人間としてものをつかんだり，叩いたりといった基本的な動作は同じでしたよね．

さて，身体の基本動作の延長として器械を使うことによって，最適な動作が実現できる，つまり器械をもって自分の手や指の代用品にする，延長させるという考え方でいくと，どういうふうに器械を把持したら良いか，どの関節を自由にしたり，固定したりして使うのかというのを理論的に考えていくことが可能になります．

しかし気をつけなければいけないことは，道具によって能力を拡張した身体というものは，便利であると同時に不自由でもあるということです．制御する感覚が行き渡らないのでうまくフィードバックがかからないからです．つまり，鍋つかみで熱さを感じないようにした手では，細かい触覚は感じることができなくなり，熱さすらわからなくなるように，です．

脳神経外科手術器械の各論的使用方法

さて，マクロの手術に限ってもいろいろな器械の使い方があります．安全・効率は基本的な考え方をしている限りは両立可能なものだと思います．

1 剥離子の持ち方（図2・3 WEB ①，②）

いろんな鋼製小物（器械）があるのですが，

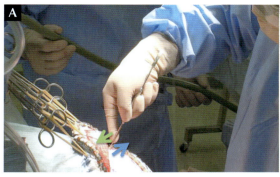

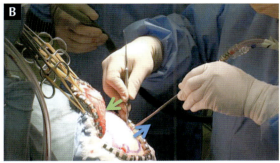

➡(青) は実際に力のかかる部位を，➡(緑) はその力を身体に感じる部位を感覚的に示したもの．

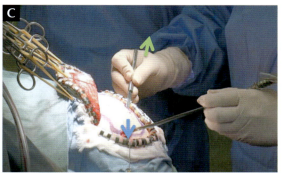

図2│穿頭から剥離子を入れて，骨と硬膜を剥離している様子

A：Jの部分の先の短い剥離子を短く持って，人差し指の先端に剥離子の先端にかかる骨の裏側からの抵抗を感じながら，剥離する．

B：Jの部分の先が長い剥離子のやや遠くを持って，同じく人差し指の先端に剥離子の先端にかかるカリカリと骨の抵抗を感じながら剥離を進める．支点を上手に作ってやることで，大きな操作をしても，小さい距離で作用し，力は強く伝えることができる．

C：やわらかい剥離子は手首のスナップを使って抵抗を感じながら使う必要がある．

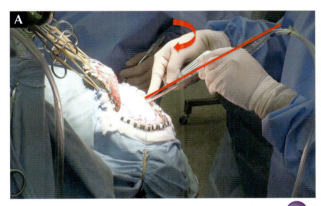

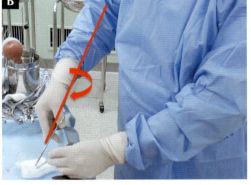

図3│人差し指の先端を支点にして手首を回して行う操作 ①，②

A：鋭匙は先の匙の部分についている刃で回転させて切るものである．穿頭の部分の周辺に残った骨の残りは，肘の位置を変えずに人差し指を回転の支点（━━）にして手首を回転させて（➡）切りとる．

B：ヘガール持針器の使い方のデモンストレーション．肘は固定してこの手首の回転を使う（手首を返す）やり方でヘガールを回して縫い，さらに返した手首を戻して針をつかみ直し，その後，手首を固定して肘を上げて糸を抜き，ついで次の動作に移る．線と矢印はAに同じ．

まずは剥離子から．

剥離子は抵抗を感じながら，間隙を作り，組織のすき間を開いてやるための器械です．サイズの大きなものの剥離は指でも可能ですし，指が一番微妙で繊細なことができるのかもしれません．でも指ではそのサイズより小さなすき間に入れることはできません．

指はやわらかいですが，骨が支えていますの

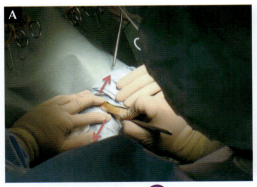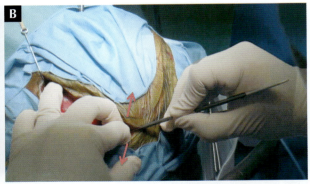

図4｜メスの持ち方と切り方 WEB ③，④

A：切り始めのメスの使い方．左手の2本の指で切る面に逆方向へ力を入れ（→），適度の緊張を与えながら，開くように切る．
B：ある程度切った後．鋭利な刃ではどこまででも切れるので，左手の指を切断面に潜り込ませながら左右に開き（→），割面に緊張を与えることで，硬い皮下組織が切れて指に緊張がかからなくなるところまで一気に切り下げる．組織がすっと開くようになって抵抗がなくなったらもうメスの先はそれより深くしない．

で，ある程度の硬さはあります．どうして剥離子は硬い金属製なのでしょうか．やわらかいと力が伝わらないし，返ってくる力も正確に評価できないからなのでしょうね．つまり，やわらかいとセンサーとしての働きをしないということなのだと思います．

ですから剥離子は自分の力を伝えると同時に，相手からの力も伝わってくるように持たなければならない．特に後者に関しては相手から返される力を感じるためにはゆっくり動かさなければいけません（ゆっくり動かすというのはすべてに通じる基本です）．周りの組織がやわらかい環境では，組織を左手で支持して緊張を与えることで，かかっている力を評価しながら剥離することができます．唯一，相手が頭蓋骨の場合は左手の支えは要りません．右手にかかっている力をそのまま感じることができればよいと思います．

ここでは骨膜剥離子を持ってみましょうか．指がバーホールの中に入るなら，人差し指を使って剥がしたいところです．ここでは剥離子が人差し指の代用ということを考えると，人差し指

が支点となって力点の力を感じるように把持するべきでしょう．なおテコの原理ですから，短く持てばかかっている力がそのまま伝わりやすく，手の移動する距離はそのまま手が移動する距離です（実際の経験に近い動きということになります）．長く持てば力は増幅されるので，かかっている力は減殺されてしまうので，気をつけなければ無理な力がかかって組織をいためてしまうということになります．いずれにしても，うまく支点を作ってやることがこういった器械の操作には必要なことです．

なおやわらかい剥離子では手首のスナップを利用して抵抗が手首に伝わるように保持します．

また鋭匙は先の刃で回転させて切るものですから，肘の位置を変えずに人差し指を回転の支点にして手首を回転させて，骨の残余を切りとります．なおこの手首の回転を使うやり方は持針器の使い方と同じ動きになります．

2 メスの持ち方と切り方（図4 WEB ③，④）

次はメス（ナイフ）です．われわれの手や指では鋭利にものを切ることはできません．だから右手の持ち方はあまり重要でないのかもしれ

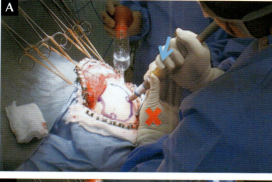

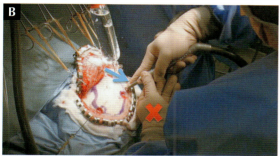

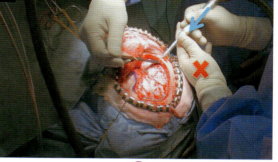

図5｜基本的なドリル操作 WEB ⑤〜⑦

A：穿頭の場合：右手で押して使う（→）が，左手でドリルが少しでも深く入りそうになったら止められるような手の配置（×）を準備しておく．そのためには左手を下に置いておく．

B：骨切り：引いて使う場合も同じ．ガード付きのバーで切る（→）ときは，刃先を持ち上げるように人差し指でガードの部分を支えながら切る．このことによって刃先に力が伝わりやすくなり，切れも良い．このときもカウンターになる部分に手を置いておき（×），歯止めになるようにする．

C：小さな穴あけ：脳べらでガードはしているが，きちんとドリルが持てていれば必要ない．押して使う（→）ので，抵抗が抜けたときに危険なので，左手で壁を作って（×）戻させるようにしておく．ドリルを動かすために力を入れる方向に歯止めとなる手を入れておくという持ち方は共通している．

> **Point** ドリルを押したり，引いたりして使うときには，その動作を瞬時に止める動作に変えることが可能になる状況を作っておく．

ません．コツとしては，力を入れながら，同時にいつでも止められるようにしながら，という二律背反が可能になるように把持をする，ということになるでしょうか．

　そのうえでどうやったら刃物の性質を十分に引き出せるかということを考えましょう．刃物は組織に緊張が与えられているときに最もよく切れます．特にはさみなど，それほど鋭利でない刃物の場合は特にそうですが，メスの場合でも当てはまります．だから左手で切る面に適度の緊張を与えながら，開くように切っていきます．鋭利な刃ではどこまででも切れますから，左手の指をうまく使って，割面に緊張を与えることで，硬い組織が切れて緊張がなくなるところまで一気に切り下げます．左手で抵抗を感じるところまでは一気に切って，すーっと開くようになって抵抗がなくなったらもうメスの先はそれより深くしない，というのが，頭皮に使う場合のメスの使い方の基本でしょう．

　面倒くさいことをやっているようですが，これはそんなに難しいことではありません．お魚をさばくことで練習できるかもしれません．

3 開頭の際の基本的なドリルと骨かじりの使い方（図5・6 WEB ⑤〜⑦）

　相手が頭蓋骨のときはやわらかい繊細な動作などはあまり使えません．テンションをかけるというのも不可能です．骨への操作はドリルなどにより，人間の力をかなり拡大して行う操作

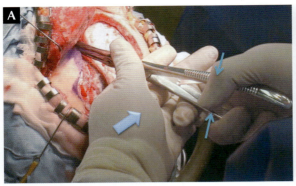 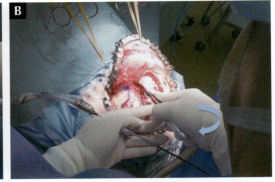

図6｜骨かじり

A：蝶形骨の小翼を骨削除している．乳突蜂巣が発達しているので，それを開放しないように開頭している．中のリウエルを使用し挟み込む（→）ようにして骨をかじり，添えた左手で右手が振り回されないように支持しつつ，上に跳ね上げて（大矢印）骨をかじり取る．

B：細かい部分の骨は小さなリウエルで手首の回転（→）でかじり取る．左手でアシストしたほうが，軸が安定する．

ですので，何かあったらズドンと脳に衝撃が加わってしまう怖い事態になります．

　ドリルの安全装置も過信してはいけません．穿頭を行うときには押す動作を瞬時に止める動作に変えることが可能になる状況を作っておかなければいけません．右手で押しているが左手で少しでも深く入りそうになったら止められるような手の配置を準備しておくとよいわけです．そのためには左手を下に置いておくと，右手の暴走があったときに歯止めになってくれる可能性があります．左手を無駄に遊ばせておくのは好ましくありません．このドリルを動かすために力を入れる方向に歯止めとなる手を入れておく，というのは大切な基本です．

　穿頭が終わってその間をガード付きのバーで切るときは，刃先を持ち上げるように人差し指でガードの部分を支えながら切りましょう．このことによって刃先に力が伝わりやすくなり，切れも良くなるようです．何よりも自分の思った方向に切断線を誘導できます．さもないとドリルは切れやすい方向に勝手に流れてしまうということが起こりがちになります．

　リウエルなどの骨かじりも同じです．テコの原理を利用して骨をかじるわけですが，親指と人差し指の力のバランスがとれるように把持して，肘をあまり動かさないで，手首を使うことで回転から力を生むような動作をしましょう．ともすれば大きな力を生む器械，ドリルや重い骨かじりなどは，右手で力を入れて，左手は変なふうに右手が動かないように支えをする，という感覚で持ちましょう．「振り回される」という言い方がありますが，重い器械は思わぬ重心の移動を生んでしまいます．小さな骨かじりは片手で操作してもいいのですが，大きな骨かじりは必ず両手で把持しましょう．でないとテコの原理が働いて，思わぬ方向へ動いてしまうことがあります．ここでも右手も左手も自分の一部ですが，役割はまったく違うことをさせるということになります．

4 持針器はどう持つか？（図3 WEB ②）

　持針器を持つのも骨かじりと似ています．手首を返すことで回転から力を生むような動作で縫うという操作を行います．ヘガールでは人差し指を立てて，そこを中心にして親指と薬指で

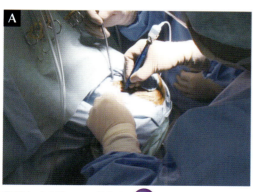
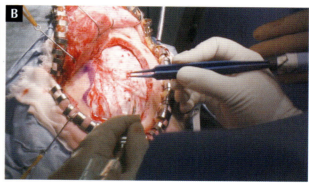

図7｜バイポーラの持ち方 WEB ⑧, ⑨

バイポーラカッティングをしているとき（A）と，止血をしているとき（B）のバイポーラの持ち方が違うことに注目．

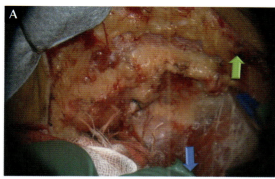
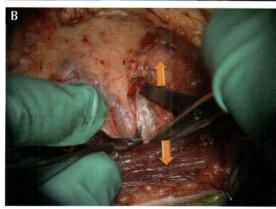

図8｜CEAの術野にての撮影 WEB ⑩

A：バイポーラカッティングをしているときには，左手でテンションを適度にかけながら（→），バイポーラで凝固しながら反対方向に動かす（→）ことで剥離が進んでいく．緊張を右手左手の協調運動で作りながら剥離する方法である．

B：メイヨーハサミを開くことによる剥離．これは一つの器械に内在する2つの先端で同時に緊張を生み出しながら行う操作（→）で，手にはフィードバックがかかりにくくなり，基本的に乱暴な操作になりうる．

把持して，肘をあまり動かさないで，回転させる動作ができます．でもマッチューでは把持のうえで，人差し指を中心にすることができません．つまり回転がしにくいわけです．それと把持を外すときに指でなくて（自由度が落ちる）手のひらで操作する必要があるので，操作性が悪いということもあります．なるべく自分の使いやすい器械を使ったほうがよいと思います．でも大きな力がかかるところでは大きな重い器械が必要になるわけで，力のかかるところで（気に入っているからといって）繊細な器械を使うことは，器械の故障の原因になりますから気をつけましょう．

なお硬膜を連続縫合で縫うときには，頚動脈内膜剥離術（carotid endarterectomy：CEA）で血管を縫っていると仮想しながら，内膜面同士が合わさる感覚でやると，良い練習になりますよ．人差し指と肘を結んだ線を軸にして，この軸は固定して，手首を返しながら，リズムよくね．

5 バイポーラやはさみの使い方
（図7・8 WEB ⑧〜⑩）

組織から力が伝わってくるように軽く持つのが重要です．指の関節に跳ね返ってくる力が伝

わるように，やわらかく持ちましょう．

ただしバイポーラカッティングなど強い力で組織を裂く場合にはしっかりと保持しましょう．左手でテンションをかけながら，右手に持ったバイポーラの先端でササッと凝固しながら分けると出血させないで切ることができます．抵抗を感じたときにはあらためて血管を確認して凝固して切断します．

なお，はさみの先を開いて剥離するという操作は（バイポーラの先を開いて剥離するのもそうですが），右手左手の協調運動で緊張を作りながら剥離する方法ではなく，1つの器械に内在する2つの先端で同時に緊張を生み出しながら行う操作です．ですから2つの先端の根本を把持している一本の手にはセンサーとしての力のフィードバックがかかりにくくなります．つまり，基本的に乱暴な操作になりうるということに注意しましょう．バイポーラやはさみの先を開くのは器械自体が作用反作用のポイントを独自に作り出しますが，それだけにセンサーの効きにくい動作ということを自覚しましょう．

器械を使って右手と左手のバランスを取る

そんなこんなで，本節も終わりに近づいてまいりました．

欧米人のようにナイフとフォークではなく，日本人は右手のみでお箸を使います．左手の協調動作はお椀を持つことであり，皿ではなく，お椀で食事をすることで，日本人の道具の使い方というのはより器用に発展してきたのかもしれません．外科医はよく左手を使ってご飯を食べるということをトレーニングしていますが，左手でご飯を食べるときには，右手はお茶碗を持つわけで，同時に両方の手でお箸を持つことができるようになるわけではないわけです．右利きならおそらく左手は右手を超えることはできない．はさみだって左手で使えても，左利き用のはさみでなければ切れないですしね．おそらく左手で箸を使うという操作が手術の練習として推奨されたのは，意識して動作を考える，という訓練が可能になるからではないでしょうか．

重要なのは右手と左手のバランスだと思います．右手が操作しているところをピンポイントに同時に左手が助けようとしても，非効率的です．左手は右手の操作しているところにうまく緊張がかかるようなモーメントを少し離れたところで作成してやることが望ましい．つまり左手では視野を拡大するために吸引管を持って余分な血液を吸引するわけですが，その他に左手の吸引管をうまく使って，右手の器械をアシストすることを考えてやらねばならないということです．

最初にも述べましたが延長した身体は不自由です．使いこなすにはトレーニングが必要です．器械の原理を考えてあげると，どんなトレーニングが必要なのか思いつくかもしれませんよ．

手術における共身体化

手術器械で身体を延長する話ばかりしてきましたが，この延長した身体が，手術の対象者（つまり患者）に接触します．そしてそこからいろいろな感覚のフィードバックを得て，その情報に基づいて，手術の操作のために身体を動かし始めると，患者さんの身体と自分の身体が共身体化してしまいます．先のほうで述べた他人と組み合って行うスポーツと同じようにです．私もときどきゆっくりとクリップを動脈瘤にかけていると，患者さんの一部であるはずの動脈瘤

が，自分の身体の一部として含まれてしまったかのように感じられてしまい，自分と動脈瘤の境界がよくわからなくなってしまうことすらあります（いかれているように聞こえるでしょうか？そうですよね．でも私だけですかね，こんな感じがするのは）．このように，手術というのは延長した身体を用いて，患者さんの一部を共身体化して行う作業であるわけです．

また（以前にどこかで書きましたが）場数を踏んでくると，手術を見学しているだけでも術者の次の一手というのがかなり正確に読めるようになります．これは自分で術者の感じている感覚や，それを元にして生じる手指の微妙な動きを脳の中で再現できるようになる，からです．

したがって次の動作は必然的に読めるわけです．ここに術者と，「意識して」手術を見ている人の間には，共身体化が生じます．当然，こういったことが器械出しの看護師や助手の間にも起こってくると，あうんの呼吸というのが生じますので，とても気持ちよく手術ができるということになります．そうなると手術成績も良くなるのは当然のことでしょう．症例数の多い病院ほど手術成績がいいというのは，案外こういった共身体化ができているチームになっているということなのかもしれませんね．ですからチームで意識の高い良い訓練をするということは，良い手術をするためにきわめて重要なことだと言えるでしょう．

2 マイクロハサミをどうやって自分の身体の一部にするか
~はさみはよく考えて使い,手入れを怠らず,自分の身体の一部にして扱う~

Key Point
①はさみの操作は適度な緊張が加わるように,コントロールしながら行う.
②はさみの先端以外の部分を脳などの他の部位に接触させておくと,はさみのブレを消すことができる.

技を導き出すもの

　必要とされる行動,あるいは遂行されるべき業務があって,それが自分の身体のみでできることでなければ,人間は自分の身体を機能拡張させるものを作り出してきました.刃物の発見はおそらく人間の暮らしを劇的に変えた発見だと思います.はさみの発見がどのようなものであったかは私にはよくわかりませんが,はさみが生み出されたことで,さらに新しい技が生み出されてきたことは想像に難くありません.

　バイポーラでくも膜を剥離してシルビウス裂を開放することはできますが,仕上がりははさみでやったのとは異なりますよね.はさみを使うといっても,使うはさみの種類によっても仕上がりは異なります.どの仕上がりをよしとするかは達成される結果の現実であり,その現実を評価する人の価値観だろうかと思います.

　必要な業務はものを生み出しますが,派生的にものは技を導き出します.導かれた技を知ってその使い手になるかどうかはあなた次第なのです.

　マイクロハサミについては**文献1**で詳しく書いたので,参考にしてください.

　本節ではその中からマイクロハサミのエッセンスについて述べたいと思います.一部**文献1**と内容が重複するところはお許しください.

はさみの原理

　はさみは2枚の刃ですりあわせて切る,つまり固定と切断を1つで行う器具です.はさみの刃と刃が交差する点にははさみを閉じる力がピンポイントで集中し,その力で紙なりなんなり対象を押し潰して切る,のだそうです.

　はさみについて書かれた文章を見ていると「そり」「ひねり」「裏スキ」といった言葉が出てきますが,これらの構造は刃の接触点に剪断する力を集中するように,はさみの刃に作られたものだということです.

　はさみはテコの原理の構造により大きく分類されますが,支点の位置により,一般に洋バサミのタイプと支点にバネの付いたU字型の日本バサミのタイプに分かれます.ただ同じはさみという名前が付いていて,基本構造は同じでも,用途ごとにすべて切る対象が異なるので,まったく別のものであると考えてよいといいます.つまりはさみは用途によって材質も細かい構造もその使い方もまったく異なるのです.

　そういうわけですが,われわれにはうれしいことにマイクロハサミにおいては,どのように

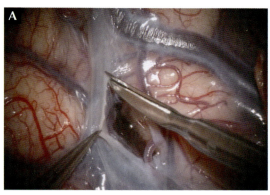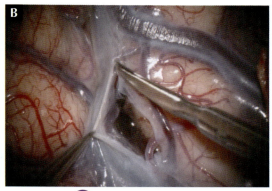

図1｜緊張を与えながら少し先端を開いてはさみを使ったくも膜の切開 WEB⑪
左手で緊張を与えながら，少し先端を開いてくも膜に当てて滑らせてやる（**A**から**B**へ）と，それだけでくも膜の切開が可能である．

はさみを持っても切れるような工夫がされているのです．また持つ部分にはバネが付いており，先端が開いた状態に自然に戻るようになっています．

マイクロハサミの技

マイクロハサミは先端の刃の部分で挟んで切るものとして設計されていますが，刃の使い方によって一枚刃のようにも使えるし，剣のようにも，先が鈍な剥離子としての使用もできます．はさみの技について紹介をします．

１ 切るときも緊張は必要（図1）

はさみは押さえる操作と切る操作を同時にするものですが，緊張がかかっていないと組織を巻き込んで圧挫したり，余計なものまで切ってしまったりするなどのことが起こります．緊張がかかっていれば押さえる操作にかかる負荷を軽減できますし，挟まなくても刃の切れを利用して切ることができます．

あまり周りの組織に緊張を与えすぎると，特に静脈などでは血が入らなくなって，ただのくも膜に見えてしまうこともあります．経験の浅い先生が思わずさっくり静脈を切ってしまうことも往々にして見かけます．緊張は継続して与えすぎず，強めたり緩めたりしながらやらないといけませんね．

いずれにしてもはさみは軽く持って，ゆっくり動かして，切るあるいは剥離する組織からの抵抗が手に伝わってくるようにして操作することが大事です．

なお動脈切開などをするときに，はさみの先端まで使ってしまうと，刃の厚みの関係で末端が横に裂けてしまうことがあります．はさみは先端まで使い切らない，つまり最後まで閉めきらないで使う必要がある場合もあります（図2）．

２ はさみの固定を意識しよう

はさみを閉じるときには力を入れます．当然です．その間はさみは先端あるいは，はさみのどこかが固定されていれば安定しています．つまり何かを切っている間は，その刃先が切るものに接触しているので安定していますが，切り終わった瞬間に組織から離れ，はさみは閉じる力のベクトルによって大きく移動することになってしまいます．

マイクロハサミでは両側にバネが付いた構造上，よっぽどバランスよくはさみを閉じなけれ

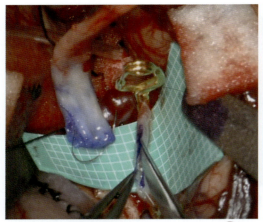

図2 | はさみを最後まで閉め切らずに使った動脈切開

はさみの先まで使わないようにして連続して切ってやると、きれいな切開線を生むことができる．

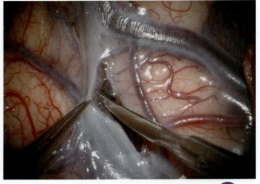

図3 | はさみを閉じきって剛体にした状態で使う

はさみをしっかり握って剛体として，しかも先端を閉じると，尖った剥離子のように使うこともできる．

ば，刃先のブレが生じます．あまり繊細さを要しない部分で，はさみをさっさっと動かして切るのはこの刃先の移動を逆に利用していることになります．

逆にこの動きが繊細なマイクロの術野の中では周辺の組織への動きとして伝わって血管や軟膜損傷の原因になったりする場合があります．はさみの先端以外の部分を脳などの他の部位に接触させておくと，このはさみのブレを消すことができます．はさみはまっすぐに宙に浮かせて使うのではなく，斜めに周りの環境を支えながら使うようにしましょう．

また牽引を与えている組織は切断が完了すると同時に切り離されて移動します．牽引の与え方も切り終わる少し前のタイミングで緩めるようにすると与える影響を軽微にできます．はさみを持つ指の協調とともに左手との協調も考慮するといいですね．前段で言っていたように，切り終わる瞬間まで適度な緊張を与えましょう．

3 剥離子のように使う，剣のように使う

マイクロハサミで，先をさぐる操作をはさみ

のバネの力を利用して行うことがあります．開く幅や力には限界がありますので，逆に安全とも言えます．この目的で使うために先端をあえて鋭利にしないでメッツェンのように丸みを帯びて作ってあるマイクロハサミもありますが，先が鋭利になっている上山式のはさみでも先端部の外側は丸みを帯びた構造にしてあり，こういった操作が可能になっています．

逆に尖った刃先を意識して組織を払い切りするようにして使うこともできます．他に尖った刃先をメスの刃を利用するように使えば，穿通枝を剥がすときなどに重宝します．こういった場合にはさみは押して閉じきって剛体にした状態にします（図3）．これにより先端にかかる力のコントロールがしやすくなります．

4 刃物として使う

はさみを開いた状態で使うやり方です（図4）．テンションをかけながら下の刃で削ぐようにする．また開いた上の刃の刃先を使って下に振り下ろす形で払う．刃物としての利用であるため，組織が押さえられていること，つまりテンションをきちんとかけることが必要であり，イメージとしてはメスを使うのに近い操作です．

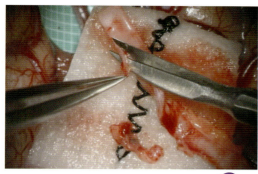

図4 はさみを開いた状態で刃物として使う WEB⑬

浅側頭動脈（STA）の外側剥きの場合．はさみの刃の腹でSTAを押さえつけながら，刃の部分で削ぐように使う．はさみは刃だけではなく，他の部分もうまく使えると用途が広がる．

はさみの管理

1 バイオネット型のはさみについて

深部などでは手暗がりにならないようにバイオネット型のはさみを使うことがありますが，まっすぐなはさみの利点であるところの，手の中でくるくる回して受刃と切刃の位置を変えながら，操作をしやすくしてやる，という利点が損なわれます．17 cmのはさみでは内頸動脈の付近までは操作が問題なくできますが，脳底動脈先端部などを操作するときにはバイオネット型のはさみが必要になります．バイオネット型のはさみでは上に述べた操作方法の一部ができなくなることもあります．

2 手術スタイルとはさみ

同じはさみでもバネ圧などは微妙に異なりますし，オーダーメイドで変更することも可能だそうです．バネに関しては手の感触であり，必ずしも万人に共通するものではありません．またはさみの持ち方も人によって違うので，それによって生じるはさみの先端のぶれにも注意を払いましょう（図5）．

私は硬めのバネが好みですが，やわらかいバ

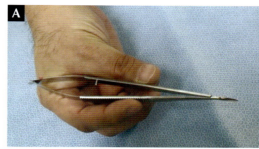
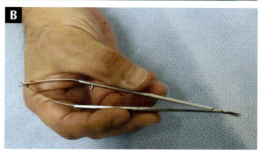

図5 はさみの持ち方 WEB⑭

Aは親指と人差し指ではさみを把持，Bは親指に対し中指と人差し指2本で対向させて持つ持ち方．この持ち方の違いで，はさみのぶれ方の方向が変わる．動画ではバネの硬さが左右で違ったはさみを使っている．先端のぶれ方が変わっているのに注目してほしい．ただ実際の局面での利用はなかなか困難であった．

ネが好みの達人も多いようです．私は両側でバネの硬さが違うはさみを作ってもらったことはありますが，うまく使えませんでした．

3 はさみのメンテナンス

はさみが切れないときは，自分が下手なのでうまく切れないのではなく，はさみの調子が悪くなっているせいと思ったほうがいいです．マイクロハサミはどう持っても切れるように調整されているので，持ち方で切れ味を補正するのは難しいそうです．高価なはさみです．メンテナンスをこまめに行うことではさみの寿命を延ばしましょう．

おわりに

マクロの手術を含めるといろいろなはさみを使う機会があります．その特性をよく考えて，

ふさわしい持ち方をするようにしましょう．右手で使うものとしてはバイポーラとならんで手術で最も頻用する器械です．はさみを持つ手をしっかりと固定させ，さらにははさみの一部を脳組織に接触させるなど，安定した場を作りましょう．その上で丁寧にゆっくり，力を抜いて，組織から返ってくる力を感じながら使えば，あなたの身体の一部になっているはずです．

参考文献

1) 石川達哉：マイクロ鋏の使いかた，30-7，（伊達勲編：デバイスとITを使いこなす脳神経外科手術：器具・機器を知ってテクニックに生かす，新NS NOW No.9, メジカルビュー社，東京，2017）

3 吸引管

> **Key Point**
> ①吸引管は，左手の機能をエンパワーする汎用的な器械で，suction, retractor, dissectorの機能を併せ持つ．
> ②太さ，長さ，先端の細さ，重さなどを考慮しながら複数を常備しておき，使用する場所や局面によって臨機応変に使い分ける．

吸引管の構造と各部の名称

この器械は医療用吸引管に分類され，吸引嘴管とも言います．嘴管とは，ノズルあるいはノズル状の物のことです．中腔ががらんどうで，右から左に，あるいは上から下に物を通すということでいえば，人間も同じようなものです．人間と同じように，おおむねは良いことをして役に立つのですが，使い方を誤ると役に立たないこともあるし，あまつさえ悪いこともします．

ある特許出願で使われている各部名称や表現を利用すると，この種の吸引具は，術者がつまんで持つ持ち手（a）の前後に，患部に接して吸引するための吸引管（b）と吸引ホースとの接続口金（c）をそれぞれ突設した構成からなります．吸引管と接続口金とは持ち手内の吸引通路を介して連通され，持ち手には吸引通路に連通して開口する吸引調節孔（d）が設けられ，上記の吸引調節孔の開閉具合の調節により吸引力を調節しています（図1）．

吸引管本体（軸と表現する）の部分の長さは有効長と言い，マクロ吸引管として120～175mm（150mm前後が一般的），マイクロ吸引管として80～150mm程度（120mmが一般的）

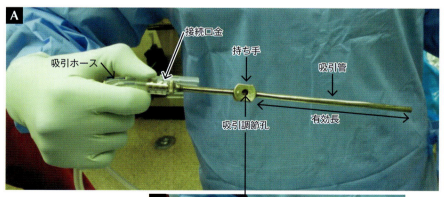

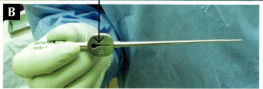

図1｜フレージャー型のマクロ吸引管
A：各部の名称を示した．
B：福島式マイクロ吸引管である．吸引調節孔の形の違いに注意．

のものが使われます．だいたいは内部に詰まった異物を除去するために使うマンドリンがセットになっていますが，マンドリンは医療器械には含まれません．

脳神経外科領域ではフレージャー，福島式を代表としますが，各種の吸引管には持ち手や吸引調節孔の吸引管の形，テーパー構造・先端の形などに工夫がされていたり，吸引管の折り曲げのしやすさにかかわる各材質の違いやディスポーザブル製品など，細かい改良がいろいろ加えられたりしています（図2）．

おおむね吸引管部分は柔軟な材質で作られて

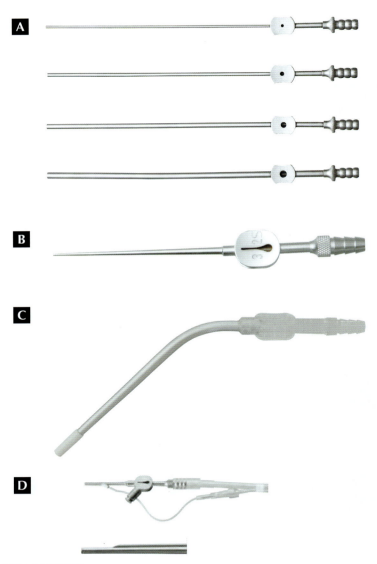

図2 各種吸引管

A：MMIフレージャー吸引管（画像提供：村中医療器）．
B：BONIMED福島式マイクロ吸引管（画像提供：村中医療器）．
C：MMIディスポ吸引管（画像提供：村中医療器）．
D：脱着式イリゲーション付吸引管の持ち手部分と先端の形状（画像提供：フジタ医科器械）．

いて，術野に合わせて用手的に少し曲げたり反らしたりして，視野の妨げにならないように調節できるようになっています．しかし，金属製以外のものや，金属でも材質によってはそういった形状の調整ができないものもあります．さらには先端あるいは側管から水が出て，洗浄機能を併せ持つものもあります．

吸引管の役割

　吸引管は手術において，主役である右手の女房役たる左手の機能をエンパワーする道具です．右手の操作の支えとして，陰の重要な役割を発揮します．右手は局面に応じて機能が特化したいろいろな器械に持ち替えて手術を進めますが，吸引管はずっと使用し続けることが多く，基本的かつ汎用的な器械です[1]．Yaşargilの言うようにsuction, retractor, dissectorの機能を併せ持ち，かつ同時に行います[2]．

1 術野から血液・液体を排除し，クリアな術野を作る

1）吸引力の調節

　血液や水分を吸い取って術野をクリーンに，ドライにします．同じく煙も吸い取れます．太い吸引管と細い吸引管がありますが，陰圧なので，断面の面積が大きく太いほうが吸引力は強くなります．当然陰圧がかかり，液体だけでなく，組織の吸い込みも起こるので，組織の損傷が起こらないように注意する必要があります．またマイクロ吸引管の先は刺さる程度に細いことから，吸引管の先端は組織障害性があることをわきまえておきます．吸引管の先端を近づけただけで，組織（特に静脈など）が吸われて，損傷を受けるということもあります．

　持ち手には吸引調節孔（側穴）が付いていることが多く，この穴を塞ぐことで吸引力を最大にできます．一方で穴を開放したときには，この吸引調節孔の大きさが，吸引管の太さに比べて十分に大きいときには圧が逃げて吸引力は失われますが，小さいときには開放しても吸引力が残ってしまいます．なお吸引調節孔の形状にはさまざまで正円形のものもありますが，楕円形・スリット型や涙型など，吸引圧を微妙に調整できる工夫がなされています（図1, 2）．ただ吸引調節孔のコントロールではそれほど調節性は高くなく，吸うか吸わないか，というゼロサム的なところがあるので過信は禁物です．

　なお吸引調節孔を使って微妙な圧調節をするためには，吸引管を把持したときに吸引調節孔を開閉する指（親指）が自由に使える，つまり親指を離しても吸引管自体の保持にはあまり関係しないような持ち方をしなければなりません．大概は吸引圧を弱くするように親指を離して把持しておいて，必要なときに強く吸引するために吸引調節孔を塞ぎます．やわらかい組織の場合には，下に綿花を置いてそれを通して吸引し，同時に綿花でぬぐうような操作を入れてやると，組織についた血液が排除しやすくなります．なお止血用ゼラチンゲルは吸引管の先にはまり込んでしまうと，吸引ができなくなるだけでなく，中空部分を塞いで大事なときに吸引が効かなくなる原因にもなるので，注意します．

2）吸引管の使い分け

　使用する場所や局面によって吸引管の長さや太さ，さらには先端の細さを使い分けます．吸引管はバランスも大事なので，重さも考慮に入れます．各種の太さや長さのものを常備しておき，臨機応変に使い分けます．吸引管の長さは有効長として120〜150mm程度のものが一般的で，吸引の圧には関係しませんが，吸引管の細いものは短いものが多く，顕微鏡手術に使わ

れます（マイクロ吸引管）．しかしマイクロの局面でも，脳内血腫などでは吸引圧で血腫を壊す必要があるので，マクロで使う3〜5mm径の吸引器を使うこともあります．動脈瘤破裂などで大量出血に対応するときにも，マクロの吸引管を使うことがあります．その場合，親血管の径よりも少し太いものを使います．いずれにしても形がごつすぎたり，長すぎたりする場合もあるので，太めの吸引管でも繊細な形をしたものを用意しておくとよいです．

　福島式はいろいろな先端や長さが揃っていて使いやすいです．なお破裂動脈瘤の手術などで動脈瘤周辺にきたときに，助手がそっと吸引管を太いものに替えていたりしたときには，気が利くと思うべきか，術者を信用していないとみるべきなのか，複雑な気持ちになります．

　吸引管の接続口金に接続する吸引ホースは一般にシリコン製です．吸引の陰圧や曲げによって内腔が閉塞しないような硬さをもっているため，チューブはある程度重くなってしまいます．軽くて邪魔にならない工夫がされているものもありますが，一般的にはきちんとした持ち方をしないと，保持するときのバランスが悪くなってしまいます．チューブを含んだ安定性を高めるために，吸引管全体またドレープへの固定部位や方法にも気を付けるようになれば，かなり手術に上達した証拠です．吸引管が落ちて，交換のために手術が停止したりするとリズムが悪くなって，集中力が削がれてしまいますが，熟練者の手術ではそういったことはめったに起こりません．

2 吸引管を用いて組織を牽引することで剥離を手助けする．組織を圧排して術野を確保する

　右手ははさみや鑷子をもって操作しますが，視野を良くするために左手には吸引管を保持します．実際には吸引だけの目的ではなく，剥離の際に組織を圧排し，かつ適切な牽引力を生み出すための器具として使っています．また牽引力を与えるとともに，組織を圧排して術野を確保する使い方もします．このときには見たいところ（以下ポイントとする）を開くために，①ポイントのすぐそばを先端で圧排して，吸引しながら術野を確保する，ただし，この場合に吸引管の先端が視野を妨げることがあります，②ポイントの少し離れたところを圧排して，吸引を加えながら術野を確保します，③ポイントから離れたところを吸引管の軸の部分で圧排しながら，術野を確保するなどの方法があります（図3）．

　いずれにしても吸引は出血が続いている場合のほかは，必要に応じて先端をポイントに近づけて吸引してから逃がす，少し離れたところからポイント近くに置いた綿花を通して毛細管現象で吸い上げる，などの操作ができます．

1）大きな使い方

　吸引管の先端だけでなく，吸引管の全体あるいは一部を使うことにより，脳組織をめくり上げたり，摩擦力を利用してすり上げたりします．③の使い方などはこれによることが多いです．この操作には手首の返し，ひねり，スナップが必要になります．

2）小さな使い方

　例えばクリッピングをするときには動脈瘤を引き出したり，血管を押さえつけたりなど重要な役割をします．吸引力を利用して，少し血管を引っ張るなどの細かいこともできます．①の使い方に近いです（Point参照）．

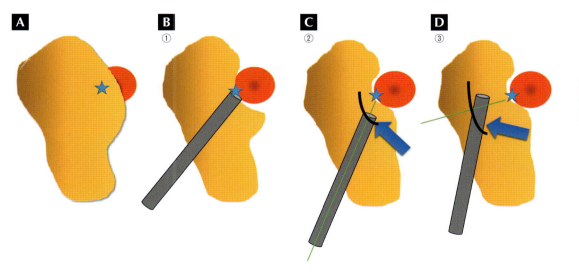

図3｜吸引管で視野を確保し，牽引する方法

組織を圧排して術野を確保する使い方の例を示す．
A：赤い球体が病変で，星印が視野として確保したい部分．
B：①ポイントのすぐそばを先端で圧排して，吸引しながら術野を確保する．ただしこの場合に吸引管の先端が視野を妨げることがある．
C：②ポイントの少し離れたところを吸引管の先端（━━▶）で圧排して，吸引を加えながら術野を確保する．━━は吸引器で生み出される力の方向，黒の線は脳組織の変形を示す．
D：③ポイントから離れたところを吸引管の軸の部分（━━▶）で圧排しながら，術野を確保する．━━は吸引器で生み出される力の方向，黒の線は脳組織の変形を示す．

> **Point** 吸引管で脳べらをかけやすくする．引き過ぎないように抵抗を感じる．
>
> 　脳べらをかけるときに視野がとれていないと，脳べらの先端を良い位置に持ってくることはできない．また脳べらをかけたときにどのような術野が得られるのかをきちんと把握して脳べらをかけると，脳べらの位置の修正などがすごく楽に行えるようになる．そこで吸引管がとても重要な役割を果たす．くも膜をピンと張らせたいときなどは吸引をしっかりしながら視野を確保しつつ脳べらを調整する．特にシルビウス裂開放の最終局面で，せり出した前頭葉をしっかり圧排しながら危険のないように脳べらをかけるのには有効な手立てである．特に右側の脳べらをかけるとき，かけ直すときには必ず左手の吸引管を入れて視野とスペースを確保しながらかけよう．脳べらを引いたときに左手の吸引管にも反作用として抵抗がかかるので，その抵抗を頼りに脳べらで引いた圧を推測することが可能になる．もちろん脳べらをかけたりかけ直したりする際に左手は吸引管を使えるようになっていることが絶対条件である．ちなみに左の脳べらをかける状況では右の脳べらがかかっていることが多く，吸引管は必要ないことも多いが，「脳べらの先端のここにこうしてかける」という位置と術野展開をしっかり把握してかけるには，あえて吸引管を右手に持ち替えて，同じ操作を行うこともよくある．皆さん無意識にやっていることかもしれないが，脳べらを有効に，簡単に使うために重要なポイントなので，ぜひ意識しながらこの技術を使っていただきたい．

3）吸引力を使った使い方

　先端で行う操作，例えば安全なところで軽くくも膜を引っ張りたいときには，吸引で軽くくも膜を吸い付けてやる操作が可能です．やわらかく軽いものを特に持ち上げたいときは，この操作が便利です．ただし，かかる牽引力は強くはないので，はさみを削ぐ操作は効かないことが多く，きちんと先端を閉じて切る操作が必要

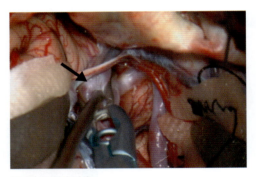

図4｜動脈瘤手術

クリップを閉鎖しながら，左手で持った吸引器を用いて動脈瘤壁を引き出したり，圧排して（➡），理想的なclosure lineを作成する．

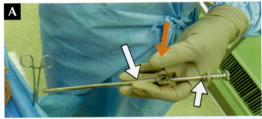
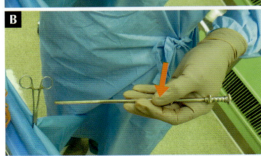
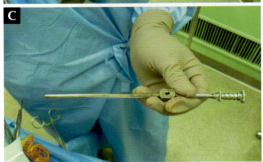

図5｜吸引管の持ち方

A：指と手のひらで吸引管の持ち手部分を挟み込むようにして2点（⇨）で安定させて把持し，親指の先端を自由にする（➡）．親指を開放してもしっかり把持できている．
B：親指を使って吸引圧調節孔を閉鎖する（➡）．
C：やや不安定な持ち方の例．手首の効かせ方も持つときには考慮する．

> **Point** 最大限の能力を引き出すための吸引管の持ち方と力の入れ方
>
> 　指と手のひらで吸引管の持ち手部分を挟み込むように固定して持つことによって，指の先端を開放する．親指を開放してもしっかり把持できている，一方で手首をやわらかくして，吸引管は自由に動かせるといった状態が理想的である．吸引圧調節孔が簡単に開放できる持ち方でない場合は，すぐ持ち方を変えること（図5）．吸引管の先にきちんと作用点を作れているか？吸引管の先になくても，吸引管の軸の部分などを引きたい場所に作用点ができて，テコの原理を作れているか？を意識しながら吸引管を使うようにしよう．ある程度牽引すると抵抗力が働くが，それをきちんと感知してそれ以上牽引しないような持ち方，力の入れ方をしているかどうかも意識しよう．やわらかく持つことで組織から受ける反作用を感じ取って，必要以上に引っ張らないようにする訓練もしたほうがよい．

になります．したがって，静脈などが巻き込まれて切断されないように注意する必要があります（図4，Point，図5参照）．

さらに機能を強化した吸引管

1 同じ回路を使って吸引と洗浄ができるシステム：上山式イリゲーションサクションシステム

　私はこれを研修医時代から使っているので，これがないと手術にならないと言っても過言ではありません（図6）．

　レバーを押し下げることによって，吸引管は高圧のイリゲーションに接続が変わり，水を出すことで血液などを洗い流すことが可能です．レバーを戻すとすぐ吸引に変わるので，洗ったり吸ったりという操作が次々と切り替わり，出血の多い術野では威力を発揮します．またドリルで熱が発生したり，骨粉が出たりする場合も，

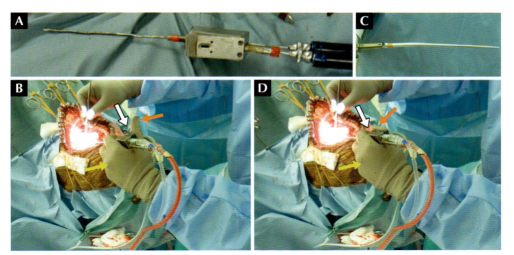

図6│上山式イリゲーションサクションシステム

A：初代の上山式イリゲーションサクションシステム．
B, D：三代目の上山式イリゲーションサクションシステムを使用中である．ふだんは吸引器としての役割をするが，⇨のレバーを親指（→）で押し下げることによって吸引管が高圧のイリゲーションに接続が変わり，水を出すことで，血液などを洗い流す．レバーを押し込むという操作が発生するので，吸引管の安定のために，把持する手を固定する（→）ことや，吸引管の軸の部分を手前の脳組織のどこかにつけておくことが大切である．
C：三代目の上山式イリゲーションサクションシステムでも，吸引管部分は太さの異なるものを着脱させて使うことができる．吸引管には緩い湾曲が付いていて，視野の妨げにならないようになっている．

Point ダブルサクションテクニック

イリゲーションシステムを主に洗浄用として左手で持ち，右手にはもう1本吸引管を持って吸引用として使い，両手でうまくバランスを取りながら，くも膜下血腫などで血液が充満した術野をきれいにしながら手術を進めていく方法である．硬い組織の切離ははさみに持ち替えて行うが，やわらかい組織では2本の吸引管でうまく裂くように操作してやると，これだけで剥離が進むことも多い．脳内血腫の除去などのときも，血腫と脳組織の間に水を左手のイリゲーションシステムで高圧で流し込んで剥離しつつ，右手の吸引管で血腫を壊しながら吸引する，という操作で行っていくと，迅速に，かつ安全に血腫除去を進めることができる[3]（図7）．

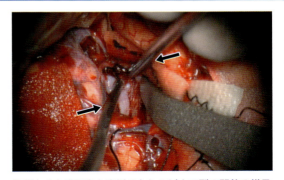

図7│くも膜下出血症例の左シルビウス裂の開放の様子

右手は福島式吸引管，左手は上山式イリゲーションシステム．左手で高圧で水を出しながら，右手の吸引管を出し入れ，組織の上をこするようにしながら吸引を行うと，血腫の洗浄が効率的に短時間で行える．左右ともに吸引管の軸を脳組織につけて（→），視野の確保も同時に行いながら洗浄も行っている．

冷却や洗浄に有効です．また誤って脳組織や血管を吸引しても，レバーを押し下げると水とともに吐き出してくれるので，組織障害を軽減できます．レバーと器械部分が重く，通常の吸引管とはだいぶバランスが異なります．

たまに使い慣れていない人を見ると，重さや

形が普通の吸引管と違うので，正しい持ち方ができておらず，そのためにうまく使えないことが多いようです．また詰まりやすく，メンテナンスが難しいという欠点があるので，構造を理解して部品交換ができるなど，きちんと管理するシステムを手術場の中で作っておいたほうがよいです．なお新しい製品も出て，ここに述べた欠点も改良されているということなので，期待されます．メンテナンスはナースの仕事ですが，それを楽にしてあげると，ナースも機嫌が良くなり，手術もサクサク進み，術後の患者さんの状態もオッケーとなります．

なお洗浄の際には，すべからくレバーを押し込むという操作が発生するので，吸引管の安定のために，把持する手を固定することや，吸引管の軸の部分を手前の脳組織のどこかにつけておくことが大切です．

2 別の回路からイリゲーションをする吸引管

吸引管の横に二連銃のように洗浄用の管を取り付けたものです（オプトイリゲーター用吸引シカン〔村中医療器〕，脱着式イリゲーション付吸引管〔フジタ医科器械〕など）．脇の小さなボタンやスイッチを操作することにより，洗浄が可能です．イリゲーションのためのスイッチはいろいろな場所に付いたタイプのものが用意されています．構造が単純なので，重さやバランスは普通の吸引管とさほど違いません．洗浄中も吸引ができますが，洗浄用の管が邪魔に感じたりすることもあります．円滑な操作にはある程度の慣れが必要になります（図2）．

参考文献

1) 中村一仁，安井敏裕，池田英敏，他：脳動脈瘤手術における吸引管の使い方：見習いから初心者へ．脳卒中の外科 36: 288-93, 2008
2) Yaşargil MG: Microneurosurgery IVB. Thieme Medical publishers, New York, pp18, 1995
3) 日野健，谷川緑野，杉村敏秀，他：軟膜損傷を伴わない Less invasive transsylvian approach のための microsugical technique．脳卒中の外科 34: 96-100, 2006

第**3**章

基本手技①
開閉頭・アプローチのリクツとワザ

1 開頭，閉頭の基本

Key Point

① 前頭側頭開頭の原則を理解しよう．
② 原則に基づいた開頭のデザインを行い，体位，皮膚切開，開頭，硬膜切開等のポイントを身につけよう．
③ 開閉頭に脳神経外科手術の基本のすべてが含まれている．

はじめに

皆さん，私は脳血管障害が専門でよかったと日々思っています．病気はくも膜下出血と脳出血と脳梗塞しかありません．開頭も前頭側頭開頭と両側前頭開頭ができればほとんどの症例で対応ができます．セッティングも型にはめるだけですので，2～3種類のパターンを覚えていれば対応がききます．

というわけで，私が上山博康先生から教わり，継承している型を，自分なりの理屈をつけながら解説します．

両側前頭開頭の解説は「前交通動脈瘤の手術」のところでやりますし（第4章4節，p.101～），脳べらのセットアップに関しては次節で説明しますので，ここでは前頭側頭開頭の開閉頭について解説しようと思います．

われわれの型は以下のような原則に則って行われていますが，その思想の立脚するところが違えば，型の意味もなくなってしまいますので，ご注意ください．違った背景思想に立脚している場合には（例えばWillis動脈輪周辺にはsubfrontal routeを用いるのが原則である，などの思想を持っている場合），以下の原則は採用できません．

われわれの原則と背景の思想

原則

A：前頭側頭開頭では，frontalとtemporalが均等になるように露出する．
B：浅側頭動脈は2本とも十分に長く皮弁に含まれるように開頭する．
C：脳べらをうまく使って手術をする．そのために，側頭側などに邪魔な出っ張りがないように術野を作る．
D：内頚動脈瘤では，どんなものであれ頚部を術野に露出する．
E：血の流れ込みがないような術野を作る．

背景の思想

① Willis動脈輪や中大脳動脈M1/M2へのアプローチにはtrans-sylvian routeを用い，基本的により開放範囲の広いdistal trans-sylvian routeを原則とする．Trans-sylvian approachではしばしばtemporal sideを使ったアプローチをすることが望まれる．
② 血行再建は，必要があれば躊躇なく行わなければならない．
③ 脳べらのテンションと，はさみで削ぐ動作をうまく使って剥離を進める．
④ 常に安全性の高い準備を考える．

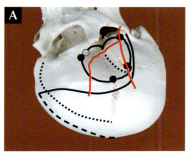 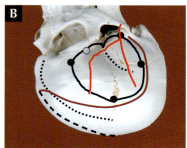 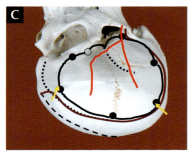

図1｜原則的な開頭のデザイン

通常の前頭側頭開頭（**A**）と，それを大きくしていった際の開頭のvariation（**B**，**C**）で，**C**は広範な減圧開頭を目的とした開頭を示す．赤線は浅側頭動脈（superficial temporal artery：STA）を示す．

> **Point**　通常の開頭（**A**）では皮切は耳介からやや長く上に回って，弓状に前に弧を描きながら前頭部に向かい，正中まで至る．穿頭（●）は鱗状縫合と冠状縫合上に開け，それ以外には，頭蓋底側に側頭部はroot of zygomaのやや上，前頭部はlinear temporalisの前の平らな部分で，前頭蓋底に近い部分に開ける．なお前頭部ではpterionのやや前のkey hole（○）が通常の穿頭部位であるが，少々変えて行っている．開頭の大きさはくも膜下出血例であればその重症度，脳の腫れ具合，減圧開頭の必要性などから逆算されるが，基本的に弧の形を後ろに伸ばしていくだけで対応可能で，穿頭の数は増やす必要があるが，その際には頭蓋の変曲点（**C**，➡）に打つ．

原則的な開頭のデザイン（図1）

　前述の原則A，Bを守るためには，耳介からやや長く上に回って，弓状に前に弧を描きながら前頭部に向かい，正中まで至る皮切で行います．穿頭は縫合上（一番くっついているため）に開けるので，鱗状縫合と冠状縫合上に開けます．それ以外には頭蓋底側に必要ですが，側頭部はroot of zygomaのやや上，前頭部はlinear temporalisの前の平らな部分で，前頭蓋底に近い部分に開けています．なお前頭部ではpterionのやや前のkey holeが通常の穿頭部位ですが，今は固定用のプレートが良くなっているので，私はこの場所に開けています．ただし，前頭洞が発達していないかどうかには十分注意しましょう．

　開頭の大きさは，くも膜下出血例であればその重症度，脳の腫れ具合，減圧開頭の必要性などから逆算されますが，基本的に弧の形を後ろに伸ばしていくだけで対応可能です．前頭側に偏った開頭や，正中ギリギリの開頭は，sylvian fissure周辺の病変では必要になりません．なお，開頭を大きくした場合には穿頭の数を増やす必要がありますが，その際には頭蓋の変曲点に打つことで，硬膜の剥離操作などがやりやすくなります．

剃　髪

　各施設のルールがあると思いますが，当施設では破裂脳動脈瘤では開頭の下の部分をすべて部分剃髪，破裂動脈瘤では皮切の部分のみの剃髪にしています．むしろ過度の剃髪は感染の原因になることが知られていますので，髪の毛は手術の妨げにならないようにだけ考えてやればよいようです．

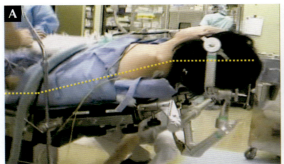
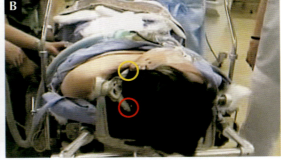
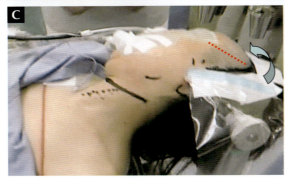

図2｜破裂内頚動脈瘤の手術体位
メイフィールドの3点固定を使って固定する.

> **Point** Aで示したように背板を上げ（心臓よりも頭を高くする），顔全体を前にを突き出すようにして頭を水平にする（頚部だけ見ると伸展したかたちになる）．Bで示したように，2ピン側を開頭の側に打つが，下のほうはmastoidに打ち（○），もう1本は皮切から離して頭頂部に打つ（○）．Cのようにやや顎を引くかたちにする．このことでsylvian fissure（……）に対して正対しやすくなり，自由度が増す．以上の操作により静脈圧が下がり，不要な出血を避けることができる．また，頚部が伸展するので，頚部の内頚動脈の確保が容易になる．なお通常，両足のメイヨー板を使用しているが，頚部確保に備え固定部位を下げている．

体位（図2）

前述のA～Eすべての原則に関係してきます．

われわれはメイフィールドの3点固定を使っています．2ピン側を開頭の側に打ちますが，そのうち下の方はmastoidに打ちます．もう1本は皮切から離して頭頂部に打ちます（さもないと脳べらや手の入りの妨げになってきます）．
① 背板を上げる（心臓よりも頭を高くする）．
② この状態で顔全体を前に突き出すようにして頭を水平にする（頚部だけ見ると伸展したかたちになる）．
③ やや顎を引くかたちにする．

これによって，
A：静脈圧が下がり，不要な出血を避けることができる．
B：頚部が伸展するので，頚部の内頚動脈の確保が容易になる．
C：Sylvian fissureに対して正対しやすくなり，自由度が増す．

などの利点を得ることができます．

ドレーピング

これも各施設のルールに則って行わないといけない部分ですが，清潔・不潔の区別がきちんとされて，足元がバタバタしないように気を使っ

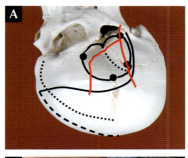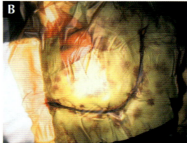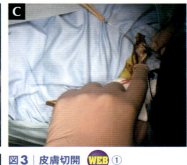
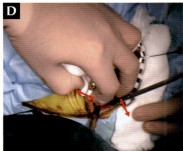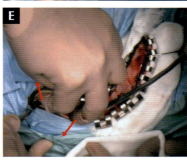

図3｜皮膚切開 WEB①

通常の前頭側頭開頭（**A**）を行う．未破裂の中大脳動脈瘤症例の右前頭側頭開頭を提示する．

> **Point** 皮切に沿った線状の剃髪と，それに合わせたドレーピングを行ったうえで（**B**），皮切はまず耳介の前から始める．浅めに切ってフックでテンションを掛け，STAの本幹を前頭側に含めるようにして切開を深くする（**C**）．STAの走行を見切ったら，皮切を上に上げていき，temporal muscleのfasciaの直上まで，一気に切り込む．指でテンションを掛けていると（⟶は指でテンションを加える方向），この層まで切れるとぐっと皮切部が離れてくる（**D**）．同じように指でテンションを掛けながら（⟶）前頭部側に正中まで皮切を延長する（**E**）．

てあれば大丈夫だと思います．なおテンションを掛けて皮弁を翻転・固定したりしますので，ドレープ布はきちんとメイヨー板で固定し，頭の下側も布をたくしこんできちんと固定します．なお，われわれは通常，両足のメイヨー板を使用していますが，頚部確保のある場合には片足にしたり，固定部位を下げたりもします．マイクロの入り方や器械の置き場所を考えて，メイヨー板の位置は遠すぎず，高すぎずで配置します．なお低すぎ，遠すぎでは，いろんなものの入りは良くなるのですが，皮弁の屈曲が強くなりすぎるかもしれないことにご注意ください．

脳べらの配置やセットアップは次節に書きましたので，あわせて読んでください．

皮膚切開（図3）

前頭側頭開頭では浅側頭動脈を大事にすることを考えてエピネフリン入りの局所麻酔は前頭部側のみにするか，あるいは一切使わないで行います．

皮切はまず耳介の前から始めます．浅めに切ってフックでテンションを掛け，浅側頭動脈の本幹を前頭側に含めるようにして切開を深くします．浅側頭動脈の走行を見切ったら，皮切を上に上げていき，temporal muscleのfasciaの直上まで，一気に切り込みます．指でテンションを掛けていると，この層まで切れるとぐっと皮切部が離れてきますし，テンションを掛けること

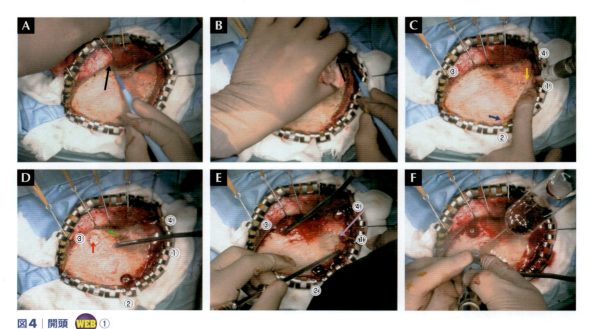

図4｜開頭 WEB ①

図3の続き．フックをかけてテンションを掛けながらモノポーラで骨膜を剥がし，また側頭筋を切開して一弁で皮弁を翻転する．

> **Point** 前頭側でしっかりとfronto-zygomatic suture（**A**）を出すことと，側頭側でroot of zygomaに触れることができる（**B**）ように，しっかりとその上にある硬い膜を切ることが大事である．硬膜損傷のリスクを冒さないために，通常4個の穿頭を置く．頭蓋骨は縫合部で硬膜に癒着しているので，鱗状縫合（**C**，→）の上（①）・冠状縫合（**C**，→）の上（②）に穿頭を置き，さらに前頭部は前頭蓋底を確認できる位置（**D**，→）（③）に開ける．通常のkey holeの位置（**D**，→）でも構わない．側頭部はzygomatic rootの少し上（④）に開ける．側頭部では硬膜と頭蓋骨の癒着が強いため，丹念に剥離を行う（**E**，→）．次いで骨切りバーに変えて穿頭部位をつないでいく（**F**）．

で無駄な出血を防ぐことができます．浅側頭動脈のparietal branchはここで切れますので（切ったのをぷつんと指先に感じます），バイポーラにて凝固止血します．真皮からの出血は凝固せずレイニークリップを用いて圧迫止血します．創縁に置いたガーゼが血液で汚れないことを目標にして皮切を進めます．同じように指でテンションを掛けながら皮切を延長していきます．

皮弁の翻転と側頭筋の切開（図4）

前頭部正中まで切開が終わったら（最後の部分は中途半端に切らないで，深くまできちんと切ります．むしろ表面よりも深部に向かって深く切るつもりで），フックをかけてテンションを掛けながらモノポーラで骨膜を剥がし，また側頭筋を切開して一弁で皮弁を翻転します．Yaşargilのような，2弁で剥離して側頭筋を切らずに後ろに引っ張る方法は，側頭部の展開が悪くなり，使いにくいのでわれわれは採用していません．

翻転のポイントは，①前頭側でしっかりとfronto-zygomatic sutureを出すこと，②側頭側でroot of zygomaに触れることができるように，しっかりとその上にある硬い膜を切ることです．

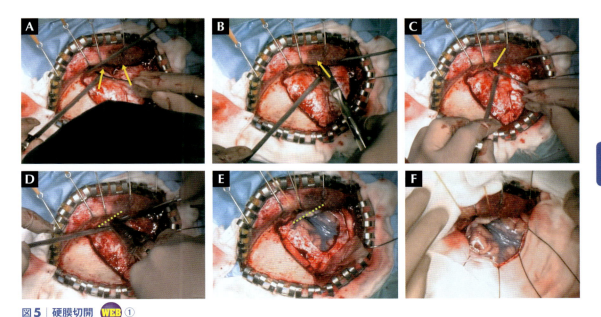

図5｜硬膜切開 WEB①

図4の続き．頭蓋骨はpterionのところで蝶形骨の小翼を骨折させ，除去する．

> **Point** 前頭蓋底から硬膜を剥離し，次いで側頭葉の硬膜を頭蓋骨から剥離する（**A**, ➡）．側頭部では側頭葉の先端に向かってリウエルにて骨を削除する（**B**, ➡は削除の方向）．側頭葉硬膜を側頭部頭蓋底から剥離していくとmeningo-orbital bandとその下に上眼窩裂が確認できるが，蝶形骨の小翼が出っ張りとして残っている（**C**, ➡）．この部分を削除し，前頭蓋底から側頭部に向かって連続した平らな平面（**D**, ……）が得られるようにする．なおリウエルは両手で把持し，上に持ち上げるようにしてかじり取るのが原則．次いで硬膜を切開するが，血液が流れ込まないような工夫をしたうえで，今述べた前頭蓋底からの平らな面（**E**, ……）が基部となるようにデザインする．硬膜は外側に向かって翻転するようにして，滅菌ベンシーツ®やガーゼを用いてきれいな術野を作る（**F**）．

この操作によって側頭筋は下側に十分に翻転することが可能です．

なお，側頭筋の切開は側頭筋の萎縮につながる可能性がありますが，閉頭時にしっかりと側頭筋を頭蓋骨に固定してやることで，かなりの範囲でその予防は可能になります．

開頭（図4〜6）

穿頭の場所や数もいろいろ異論があります．最近は頭蓋骨固定のプレートに良いものがたくさん出てきたため，美容的な面はそちらでカバーできるので，硬膜損傷のリスクを冒さないために，4個の穿頭を置いています．頭蓋骨は縫合部で硬膜に癒着しているので，鱗状縫合・冠状縫合の部分に穿頭を置き，さらに前頭部は前頭蓋底を確認できる位置（前頭洞の位置に注意して開けること）と側頭部はzygomatic rootの少し上に開けます（この際にmastoid air cellに注意します）．前頭部の穿頭は通常のkey holeの位置でも構いませんが，前頭部の穿頭部位の位置は動脈瘤の部位によって多少変えて行います．

硬膜を剥離しながら，前頭部の穿頭部位からは頭蓋底の位置を確認し，開頭が浅くなりすぎないように注意します．また側頭部では硬膜と

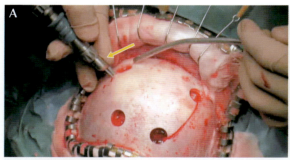
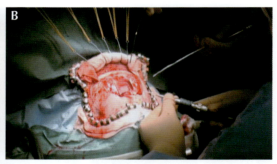
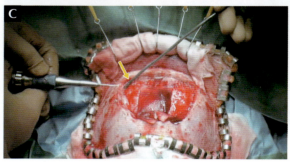

図6｜開頭のドリルの使い方

骨切りドリル（**A**）：ドリルの先端の保護バーに指をかけ，下から上に押す力（⟶の方向）を加えながらドリルを進めると，よく切れるばかりではなく安全である．片手での保持で特に危なくはない．
穴開けドリル（**B**, **C**）：なるべく両手で保持し，勢いがつかないように注意する．硬膜の不意な損傷を防ぐために，保護する器械を入れるのもよいが，硬膜を剥離しすぎないようにすることも大事．図では吸引管の先（**C**, ⟶）で保護している．

頭蓋骨の癒着が強いため，丹念に剥離を行います．高齢者では硬膜と頭蓋骨の癒着が強いので，より注意を払います．次いで骨切りバーに変えて穿頭部位をつないでいきますが，この際に直線でつなぐわけではなく，丸みを帯びた開頭にしてやります．前頭部では前頭蓋底ギリギリまで切り込むようにしましょう．器械の使い方をきちんと覚えておくことも大事です．ドリルやリウエルはなるべく両手で使いましょう．

　頭蓋骨はpterionのところで蝶形骨の小翼を骨折させます．中硬膜動脈がほとんどの場合に切断されますので，これを手早く処置します．次に前頭蓋底から硬膜を剥離し，次いで側頭葉の硬膜を頭蓋骨から剥離します．側頭部では側頭葉の先端に向かってリウエルにて骨を削除します．これで側頭側の視野が良くなりますので，側頭葉硬膜を側頭部頭蓋底から剥離していくと，meningo-orbital bandと，その下に上眼窩裂が確認できます．蝶形骨の小翼が出っ張りとして残っていますので，この部分を削除し，前頭蓋底から側頭部に向かって連続した平らな平面が得られるようにします．Meningo-orbital bandは手術の妨げになる場合は切断することも可能です．側頭側の硬膜は後ろに下げるようにしてやると剥離しやすいようです．

　硬膜を吊るための小さな穴を開けて（この時点では固定しても，固定しなくても可），次いで硬膜切開に移ります．

硬膜切開（図5）

　硬膜切開は血液が流れこまないような工夫をしたうえで，今述べた前頭蓋底からの平らな面が基部となるようにデザインします．特に側頭側ではうまく硬膜の切開をデザインしないと血の流れこみをきたすので，うまく工夫しましょう．硬膜縁からの出血はきちんと凝固し，硬膜外の出血がひどくならないように硬膜は外側に向かって翻転するようにして，滅菌ベンシーツ®やガーゼを用いてきれいな術野を作りましょう．

　以上の開頭の各時点で立ち止まって，止血が

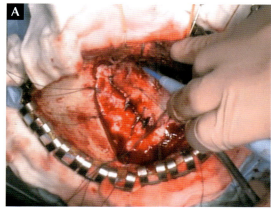
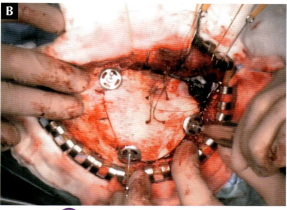
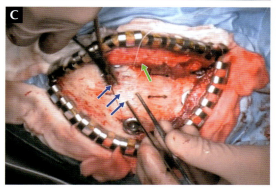

図7｜閉頭 WEB ②

図5の症例の閉頭．硬膜をまずきちんと縫うのが大事である．頭蓋底側からのじわじわした出血は骨からの出血のことが多いので，モノポーラを使った止血が有効（**A**）である．CranioFix®を用いた閉頭を示した（**B**）．骨弁にはlinear temporalisに沿って小さな穴を開け（**C**，→），側頭筋（**C**，→）としっかり縫合し，停止を作ってやる．

完全であること確認することが大切です．不完全な結果から来る後戻りは時間のロスになるばかりではなく，後から（血の流れこみなどで）手術を台なしにしてしまう原因にもなります．両側前頭開頭に関しては，「前交通動脈瘤の手術」（第4章4節，p.101～）に詳しく書いておきましたので，参考にしてください．

閉頭（図7）

閉頭は硬膜をまずきちんと縫うことが何よりも大事です．フィブリン糊の助けを借りなくてもきちんと縫えるように訓練しましょう．硬膜がきちんと縫える技術がなければ脳神経外科のマイクロの手術はできないと言っても過言ではないと思います．頸動脈内膜剥離術（carotid endarterectomy：CEA）で血管を縫合しているつもりで硬膜を縫うと良いと思います．硬膜が裂けたりした部分は，筋膜などを用いてパッチを当てることで，defectは作らないように工夫しましょう．

硬膜縁の頭蓋骨への固定は最後に行いますが，間違っても硬膜を深くすくわないようにしてください．脳表を傷つけるおそれがあります．なぜ最後にするかというと，最初に硬膜縁を固定してしまうと硬膜をwater-tightに縫うのが難しくなるためです．広く筋膜のパッチを当てるなどの方法もありますが，各施設のローカルルールに従って，水漏れが起こらないようにやってください．

なお頭蓋底側からのじわじわした出血は骨からの出血のことが多いので，骨蝋やモノポーラを使った止血が有効です．詰め物ではなかなか制御しきれないことに注意しましょう．また前頭洞やmastoid air cellなどが開放された場合は

しっかりとフィブリン糊などで閉鎖し，有茎の筋膜弁などでカバーするようにします．このあたりがきちんとされていないと髄液漏や滲出性中耳炎などをきたすことがあるので注意しましょう．

われわれはCranioFix®を用いた閉頭を行っています．骨の削除部位には小さな骨片を埋めます．

頭蓋骨の骨弁にはlinear temporalisに沿って小さな穴を開けておき，側頭筋の停止を作ってやります．これによって側頭筋の緊張が得られると萎縮を最小限にできると思いますし，この操作によって髄液の皮下貯留も防ぐことが可能になります．

皮下はきちんとGaleaを合わせるようにすき間なく縫います．皮膚はステープラーで合わせるのがきれいなようです．

おわりに

開閉頭のマクロの動作のなかには，外科的な操作のすべてが含まれていると言っても過言ではありません．ですから開閉頭が下手なのに，マイクロ手術が上手ということは決して（断言はできないかもしれませんが）ありえないと思っています．また開頭は，それ以降のマイクロの手術のイメージ（工程から最終の状態）がすべて決まったうえで，そこから逆算されるようにして，体位も皮切も開頭範囲もすべて決まったうえで行われるのですから，開頭の時点で何らかのミスがあればイメージどおり手術ができなくなってしまいます．開頭範囲などに問題がなくても，出血が流れこむような術野だったりしたら，手術を台なしにしてしまうことすらあるのです．

ですから，開閉頭を，その工程の意味を考えながら繰り返し行うことはあなたの手術を上達させます．誇り高き海兵隊（開閉隊）を目指して，日夜努力しましょう．

先輩医師は特に老眼がかかってくると，開閉頭はしたくなくなってきます．そんなときにきれいにイメージどおりにさっと開閉頭をやってくれる後輩がいると，ついでにclipまでかけといて，と言いたくなるんですよ．ほんと．

2 脳動脈瘤手術における脳べらの安全かつ有効な使用方法

Key Point

①脳べらの特性をしっかり理解しよう．
②マクロの視点から術野と脳べら装置の関係について見直してみよう．

はじめに

　いつも使い，役に立ってくれているのに，何かあればそいつのせいにされ，忌み嫌われる存在があります．「○○」を使わない，と言えばそれでまるで正しいことが行われたかのように正当化されるもの．○○の中には「官僚」「原子力」「医局講座制」などの言葉が入りますが，「脳べら」という言葉もうまくおさまるのではないかと思ったりします．こういった使われ方をする言葉には，たいへん便利なため，ともすれば暴走してしまい，厳格な使い方のルールを決めておかないといけないものである，という共通点が見えると思います．脳べらはdangerではなく，ヘッジできるriskであると考えるべきものではないでしょうか．

　脳べらとそれを固定する装置はさまざまな種類のものが使われています．これには頭部の固定の仕方から始まるさまざまなやり方が派生してきますので，すべての種類を網羅して，その使い方を記載することは困難ですし，今まで教科書などでも取り上げられてきませんでした．ただ原則的な使い方のマナー，ルールといったものは共通していると考えます．

　本節では脳動脈瘤手術のひたすらfissureを分けるという操作に使う脳べらのハウツーを考えたいと思います．

脳べらの持つべき条件

　実は，私も脳べらの構造や力学的なことはまったくわかりませんが，皆さんと一緒に少し考えてみたいと思います．なお本節の議論は，私が旭川赤十字病院で上山博康先生に見せていただき，かつ慣れ親しんだYaşargil式のエレファントに蛇腹をつけて行う脳べら固定の方法です．なおこのシステムは，Yaşargil先生の娘の名前を取って，「レイラ」と名付けられているそうです．蛇腹も最近の軽い短いものではなくて，長めの重いものを使っています．もし違ったシステムをお使いの方は，この理論をご自分の環境で可能な限り応用していただくか，この愚論を無視していただければ幸いです．

　まず各部位の名称を示します（図1）．

　それでは脳べらに最も要求されることは何でしょうか．いろいろと思いつくでしょうが，
①視野・操作術野を確保できること（引くのではなく，適切に脳組織を保持する）
②安定していること
③簡単に動かせて，位置を変えうること
④安全であること
などがあると思います．絶対安全であるためには，脳べらを使わないのがよいのですが，脳べらを使わない手術でも，視野が十分確保されない，助手に頼らなければいけないことがあるな

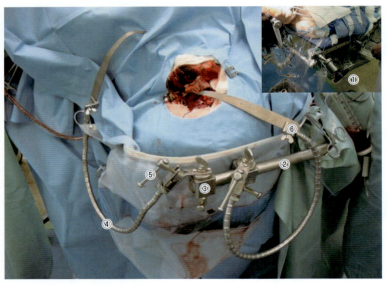

図1 | 脳べら固定具の各部位の名称
①サイドレール固定金具
②保持用シャフト（エレファントスタンド，以下エレファント）
③移動型フレキシブルアーム取付金具
④フレキシブルアーム（以下蛇腹）
⑤フレキシブルアーム固定用ハンドル（正確には不明，以下固定ハンドル）
⑥脳べら固定金具

どのデメリットは当然存在しますし，医療がなければ医療事故も起こらないといった理屈と同様の，極端な話になってしまいます．

またお気づきかもしれませんが，②と③は相反する二律背反的な要素のある事項です．ここのところのバランスをとる難しさというのが脳べら操作の難しさを規定しているのかもしれません．②と③の比較は固い脳べらがいいのか，やわらかい脳べらがいいのかという議論になります．もちろん固い・やわらかいというのは蛇腹の締め方の問題です．

最も優れた脳べらというのは，ジェントルな引き方で，しかも術者の妨げにならず，決して不用意には動かないのだけれど，術者の必要に応じてどんどん展開をしてくれるようなものでしょう．そういった意味ではものすごく集中力のある熟練した脳神経外科医が助手として微動だにせずに手でホールドしながらも，必要に応じて少しずつ進めていくような脳べらが理想的でしょう．でも微動だにしないという事実と，少しずつ進めていくというのは矛盾してますよね．人間には長時間同じ姿勢を保持できる能力は備わっていません．その意味では，①と④もまた矛盾する事項であるとも言えるかもしれません．

要するに，いかにバランスをとって，脳べらの最大の能力を引き出すかにかかっているわけですが，まずは脳べらの固さの問題から考えていきましょうか．

脳べら（蛇腹）の固さに関して

もちろんここでは脳べら自体の話をしているわけではありません．蛇腹の話です．

蛇腹構造とは間腔を持った構造物が，形をある程度自由に変えて曲げるためには適した形態と考えられていますが，これはホースの場合の話で，脳べらのフレキシブルアーム，いわゆる蛇腹とはちょっと異なります．関節の多い支柱と考えればよいのですが，そのせいで形を自由に変えられてしかも固定もしやすいという特徴があります．

蛇腹には固さの調節のためのネジがついています．蛇腹がゆるゆるであればもちろん固定などできませんから，論外ということには皆さん

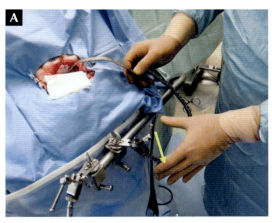 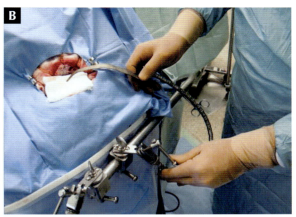

図2 | 蛇腹の固定
A：固定する前． **B**：固定後．

> **Point** 蛇腹は形を決めてハンドルを締める（⟶）ことで形が固定される．蛇腹の締め方が固い場合など，蛇腹の形を変えるためには蛇腹固定ハンドルをフリーにしないと，脳べらの位置はまったく変えられない．これでは手術の進行に問題が生じることも多い．

同意してくれますよね．逆にねじを締め上げてカチカチの状態だと，今度はまったくその状態では固定ハンドルが締まらず固定ができない，ということが起こりえます．また，そこまでいかなくてもカチカチの状態で固定すると蛇腹はその位置で固定されたままになり，蛇腹固定ハンドルをフリーにしないと，脳べらの位置はまったく変えられないことになります（図2）．

一方で脳べらの固さがやわらかいと，固定している状態ではあっても，いちいち固定ハンドルを自由にしなくても蛇腹を保持して動かすことによって，ある程度脳べらの位置を変えることが可能になります．これは脳に押し戻されることによって少しばかり脳べらの位置が緩まるという安全を確保するものでもあります．

また何よりも，助手にいちいち固定ハンドルを開放してもらわないと脳べらの位置が変えられないというのは困ったものです．時間がかかるばかりか，固定ハンドルを緩めるときの急激なアクションが脳を損傷する危険や，脳べらの位置を変える煩雑さをためらうことによって起こるいろいろな手術の失敗などを引き起こすことにつながりかねません．ですから実はこのくらいの固さが蛇腹の固さとして最適なのではないかと私は思っています．

脳べらとその周辺装置の配置の仕方（図3, 4）はまず脳べらの最終的な形を思い浮かべることから始まるので，はじめからきちんと理屈に合った配置をしていなければいけません．

ところで物には支え方というのがあります．それには，引いて支える局面と押して支える局面の2通りがあります．壁が自分に向かって倒れてきたらどう支えますか？ もちろん，自分の力で何とかなるなら手を伸ばして支えますよね．肘を曲げていたら力は入りません（逃げたほうがよいかもしれませんけど，それはさておき）．

それではテーブルが向こう側に倒れそうになったらどうしますか．もちろん手で引いて支

53

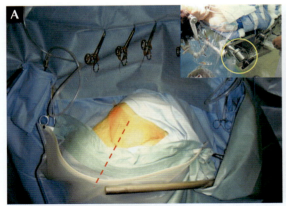
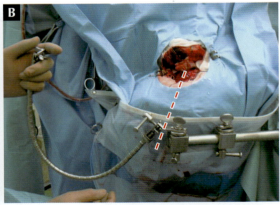
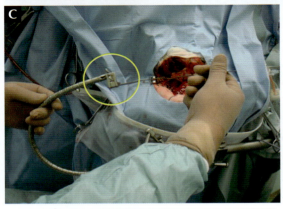

図3｜脳べら固定具の配置の仕方①

A：サイドレール取付金具（◯）は前頭側頭開頭の場合は顔の向いている側に付ける．なるべくサイドレールの手前端につけて，エレファントの入る方向を制限しないようにする．エレファントの先端はだいたいシルビウス裂の延長線上にくるように配置する（・・・・・・）と，少なくとも一方の脳べらの配置の自由度が最大限になる．

B：移動型フレキシブルアーム取付金具の一方はぎりぎりエレファントの端に付ける．これで蛇腹の取付金具もだいたいシルビウス裂の延長線上（・・・・・・）にくることになる．また蛇腹を取り付ける方向にはかなりの自由度が生じる．もう一方の取付金具は仮固定だけしておき，蛇腹を取り付け脳べらを入れる方向を決めたうえで，自然な形になるように最終的に位置と方向を決定する．

C：脳べらの形を作る．脳べらは一番端を脳べら固定部分（◯）にくっつけるのがよい．ここはまっすぐに取り付けて固く締めておく．

> **Point** 脳べらの形は手術が進んでいくにしたがって細かく変えていくようにする．

えます．そのときは肘が曲がっていたほうが力が入りやすいですよね．力学は難しくてわかりませんが，引いて支えるときには支持するものの形態は曲がっていたほうが力学的に都合がいいのでしょうか？

　いずれにしても蛇腹をがっちり固くしていれば蛇腹の形はどうであれ，脳を引いて支えるという状況を生み出すことはできます．しかし蛇腹を容易に形を変えられる状態で維持するためには，蛇腹を安定させて保持する必要にかられます．そういったときにしっかりと支えるのに安定して湾曲しているというのは大事なことだと思います．

　話はどーんと飛躍しますが，マンションの耐震強度に関しては，一時社会を不安に陥れるほど騒がれたことがあります．また，日本列島では大きな地震がいつ起こってもおかしくありません．構造物の安定性を評価する学問に構造力学というものがあるみたいです．その入門書のようなものをぱらぱらとめくりますと，円弧状のものが最も安定する形にカテナリ曲線というものが書いてあります．アーチ状の構造物はこの形に作られることで，最も力が分散されて，安定するのだとか．各所に重りをぶら下げたロープの両端を持ってぶら下げるとカテナリ曲線になるそうですが，蛇腹の安定した形というのも

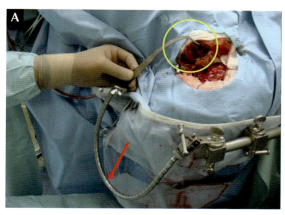 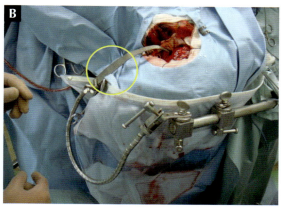

図4｜脳べら固定具の配置の仕方②

蛇腹が自然なU字型を描くように配置して固定ハンドルを締める．このとき蛇腹が術者の下半身に触れない，器械台に触れないような下に落とした配置（A，→）にする．脳べらは，最終的な形を予想しながらはじめは浅く曲げて作り（A，○），またなるべく骨縁に置いて浮かさないようにする（B，○）．納得がいかない場合は移動型フレキシブルアーム取付金具の位置を微調整することで，蛇腹の位置も修正可能である．

この形に準じるのかもしれません．

ですから蛇腹の形が，その重みが生み出す自然なU字型であれば，ネジの締め方が最小限でも，安定したぶれの起きにくい蛇腹の構造を生み出すのではないでしょうか（図4）．捻れた蛇腹や形の不自然な蛇腹では固く締め上げなければ固定はできないので，理想的なやわらかい蛇腹は実現できないのです．さらに上級編になれば，やわらかい脳べらでは蛇腹自身の重さで脳に一定の牽引力を生み出し続けるという荒業も可能で，あっと驚くようなスピーディな手術も可能にすることができます．つまり前に述べた①と④の条件を共に満たすような脳べらのかけ方というのも可能なわけです．

それではやわらかい蛇腹の危険性は何か？　それをどうやって克服するか

やわらかいと不安ですか？　そうですね，手がポーンと当たっても脳べらがどーんと動いてしまいそうですものね．でもやわらかい脳べらは配置をよく考えることで，そういった危険を最小限にすることができます（図4）．

まず蛇腹が下半身に触れない，器械台に触れないような下に落とした配置というのが大事になります（図4）．そのためには移動型フレキシブルアーム取付金具の配置に気を配ることも重要です．この金具の位置を少しずらしたり，前後に回転させることで，蛇腹の位置を大きく変えることが可能になります．

この状態でずっと手術をし続けるためには，脳べらの折り方を細かく変更しながらせざるを得ません．脳べらは形も位置も細かく変えながら使っていきましょう．そのためには蛇腹をやわらかく作って，操作を容易にするのが重要です．

あと蛇腹をやわらかく作ったら，脳べら自体が骨縁の上に載って，それ以上，下がらないようにしておくのが安全です（図4）．いかに蛇腹を固く作っても術野の両側にせり出しているようだと，脳に刺さる可能性があるばかりでなく，術野に手を入れる方向を大幅に制限してしまいます．はさみを入れたり，クリップ鉗子を入れ

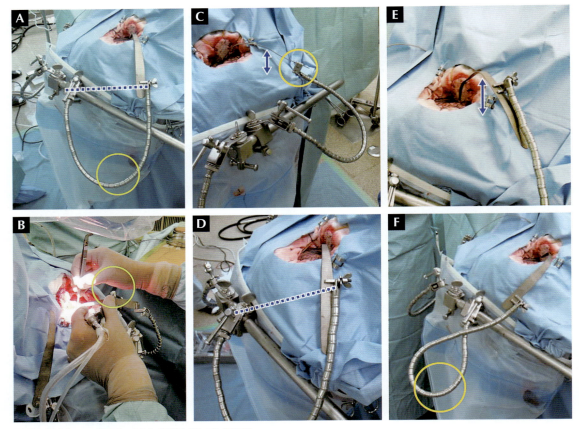

図5｜望ましい，望ましくない蛇腹と脳べらの配置

A：○蛇腹の両端がほぼ同じ高さにあり（▪▪▪▪▪▪），きれいなU字の曲線を描いていて（○），形に無理がない．
B：○脳べらがきちんと骨縁に載って飛び出しておらず，手を自在に入れる妨げとならない（○）．
C：×脳べら固定具の取り付け方がさかさまなので，このぶん脳べらが骨縁から浮き（⇕），手を入れる妨げとなりうる．
D：×脳べら固定具に取り付ける位置が脳べらの中段になりすぎて，蛇腹の両端の高さが異なり（▪▪▪▪▪▪），蛇腹の形がやや不自然になっている．
E：×脳べらの形が悪く，配置したときに骨縁から浮いてしまう（⇕）．手の入りの妨げになるばかりか，脳に刺さる可能性もある危険な形である．
F：×蛇腹の形が不自然（○）で固定しにくく，しかも形が不自然だと外側に出っ張ってきて，下半身に触れる可能性もある．

る方向に自由が利かないのは，手術自体にとってリスクです．時々は脳べらの上に手を置いて手術をしている環境というのも作っていいのではないでしょうか（図5）．

やわらかく蛇腹を作った状態では，蛇腹の形の微調整がききますので，いちいち固定ハンドルを動かして蛇腹をフリーにしなくても引きを変えてやることが可能です．その場合，脳べらのみを持っても蛇腹の形は変えられず，元のところに戻ってくるだけです．蛇腹の先と脳べらを一緒に持って，つまり脳べら固定部分を把持して軽く動かしてやると，思いのままに調整が可能です（図6）．

脳べらはどう使う？

ベクトルの力は作用線の延長にしか作用しません．したがって，蛇腹の向きと脳べらの方向が一致していなければ，今度は蛇腹を極端に固

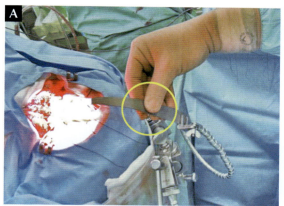 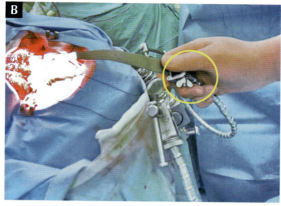

図6｜蛇腹の形の微調整

やわらかく蛇腹を作った状態では，固定ハンドルを動かして蛇腹をフリーにしなくても引きを変えることができる．脳べらを持っても蛇腹の形は変えられず（**A**, ◯），蛇腹の先と脳べらを一緒に持って，つまり脳べら固定部分を把持して軽く動かしてやると，思いのままに調整が可能．具体的には第1・2指で脳べらの根元を持って，第3〜5指で蛇腹をつかんで移動させる（**B**, ◯）．

くすることでしか保持することができなくなります．また蛇腹は自然な形を蛇腹だけの部分で作りますので，脳べらの部分は脳の上と中に入る部分と考えていただければよいようです．

もちろん脳べらの長さによっても変わりますが，fissureの中6cm，脳の表面5〜6cmと考えれば，脳べらは一番端を脳べら固定部分にくっつけるのがよいバランスを生み出します．この部分はまっすぐに取り付けて固く締めておくことをお勧めします．さらに固定器具に付ける方向にも気を配りましょう（図3C，5）．

脳べらの形はfissureを引っ張り上げることのできるような形で曲げてやります（図7）．平坦にするとずるっと滑ってしまうことが多いようです．浅いところなどでどうやっても滑るという場合には，滅菌ベンシーツ®を載せて水をさっと吸引してその瞬間に引っ掛けてやると，摩擦が働いてうまく引けることもあります．

脳べらをかけるときは，第一回目は蛇腹や脳べら自体をよく観察しながら，脳べらをかける動作の大半を終了し，最後のところで術野に目をやるようにします．これで脳べらがすんなり

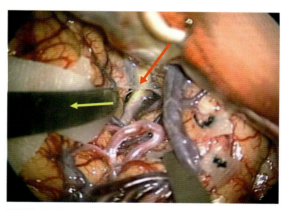

図7｜理想的な脳べらのかけ方

右前頭側頭開頭で脳べらで脳をめくり上げるようにして保持する（黄色矢印）ことで，内頚動脈の上のくも膜がぴんと緊張した状態（赤矢印）を作っている．横に引くというよりはめくり上げて支えるという感覚に近い．

決まってしまえば，あとは術野を見ていれば脳べらのかけ替えは容易です．ただ大きく脳べらの形や位置を変えるときには初めに戻ってやり直す必要があります．

右利きの術者の場合，左手は補助に回ります．左手は右手にとって第一の補助となります．さて，はさみで物を切るときには物に緊張する力がかかっていないといけません．刃物はぴんと張った状態で最もその威力を発揮します．これ

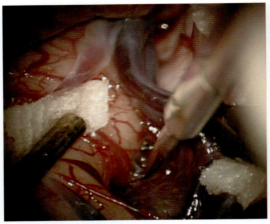 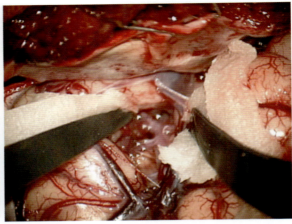

図8｜左前頭側頭開頭による，左のtrans-sylvian approach
右側のメインの脳べらで脳を支えながら左の吸引器でアウトに脳を引くことでテンションを作って，はさみでも膜を切りながら剥離を進める．左側のサブの脳べらは脳組織の支持が必要になった場合に用いることが多いが，吸引器で作り出すテンションが不足な場合も利用する．

はやわらかい布などをはさみで切ってみるとよくわかりますよね．ぴんと布を張ってはさみをさっと当ててすっと布を引いてやれば，布はきれいに切れます．どんなにゆっくり丁寧にはさみを当ててやっても布のほうが張っていなければ，切り口はずたずたになります．ですから，脳べらをかけたときにぴんとくも膜が張るような形の脳べらが理想形ということになるでしょう（図7）．

通常は右手ではさみなどを動かしますから，左手で外側に脳を軽く引いて緊張をかけて補助します．その左手の第一の補助でも不十分な場合というのは右側の支えが不十分という事態が最も多いわけです．こういった場合には第二の補助が必要とされます．ですから右側の脳べらが第二の補助として働きます．よって脳べらとしては右側のものがメインと考えてよいと思います（図8）．

メインの脳べらはより自由に使える必要があります．ですから右側の脳べらが最大限自由に活用できるようにエレファントの位置などを工夫します．大脳半球間裂アプローチでは特に脳べらが重要ですので，すべからくサイドレール固定金具は左側につけて，エレファントは左側からくるようにします．こうするとメインの右側の蛇腹の形の自由度が広がるわけです．なおエレファントの位置が自由になりやすいように，サイドレール固定金具はできるだけ手前の端に取り付けたほうが，位置の制限が生じにくくなります（図9）．

ところで，右の前頭側頭開頭ではエレファントは左側からきて何も問題はないのですが，左の前頭側頭開頭の場合にはエレファントは右側（顔の向く側）からくるようにしています．これは優先度の問題なのですが，左の前頭側頭開頭の場合に左側からエレファントが入ると頚部確保などがしにくくなることがあるからです（図10）．

またシルビウス裂はやや左側に寄ってきますので，術者も次第に左側に寄って操作することが多くなります．このときにエレファントがあったり，それに連続する蛇腹があったりでは，手術操作の妨げになってしまうということも考え

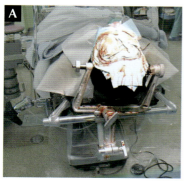 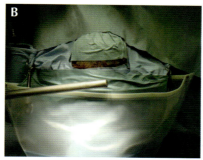 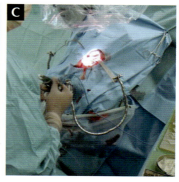

図9│大脳半球間裂アプローチの脳べらの配置

大脳半球間裂アプローチでは特に右の脳べらが重要で，すべからくサイドレール固定金具は左側に付けて（**A**），エレファントは左側からくるようにし，エレファントの先端は正中よりアダプター1個分だけ右寄りに配置する（**B**）．これにより，メインの脳べらである右側の蛇腹の形に自由度が広がる（**C**）．なおこの場合，エレファントの上下方向の位置はやや高すぎるきらいがあることに注意（**B**）．

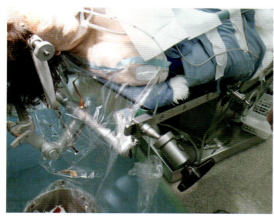 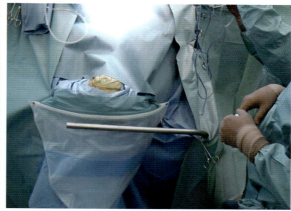

図10│左前頭側頭開頭のエレファント設置

好みの問題であるが，左の前頭側頭開頭の場合，左側からエレファントが入ると頚部確保などがしにくくなる理由から，エレファントは右側（顔の向く側）からくるようにしている．また術者も次第に左側に寄って操作することが多くなり，このときにエレファントがあったり，それに連続する蛇腹があったりすると，手術操作の妨げになってしまう．

ています．

もちろんこれは術者の好みで変えてもらって何ら不都合はありませんが，左手の連動というのが手術を行ううえで最も大事であるように，左手の補助を最大限に引き出すための脳べら（右側）の配置というのが必要になります．

それに対して左側のマイナーな側の脳べら，つまり第三の補助は左手側の脳組織をホールドして術野を拡大してやると考えていただければよいのではないでしょうか．

ここでエレファントとの配置に戻ります．エレファントの先端をシルビウス裂の延長上に置いた理由は，こうすると最も自由度をもって蛇腹をアダプターに固定できるので，やわらかく作った蛇腹をカテナリ曲線を描くように配置したときに，脳べらの先端がうまくシルビウス裂の方向に一致する可能性がきわめて高くなるからなのです．なおエレファントの先端の位置は脳に近すぎず，高すぎず，低すぎず，といった条件を満たす必要があることは，これまでの手

の入りや，下半身に引っ掛からないなどの議論からも当然です．私はエレファントの先端を握って頭の一番出っ張った部分の下に押し込み（指の厚さの分のスペースができますから，フレキシブルアーム取付金具を付けるときに最低限度のゆとりを作れます），その位置で固定しています．

大脳半球間裂アプローチのときも同様で，メインの右側の脳べらができるだけ自由に入るようにするには必然的にエレファントの先端は正中よりアダプター1個分だけ右寄りにという話になります．

動画（WEB）について

本節では本文中の写真と連動した動画はありませんが，基本的な脳べらの配置と使い方を動画で示しました．

WEB ③：左前頭側頭開頭の際の，脳べらの基本的配置を示しました．蛇腹の固さや配置などを参考にしてください．

WEB ④：当施設の若い先生がやっている，右前頭側頭開頭の際の脳べらの基本的配置の様子です．少しぎこちないのですが，エレファントの先端の位置，蛇腹の形，脳べらを固定具に付ける位置などを参考にしてください．

WEB ⑤：マイクロの様子です．はじめは脳べらを使わずにくも膜を切っていますが，張力がうまくかからなくなってくる段階で，右の脳べら（メイン）を入れて，左手の吸引管で張力をうまくかけてやります．脳べらを深く入れて持ち上げるようにするとくも膜をぴんと張った状態にすることができます．左側の脳べらは，張力を生み出す他に，スペースの確保を行う場合に使います．

おわりに

本来，最終的な動脈瘤の配置が読めていれば，自然と最後の脳べらの形も想像できます．その最後の脳べらと蛇腹の形を生み出すエレファントと蛇腹のアダプターの配置というのを逆算できれば，これに越したことはありません．でも私のような凡才にはそれは無理ですので，最大公約数的方法で配置しています．最近ではこれで困った事態になったことはあまりないので，まあいいかなと思っています．

というようなことを考えていましたら，以前に当施設で所長をされていた安井信之先生から脳べらの歴史について伺う機会がありました．脳べらは従来，助手が把持するものであったそうで，自在固定型脳べらは，Yaşargil先生がいきなりほとんど今の形で開発されたとのことです．それ以降，いろいろな小さな改良がされて現在に至っているそうですが，やっぱりYaşargil先生はすごいですね．

脳べらの使い方を見ると手術のうまい下手がわかりますし，若い先生の手術に途中から参加するといつも思うのは脳べらの使い方が十分でなくて，そのために右手も左手も効率よく使えていないことです．脳べらは動脈を固定したり，静脈を引っ張ったり，いろいろな使い方ができますが，基本を忘れた使い方は危険を伴います．何よりも使い方の基本を習得することが大事です．

3

脳動脈瘤手術におけるアプローチとスペースの作り方
～シルビウス裂開放の考え方～

> **Key Point**
> ①シルビウス裂の解剖学的特性をしっかり理解しよう．
> ②さまざまな形態，硬さのくも膜を経験し，それに見合った剥離方法を知ろう．

はじめに

　前節では脳べらの使い方についてきわめて個人的な見解を述べさせていただきました．今度はこの脳べらをうまく使ってシルビウス裂（sylvian fissure）を開いてみましょう．「シルビウス裂の開き方？　余計なお世話」という方には本節はまったく必要ありません．本節は勝手に，これからマイクロサージェリーに取り掛かろうとする，（おそらくこの先途切れなく出てくるだろうことを期待します）超初心者の読者の方を想定しています．悪しからず．

　シルビウス裂を開くことは，Willis動脈輪周辺の病変のほぼすべてに対応可能な術野を確保するのに必要な手技であり，脳手術のなかで最も頻繁に使われるアプローチと言っても過言ではありません．ただ，同じ内頚動脈−後交通動脈分岐部の動脈瘤に対しても，手術の細かいニュアンスは各術者によって異なっています．シルビウス裂を分ける・分けないの議論，常に十分に開く・必要なだけ開くの議論もありますが，シルビウス裂を分ける立場の術者であっても，「シルビウス裂を広く開く」という言葉自体が，各人によってまったく異なった操作を意味している，というのが日本における脳神経外科手術における現状ではないでしょうか．

　人間である限り，先輩から見せられた手術がスタンダードとして脳にイメージとして残ります．よっぽど優れた人間でなければ，そのイメージを破って新しい手術アプローチを，自分で開発することは容易なことではありません．

　手術ではさまざまなアプローチが使われていますが，短い脳神経外科の歴史のなかでも，すでに脳もすべてのアプローチは考えつくされた（？）感があり，フロンティアの存在しないアメリカ大陸のようになってしまいました．ハリウッド映画もリメイクばかりですが，脳神経外科手術の分野においても，あとはいかにそれを洗練させていくか，または別のmodalityを加えるか，まったく別の手段に置き換えるかが残っているだけです．

　いろいろな先進的なmodalityに変更していくことが良いのかどうかはわかりません．実際に科学技術の進歩が人間や社会を幸福にしたかに関しては，最近大きな疑問が投げかけられています．でも，まずは現時点で標準・基本的とされる手技をきっちりと押さえていくことは大事なことだろうと思います．いつものことですが，数字化できないニュアンスなので，科学的論文にはしにくいのですが，そんななかで最も基本的な，シルビウス裂を開くという操作を取り上げてみました．

私が脳神経外科を始めたころには，まずシルビウス裂の上の静脈を凝固切断してマイクロが始まるなんてこともありでした．でも最近では，静脈の温存というのは脳神経外科手術の基本になっています．静脈を温存するには解剖や，温存のための技術論をしっかりと理解しておく必要があります．シルビウス裂の静脈の構造については数又研先生の論文[1]がありますし，また静脈の処理・開放の仕方に関しては波出石弘先生のお仕事[2]もたいへん参考になります．シルビウス裂は奥から分ける，広く分けるなどということは常識になってきてはいますが，逆にそれをどうやって実現するかは，私が当施設でいろいろな若手の先生に教育しているなかでも，うまくは伝えられてきているわけではないという印象を持ちましたので，あえて本節を書かせていただきました．

　なお，今回の動画（WEB⑥〜⑩）は私の手術も少しだけ入っていますが，さまざまなレベルの，まだ訓練中の先生の手術が多く入っています．自分だったらどうするか，どこが足りないのかなども考えて，参考にしてください．

シルビウス裂を分けるとはどういうことか

　動脈瘤手術において，シルビウス裂を分けることは前頭葉と側頭葉を最大限自由にして，かつその間を上がってくるあるいは下がっていく血管を残してやる，つまり内頚動脈からM1からM3くらいまでの動脈を，できるだけ周辺の脳組織と係留するくも膜から自由にしてやることに他なりません．つまりできるだけ脳同士，あるいは脳と血管を係留しているくも膜をきちんと切ってやることが重要になります．

　もちろん，その間のスペースを使って手術するわけですから，動脈瘤によってはそれほど多くのスペースを必要としないこともままあるわけです．こういった場合に剥離の範囲をどうするかに関してはいろいろな考え方がありますが，まずスタンダードを知っておいて，いろいろバリエーションとして応用するのが筋です．ですから今回はdistal trans-sylvian approachの，もう内頚動脈や中大脳動脈へはこれで十分というスタンダードを学んでみましょう．なお，前交通動脈へのアプローチはもう一歩先になります．

どこから分け始めるか（図1）

　まず島皮質を想像し，中大脳動脈のM1からM2-3部，さらには内頚動脈をイメージしましょう．

　シルビウス裂を分けるというときに，baseにある硬いくも膜を切開してやれば，ある程度前頭葉と側頭葉は離れてくれますので，これでも内頚動脈近辺に到達することは可能です．ただ可能な限りの広い範囲で前頭葉と側頭葉を離すとすれば，島皮質の真ん中くらいから始めて，島限の高さあたりに向かって剥離を開始していくことになると思います．ですから，だいたいM2-3のあたりから始めて，M1-2の高さに向かって分け始めるというのが第一段階になります．この分け始めのポイントですが，私は赤ちゃんのお尻に例えると「蒙古斑のあるあたりだよ」と言っていたのですが，これでは表現として汎用性がありません．最近では何でも数字に置き換えないと納得してもらえないようです．何例か計測してみると，前頭蓋底からシルビウス裂の上にものさしを当てると，だいたい3.5cmのところがその場所にあたるようです．

　脳萎縮がある症例では，シルビウス裂の場合

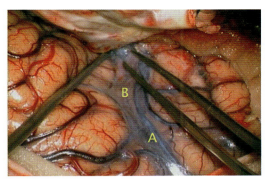 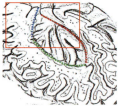

図1 | どこから分け始めるか

脳表を見たら，島皮質（右図：赤枠が術野のだいたいの範囲）を想像し，M1，M2から内頚動脈をイメージする．可能な限りの広い範囲で前頭葉と側頭葉を剥離するとすれば，第一段階として島皮質の真ん中くらい（A）から始めて，島限の高さあたり（B）に向かって剥離を開始していく．つまり，M2-3のあたりから始めて，M1-2の高さに向かう．

> **Point** このM2-3の高さ（A）では前頭葉弁蓋部と側頭葉弁蓋部の間の癒着が疎であり，剥離の開始に適している．Bの高さでは脳萎縮の少ない例では前頭葉弁蓋部と側頭葉弁蓋部の間の癒着が強いことがある．

にはどこから剥離を始めても島皮質に到達できるので問題はないのですが，脳萎縮がない症例でもこのM2-3の高さでは前頭葉弁蓋部と側頭葉弁蓋部の間の癒着が疎ですので，剥離の開始には適しています．これをもっと低い中枢側から始めると前頭葉弁蓋部と側頭葉弁蓋部の間の癒着が強いことが往々にしてあるため，島皮質の上のスペースに入り込めないということになってしまいます．

第一段階：表在静脈の間を分ける
（図2, 3）

　表在のシルビウス静脈（superficial sylvian veins：SSV）が発達していない場合にはあまり判断に迷うことはありませんが，SSVが何本もある場合には，各SSVの還流の流れを見てやることが重要です．細くてダイレクトに入るSSVは別として，太いSSVは遠方からの還流を担うことが普通です．ですから前頭葉側，側頭葉側の流れを保つようなシルビウス裂の分け方が重要なのです．

　SSVは表層と深層の2層のくも膜に囲まれています．浅い膜を切ってやるのは容易なのです

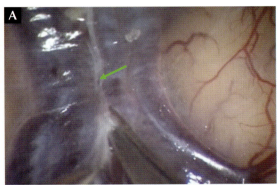
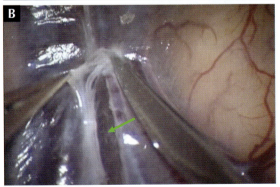

図2 | SSV WEB⑥

シルビウスの表在静脈は2枚のくも膜によって囲まれている．──▶で示したように表面の浅層のくも膜（A）とその奥の深層のくも膜（B）である．

> **Point** 初心者には深層のくも膜をしっかり切るのが難しいことがある．

が，深層の膜にはテンションをかけにくいので，これを切るのは難しいことがあります．でも深層をしっかり切ってやらないと奥に入っていけませんから，深層をしっかり切りましょう．また，血管の上などにくも膜は層構造になって張っています．これらをしっかり切ってやる必要があります．

第二段階：島皮質の上に出て，M2-3を確保する（図4）

M2-3のレベルに入る前の段階で気をつけることがあります．この間が疎なのはよいのですが，この部分は細くてもろい静脈がくも膜の上に載って存在していることも多く，うまく側頭葉と前頭葉の間のすき間を見つけて分けてやらないと，静脈を傷つけて奥に入れなくなってしまいます．静脈の流れを読んで，丁寧に，慎重

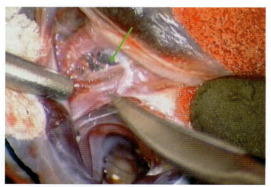

図3｜くも膜 WEB ⑦

➡のように，血管の上などにくも膜は層構造になって張っている．

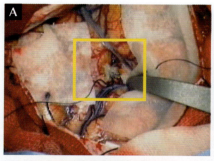
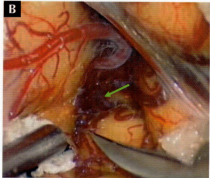
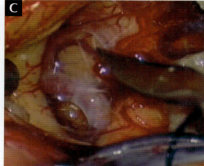
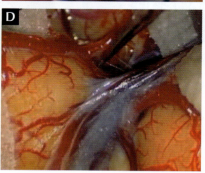

図4｜M2-3の確保 WEB ⑧

M2-3の高さから剥離を開始したところ（**A**）．この症例は以前にくも膜下出血を起こしている症例であり，脳表がやや黄色い．黄色枠の部分は術野を示す．

> **Point** 最初に進入した部分（**B**）では，間隙はあるものの➡のように細かい血管がくも膜の上に張り付いていることも多い．この部分を丁寧に剥離していくと島皮質とM3の上の広いスペースに出る（**C**）．このスペースを手がかりにして牽引を加えると近位側への剥離を容易に進めていける（**D**）．このときに十分に島皮質の上に入っていけていないと，中枢側に向かってもより癒着が強い部分に入っていくので，適切な牽引もできずに苦しい状態での作業が続く．

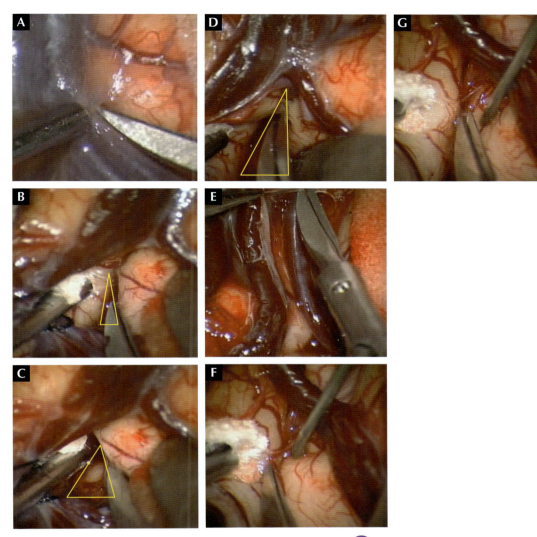

図5 | 症例1：軽いくも膜下出血を呈した内頸動脈終末部の破裂動脈瘤 WEB ⑨

M2-3の高さから剥離を開始する（**A**）．間隙を利用して丁寧に剥離を続け（**B**），島皮質とM3の上の広いスペースに出る（**C**）．このスペースを手がかりにして牽引を加えると近位側への剥離を容易に進めていける．これらは**B〜D**の中で示したように，三角形を作り，それを広げていくような作業になる（**D**）．一番硬い膜であるところの表在シルビウス静脈間のくも膜の切開を適宜加える（**E**）．中枢側に行くと，脳萎縮がないので前頭葉弁蓋部と側頭葉弁蓋部の間隙は狭くなってくる．この症例では前頭葉に属する静脈が側頭葉にくっついており（**F**），丁寧に剥離して前頭葉側に帰属させる（**G**）．

に行うべきところです．

第三段階：島皮質の上に出たら，そのスペースを利用して中枢側に進む（図5）

島皮質の上に出るためには，通常硬い膜であることの多い，M2-3の上に張っている前頭葉弁蓋部と側頭葉弁蓋部の底にある膜を切ることになります．この膜を切ることにより，前頭葉弁蓋部と側頭葉弁蓋部は離れやすくなり，脳べらや吸引管による脳組織の牽引がすっと効くようになります．そうしたら切るべきくも膜がより明らかとなりますので，今度は奥から表面に

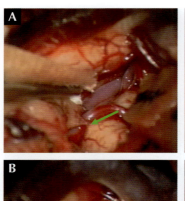
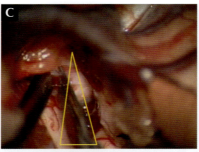
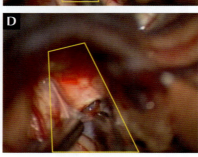

図6｜症例1（続き） WEB ⑨

癒着の強い部分を乗り越え，底部に近くなってくるとすっとスペースは広がる．Distal sideにも注意を向け，→の部分のような剥離のし忘れはきちんと処理する（**A**）．M1-2部をしっかりと出して，前頭葉弁蓋部と側頭葉弁蓋部の先端部の厚いくも膜を切っていく（**B**）と今度はシルビウス裂の内側から表面の硬いくも膜が見える（**C**）ので，この膜を内頚動脈までしっかりと切る．これはC，Dの図の中に示したように三角形の頂点を線に広げて台形のような形を作る操作になる（**D**）．

向かってペーパーナイフを使うように切り上げてくればよいわけです．これらの操作は谷川緑野先生がおっしゃっているように，三角形を作り，それをどんどん拡大していくような作業になります．このときに十分に島皮質の上に入っていけていないままになると，いくら中枢側に向かってもより癒着が強い部分に入っていくので，適切な牽引もできずに苦しい状態での作業が続くということになってしまいます（うわすべり，と言います）．

　島皮質に到達した後では，一番硬い膜である表面のSSVの切開を適宜加えますと，すっと脳が開いてきます．中枢側に行くと，脳萎縮のない症例では前頭葉弁蓋部と側頭葉弁蓋部の間隙は狭くなってきますし，細い血管が本来所属している脳葉と反対の脳葉にくっついていたりしますが，血管の流れをよく判断して，きちんと分けてやればよいわけです．特に血管が反対側の葉にくっついている場合は，癒着していない部分から攻めていって，引っ張る弱い力と鈍的な剥離を有効に使って，癒着しているくも膜の狭い一点に追い詰めて処理するというかたちで行えば無用な損傷は避けられます．これをいきなり，癒着の強い点から鋭的にすべて剥離しようと思うと作業が難しくなることが多いことは強調しておきたいと思います．

第四段階：底部にまわる（図6）

　この癒着の強い部分を乗り越え，底部に近くなってくるとすっとスペースは広がります．Distal sideにも注意を向け，剥離のし忘れがないようにしておきましょう．M1-2部をしっかりと出して，前頭葉弁蓋部と側頭葉弁蓋部の先端部の厚いくも膜を切っていくと，今度はシルビウス裂の内側から表面の硬いくも膜が見え，その向こうには頭蓋底の硬膜が視認できます．この表面の硬いくも膜をしっかりと切ってやりましょう．これにより，ますます前頭葉と側頭葉は牽引によって距離を離すことができるようになります．これは図6の中に示したように三角形の頂点を線に広げて台形を作る操作になります．

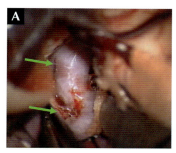
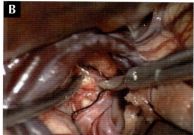
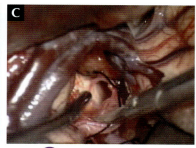
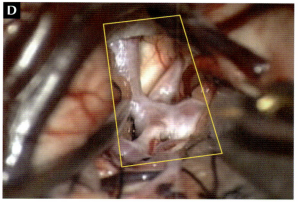

図7｜症例1（続き） WEB⑨

M1や内頚動脈と前頭葉・側頭葉を牽引している膜状あるいはひも状のくも膜（➡）もきちんと切る（**A**）．また側頭葉皮質の細い動脈を脳表からできるだけ剥離してやると，側頭葉を牽引したときに同時にM1まで後に牽引されることがなくなる（**B**，**C**）．以上の操作で内頚動脈終末部の動脈瘤をシルビウス裂を分けた範囲で，一部の静脈は前頭葉に残してsubfrontalの方向を使わずに，黄色で示した縦長のほぼ長方形の十分なスペースを確保できた（**D**）．

　脳萎縮のない症例では往々にして前頭葉が側頭窩側に張り出してきます．適切な牽引を加えながら剥離していく必要があります．

　M1の走行の具合によっても異なりますが，次いで最後の側頭葉と前頭葉の間を分けていくと内頚動脈に達します．この部分で長く走行する動脈はだいたいのところ，側頭葉側の血管です．また太い静脈はsphenoparietal sinusや周辺の静脈への還流の具合を視認しながら，前頭葉か側頭葉に属させるように判断して分けていきます．

第五段階：できるだけスペースをとる
（図7～9）

　忘れがちなのですが，M1や内頚動脈と前頭葉・側頭葉を牽引している膜状あるいはひも状のくも膜もきちんと剥がしておきます．これによって脳を引いても動脈が一緒に引っ張られることはなくなります．いろいろな操作を行って十分に剥離ができると，最終的に得ることのできるスペースは図7Dのような縦長の長方形になります．通常の動脈瘤の処置には十分なスペースです．

　Anterior temporal approachなどでよく使いますが，側頭葉皮質の細い動脈を脳表からできるだけ剥離してやると，側頭葉を牽引したときに同時にM1まで後に牽引されることがなくなりますので，十分なスペースの確保が必要な際には有効な方法です．

　また最も強く剥離の限界となるのは，硬膜に入りsphenoparietal sinusに続く静脈の存在です．sphenoparietal sinusに入る部分が外側であればあるほど剥離によって得られるスペースに限界が生じてきます．

　こういった場合は剥離をした後で，前頭葉側などの静脈をさらにできるだけ剥離し，場合に

図8｜症例2：内頚動脈-後交通動脈分岐部動脈瘤

SSVを前頭葉と側頭葉の間で剥離してスペースを作っていく（**A**）．前頭葉側の静脈を可能な限り剥離して（**B**），今度はシルビウス裂の内側から表面の硬いくも膜が見える（**C**）ので，この膜を内頚動脈までしっかりと切る（**D**）．

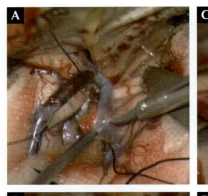

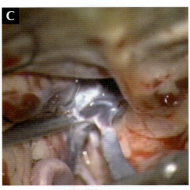

図9｜症例2（続き）

これだけでは十分に前頭葉が牽引できないため（**A**），前頭葉側で静脈が合流するところまで，前頭葉側のSSVを可能な限り前頭葉から剥離する（**B**）．また剥離の限界となるのは硬膜に入りsphenoparietal sinusに続く静脈の存在であるが（**C**），できるだけ静脈を剥離して自由にし，この自由になったスペースを使って無理なく前頭葉を牽引できた（**D**）．

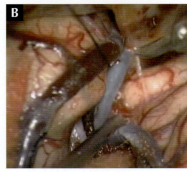

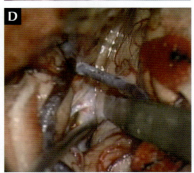

よってはこの静脈の上のくも膜を剥がして，静脈を伸ばすことによりできるだけ視野を広げてやります．もちろん，逆にくも膜を残して静脈が脆弱にならないようにしておくこともあります．

さらに底部でfronto-basal bridging veinが出てきたら，これはできるだけ剥離します．しかし，特に前頭葉から短い距離で出てくる分枝の還流がある場合は，絶対に損傷しないようにしなけ

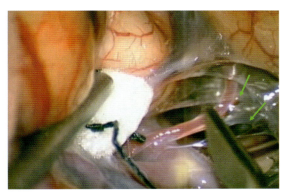

図10 やわらかいくも膜

> **Point** 表面のくも膜はちゃんと切るしかないが，━━▶で示したようなやわらかいくも膜の場合は，はさみで削ぐようなアクションですいすいと快適に剥離を進めていくことができる．

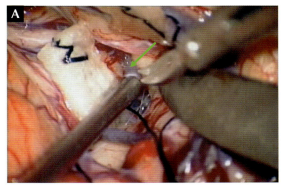

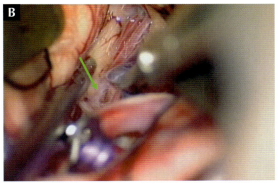

図11 硬いくも膜

強く癒着している部分の裏側には，かならず硬くて厚いくも膜（━━▶）がある（**A**，**B**）．なお，この症例では手前の島皮質の上の剥離が十分ではない．

> **Point** 癒着の強い部分では底のほうに回れるように，手前や血管の周りでスペースを探して，厚く硬い膜を（コリコリと）しっかりと切る．

ればならないため，このアプローチで最も得られるスペースに限界を生じさせる静脈となります．

シルビウス裂開放を早く仕上げるために（図10，11）

顕微鏡の前に座る機会があっても，もたもたやっていたら先輩医師に取り上げられてしまいます．もたもたするなとは言いますが，シルビウス裂の構造は各個人によってさほど変わりはないものの，くも膜の性質は個人によって少し異なるため，常に同じ調子の同じ操作で分けることはできません．

重要なのは，はじめの10分間くらいの操作で，その個人のくも膜の硬さ，軟膜のもろさを見ることです．それによってはさみや吸引管のストロークの大きさや強さを決めてやることができます．くも膜が硬く，軟膜がもろい人では，ゆっくり丁寧に少ない牽引でやるしかありませんし，きちんとはさみで切る操作が絶対に必要です．

多少もたもたしても仕方がありません．一方，くも膜のやわらかい場合は，はさみで削ぐようなアクションですいすいと快適に剥離を進めていくことができます．

また，くっついている部分の裏側にはかならず硬くて厚いくも膜があります．くっついていたら底のほうに回れるように，手前や血管の周りでスペースを探して，厚く硬い膜をしっかりと切らなければいけません．

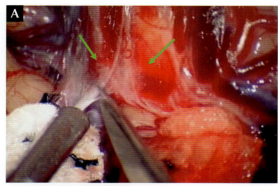

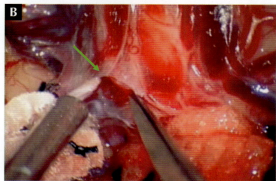

図12│SSVなどの圧排時 WEB⑩

A：SSVなど圧排していると血液が虚脱して，ただのくも膜のように見えることがある（→）．
B：調子に乗ってはさみでさくっとやると静脈に穴を開けてしまうこともある．

落とし穴に気をつけよう（図12）

　SSVなどを圧排していると血液が虚脱して，ただのくも膜のように見えることがあります．調子に乗ってはさみでさくっとやると静脈に穴を開けてしまうこともあります．こういった場合は出血をコントロールしながら先まで剥離を進めてから，止血用のシートなどを置いて圧迫しましょう．でなければ一針縫合してもよいでしょう．剥離を進めずにシートを置いても，剥離する先を塞ぐことになります．

おわりに

　さて，シルビウス裂の開放のイメージはつかめましたか．いつも同じような手順を踏んで，でも引く力の入れ方やはさみの使い方は，一例一例，個別に対応しながらやっていくのが大切です．

　特にシルビウス裂に慣れる前の最初の段階では，顕微鏡を強拡大にして構造物をよく見ることが大事です．また，くも膜下血腫などがある場合や，出血させて術野が赤くなったら，よく洗浄してきちんと見て，そしてしっかりとした確実な操作をすることが重要です．

　最後に左手の吸引管できちんと脳を開くテンションを与えることが大事であると強調しておきます．テンションの与え方，どれくらいまで大丈夫かは人によって異なりますが，動画(WEB)にあるような，ゆっくりとした，脳組織をめくりあげるような吸引管の使い方がポイントです．右側は脳べらをしっかり安全に使って，はさみが自在に使えるようにしたらよいと思います．バイポーラで開くアクションもよいのですが，力がかかりすぎるので私はあまり使いません．

　皆様も自分たちの使い慣れた器具で，手早く確実に小ぎれいにシルビウス裂を開放できるように，基本をしっかりマスターしてください．

参考文献

1) Kazumata K, Kamiyama H, Ishikawa T, et al: Operative anatomy and classification of the sylvian veins for the distal transsylvian approach. Neurol Med Chir（Tokyo）. 43：427-33, 2003
2) 波出石 弘，鈴木 明文，師井 淳太：脳動脈瘤手術の工夫．脳卒中の外科 34: 340-6, 2006

第4章 基本手技②
Closure lineを意識したクリッピングのリクツとワザ

1 脳動脈瘤の剥離のリクツと原則

> **Key Point**
> ①Landmark arteryに対して動脈瘤がどういう形で存在するか，術前によく想定しておく．
> ②動脈瘤の4つのパターンを把握して，安全な道のたどり方を把握しておく．
> ③動脈瘤剥離の仕方を理解しておく．

はじめに

昔，先輩の医師に「動脈瘤の手術は理屈です」と教わりました．

そのときはその言葉の意味があまりよくわかりませんでしたが，今考えるとまさにもっともだと痛感します．そういった理屈が一番生かされるのが，「動脈瘤回り」です．何事もなく，安全に確実に動脈瘤をclipにてねじ伏せることができるようになるために，この理屈と原則を勉強しましょう．

Landmark arteryを確保する

最近では車を運転していても，ナビゲーション（ナビ）が発達しすぎたために，事前に地図で道路を心ゆくまで調べるということをしなくなってしまいました．今どこにいるかわからなくてもナビが教えてくれるというのは人間の野生の感覚を衰えさせるのかもしれません．文明の利器も困ったものです．

それはさておき，今自分がどこにいるのかわからなければ目的地に着くのにどうしたらよいかもわからなくなります．動脈瘤の手術においても慎重になりすぎて無駄な時間を費やしたり，逆に不用意な操作で動脈瘤を破裂させることにもなりかねません．動脈瘤の近傍に接近するには，今自分がどこを手術しているかをたえず確認しておく必要があります．いわゆる「オリエンテーションをつける」ということです．ものすごく土地勘（脳のなかで，ですよ）の良い人でなくても，頭のなかに相対的座標軸を持てば良いわけで，周辺の構造物から位置関係を推定することが可能です．

内頚動脈瘤などでは，視神経など近接する構造物が良いメルクマールになり，動脈瘤の位置は比較的わかりやすく，その意味でこの場所の動脈瘤が初心者向けとされるのかもしれません．むしろオリエンテーションが問題になる事態は，中大脳動脈瘤や前大脳動脈瘤にしばしば見受けられます．特に，前大脳動脈瘤は座標軸になるものが乏しいために，オリエンテーションがつきにくくなるという問題が発生します．前交通動脈瘤を大脳半球間裂アプローチで行った場合も，術前の脳血管撮影をきちんと読影していないと，思いもかけない場所に動脈瘤のドームが出てくることもあります．

それでも，動脈瘤は動脈にできた余計な構造物なので，動脈をたどって行けばかならず到達できるということになります．他には，頭蓋底の形や脳の構造物（脳梁，島限）なども使用可

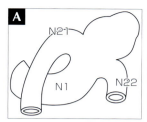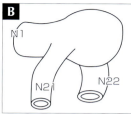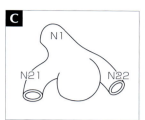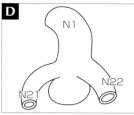

図1｜動脈瘤の4つのパターン

便宜的に動脈瘤の中枢の血管をN1，動脈瘤がbifurcationに発生したとして，発生した遠位の血管をN21，N22と表すことにした．N1の向きを中心にして表した分類である．

能ではありますが，動脈は最も理想的なメルクマールです．こうしたメルクマールのlandmark arteryを何にするか，またこのlandmark arteryに対して動脈瘤がどういう形で存在するかを，術前によく想定しておくことが，手術計画で最も大事になります．

動脈瘤の周りは理屈で動こう（動脈・動脈瘤の解剖学的原則）

問題を一般化するために，動脈瘤の中枢の血管をN1，動脈瘤がbifurcationに発生したとして，発生した遠位の血管をN21，N22と表すことにします．N21が手前に上がってくる血管であり，よりつかまえやすく指標となるlandmark arteryと考えます．一部の動脈瘤とアプローチを除けば，動脈瘤には基本的な原則があり，ある程度のパターンを記憶しておけば多くの動脈瘤に応用可能となります．

動脈瘤は，N1とN21，N22の関係は基本的に以下の4つのパターンから成り立っています．これは親動脈の向きによる原則です．動脈瘤の方向と母血管の位置関係は大まかに分けて図1のような4つのパターンになります（もちろん例外もあるはずですが，例外を言い募っても何も生まれませんので，ここでは一般化します）．

A：N1は下方に湾曲し，動脈瘤は下方に向く．
B：N1は側方に湾曲し，動脈瘤は側方に向く．後ろ側のN22は起始部を含めて動脈瘤の陰に隠れる．
C：N1は上方に湾曲し，動脈瘤は上側方に向く．
D：N1の上方（奥）に動脈瘤が発育する．穿通枝を除く母血管は動脈瘤の前に存在する．

中大脳動脈の動脈瘤で考えると，近位のsylvian fissureを開放した場合は島皮質の前半部が出てくるのでanterior trunkのN21あるいはその遠位部が確保できます．これを中枢側に追っていけばかならず動脈瘤が見つかります．破裂脳動脈瘤の場合はもちろんですが，未破裂脳動脈瘤の場合も最終的な詰めが少し異なる程度です．中大脳動脈の動脈瘤では原則的にN1が手前に出てくるため，Dのタイプはほとんどありえません．ただ，前交通動脈瘤の場合にはたまに見られるタイプです．

また前交通動脈瘤の場合，interhemispheric approachで見ると，中大脳動脈瘤の形にもう1本のA1（つまり前交通動脈瘤の場合はN11とN12が存在することになる）が追加されるだけで，基本的な形態はdominant sideのA1を見てやると同一です．下向きのタイプは最もclipをかけやすく，穿通枝の問題も出てこないタイプで，pterional approachで入ってもこれは楽です．しかしpterional approachを取った場合には，左右のどちらかでいくかで見え方が異なるなどなかなか難しい配置になり，一般化ができなくなっ

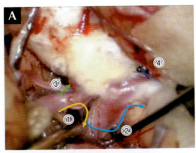
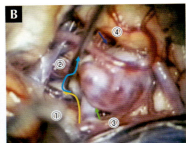
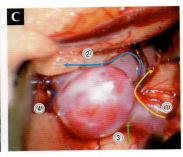
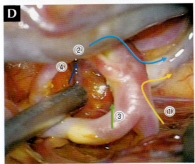

図2│タイプごとの剥離の仕方

各タイプA, B, C, Dの中大脳動脈瘤の剥離の仕方を示した.

> **Point** 末梢からlandmark arteryとなるN21の外側を中枢側にたどれば動脈瘤に触ることなく中枢側の親動脈に到達することができる（⟶①）. さらにそこから, 動脈瘤の形に応じてもう1本の枝, N22の方向に返ってくることで, もう1本（通常は側頭葉側）のM2（N22）を確保できる（⟶②）. さらにネックの両側を剥離する（⟶③, ⟶④）なお, ②〜④の順番は場合によって変わることがある.

てしまいます（このpterinal approachでのclipの難しさが, interhemispheric approachをわれわれがほとんど常に前交通動脈瘤に対して行っている理由のすべてです）.

また前交通動脈の場合は, fenestrationをはじめとする血管の奇形が基盤としてあることがあるので, そういった場合にはこういった一般化が適応できないという問題点が生じます. その場合には, case-by-caseでよく考えてやる必要が出てきます. さらに, A1の発達に左右差がない場合などでは, 前交通動脈自体をN21またはN22と考えてやるとしっくりきます.

内頚動脈瘤でも後交通動脈分岐部動脈瘤などの動脈瘤はBにあたり, 後交通動脈にあたる1本の末梢の母動脈N22が後に逃げる形になるだけです. またDのタイプは内頚動脈先端部や脳底動脈先端部の動脈瘤ではしばしば見られることになります.

動脈瘤を制圧するための安全な道

図2のように, 次の基本原則を守りながら周辺血管の剥離を進めていくことが望まれます.

①動脈瘤と中枢側の親血管N1は逆方向を向きます. 動脈瘤がよほど大きくて, かつアプローチの方向を誤らない限り, N1が動脈瘤に完全に隠されてしまうことはありません.

②動脈瘤の破裂点は動脈瘤の先端付近にあります. つまり, 破裂点は中枢側の親動脈N1の対角線方向にあります.

③末梢からN21の外側を中枢側にたどれば動脈瘤に触ることなく中枢側の親動脈に到達することができます. さらにそこから, 動脈瘤の形に応じてもう1本の枝, N22の方向に返ってくることで, もう1本（通常は側頭葉側）のM2（N22）を確保できます. 最もN22が見にくいのが図2-Bであり, しばしばtentative clipを要することがあるのはこのタイプです.

しかしこれで親動脈は確保されていますので，次にネック側に回ってきてクリッピングに必要なスペースを確保します．

結局のところ多くの動脈瘤で，末梢側から動脈を追っていけば，動脈瘤の中枢側に出られることがわかります．原則的に動脈瘤の中枢側の確保を最初に行う必要はないのです．あるとすれば，それはオリエンテーションを失ったときです．

動脈瘤の剝離は鋭的・鈍的・あらゆる手練手管を用いて行う

動脈瘤の剝離には鈍的な剝離・鋭的な剝離のいずれかが必要とされるので，いずれかに適した器具を用意して，熟練しておかないといけません．剝離には適切な張力をかけて行うことが必要であり，脳べらや左手の吸引管などで動脈瘤や血管を支持したり，引っ張ったりする動きが必要になります．

剝離は先に述べたように，確保しやすい末梢側の母動脈N21をある程度の範囲で周辺のくも膜などとの牽引から自由にした後，中枢側の母血管N1に入り，一時遮断ができるように母血管の周辺を剝離します．次いで剝離は確保しやすいほうのネック，つまりN21側の頸部付近から行います．次に反対側の母血管N22側に回り，頸部を剝離します．N22もできればある程度の範囲でフリーにします．どうしてもN22の起始部をとらえることができないときは，末梢からの血管の流れでN22の出方を推測しますが，一時遮断を行ったり，tentative clippingを行ったうえで確認することもできます．原則としてクリッピングの前に未破裂脳動脈瘤ではすべてを，破裂脳動脈瘤では動脈瘤を破裂させない範囲で可能な限り広く剝離すべきです．

なお，破裂脳動脈瘤の場合は特に，ここで動脈瘤が破裂したらどのような処置をとるべきなのか，局面ごとに考えながら操作を進めていくのが肝心です．

動脈瘤の体部において剝離の必要な範囲は，頸部にclipをかけて，動脈瘤を閉鎖したときに，周辺組織の牽引がなく，無理なく体部が閉鎖できる距離を指します．これは動脈瘤の頸部を閉鎖するように，剝離子などでゆっくり圧迫することにより想定することができます．動脈瘤の剝離にあたっては，速い，勢いが良すぎる剝離は問題で，剝離子で動脈瘤などにかけている力をフィードバックして感じながら，ゆっくり時間をかけて剝離します（図3）．大きい動脈瘤では収縮期には圧が強くなるので，拡張期に合わせて少しずつ動脈瘤の圧迫を強くしていくこともできます．

また，手にかかる感触から，圧が高いためにもう剝離が危険だと判断した場合には，一時遮断をかけてやります．動脈瘤の内圧を下げると，剝離はきわめて容易となります．しかし，一般に遮断の許容範囲である5〜10分の間に，これだけのことをやって最終型に持ちこむという計画をはっきり立ててから一時遮断をするべきです．「まあ一時遮断でもしてみるか」というような中途半端な処置はお勧めしません．

また剝離子による圧迫では，圧迫をやめると動脈瘤は内圧で元の形に戻ってしまいますので，clipをtentativeにかけてやることで，動脈瘤をつぶして，周辺の剝離をしやすくすることができます．危険を伴うことも多いのですが，最終局面では有効な手技です．

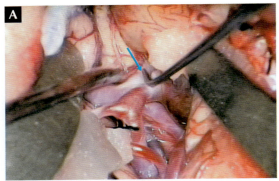
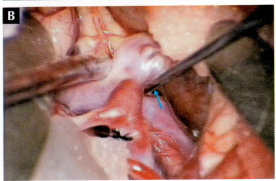

図3｜血栓化動脈瘤へのクリッピング WEB①

血栓化動脈瘤にクリッピングを試みているところ．ネック部分まで血栓化は及んでいないため，剥離子にて上下の方向から圧を掛けて（→），動脈瘤の変形の仕方や，手に掛かる圧を見ながらクリッピングができるかどうか見ている．

> **Point** Broad neckの壁の硬い動脈瘤では頸部を十分に安全に閉鎖するために剥離の範囲は広くなるし，narrow neckの動脈瘤や壁の薄い動脈瘤では剥離の範囲はそれほど要さない．圧の高い場合は，N1などを一時遮断して内圧を下げることで必要な剥離の範囲を狭くすることは可能である．

動脈瘤の剥離で注意するべきもの，注意するべきこと

そうでなければとてもよいのですが，現実には動脈瘤はいろいろなものとくっついています．単に接触しているものから，固く組織を共有し癒着しているものまでさまざまです．動脈瘤は脳組織そのもののほか，くも膜，脳血管，脳神経，硬膜などと接触します．脳動脈瘤は大きくなればなるほど，周りのいろんなものとくっつきだします．これらの組織はなるべく動脈瘤から剥離しておく必要がありますが，脳動脈瘤は基本的に圧排可能な組織ですので，動脈瘤を圧排して組織を剥離するのが安全です．脳血管や，脳組織などは圧迫可能ですが，視神経や動眼神経などの脳神経などの場合はこれらを過度に圧迫すると，損傷をもたらします．何を相手にして剥離をしているかによって，当然その操作の質は変わってきます．

内頸動脈-後交通動脈分岐部動脈瘤のような動脈瘤では動脈瘤がテントの下にもぐりこみ，ドームが頭蓋底のくも膜や硬膜に固着している場合があります．くも膜の場合は可動性があり問題になりませんが，固着している相手が硬膜であったりする場合は，動脈瘤に過度な力を加えた圧排による剥離は，思いがけない動脈瘤壁への剪断力を生むことになり危険です．こういった場合は一時遮断をぜひとも必要とします．さらに，この部分を剥離しないままでのクリッピングはクリッピング時の破裂の危険が非常に高くなります（図4）．大型の内頸動脈瘤では，suction-decompression法を用いるのが安全な場合が多いことを強調しておきます．これに関しては「内頸動脈瘤の手術」の項（第4章6節，p.126〜）であらためて解説します．

軟膜は時に細動脈ごと大きめの動脈瘤壁にくっついてしまっている場合があります．つるりと光沢のある動脈瘤の面に出て，そこからへら型の剥離子などできれいに軟膜の面を外すとよいでしょう．しかし，こういった軟膜の細い血管は損傷しても問題になることはまずありません．レンズ核線条体動脈などの穿通枝の場合はまた話は別ですが．

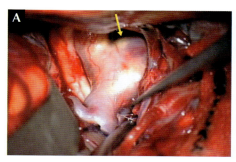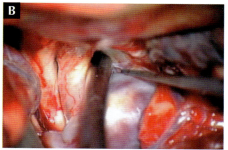

図4｜一時遮断が必要な場合

> **Point** 内頚動脈（internal carotid artery：IC）-後交通動脈（posterior communicating artery：Pcom）分岐部動脈瘤のような動脈瘤（図は右のIC-Pcom）では動脈瘤がテントの下にもぐりこみ，**A**の⟶の部分のproximal neckに近い部分のドームが頭蓋底のくも膜や硬膜に固着している場合がある．頚部内頚動脈の一時遮断の下，剥離しているが（**B**），動脈瘤ドームはくも膜と強固に癒着していた．この部分の剥離は十分に慎重に行うこと．

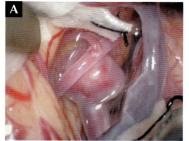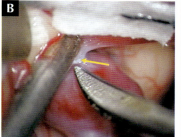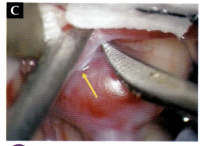

図5｜皮質動脈と動脈瘤ドームの癒着 **WEB**②

> **Point** 中大脳動脈瘤などで，皮質動脈が動脈瘤のドームにくっついている場合がある（**A**）．すき間の明確な部分から少しずつ剥離してやる．まず，手前の部分の血管の両側の外膜と動脈瘤の壁の間の線維連絡があるので，これを切ってやる（**B**，⟶），すると，反対側の奥側にも線維連絡があるのでこれを切る（**C**，⟶）．動脈瘤ドームに結合織が残っている（**D**，⟶）．

　遠位の動脈が動脈瘤にくっついている場合は，外膜が動脈瘤の壁と共有されるため，両側で動脈瘤に牽引される組織を有します．くっついていない部分から剥離を始めて界面を決定し，鈍的・鋭的な剥離を加えながら，血管の両面にある硬い組織を明らかにして剥離できます（図5）．圧があって危険な場合は一時遮断や，tentative clippingについで剥離を行います．

　ゆっくり辛抱強く操作することが肝心ですが，動脈瘤壁と動脈の外膜が完全に共有されていて剥離できないことがあります（図6）．こういった場合，動脈瘤の損傷を恐れるあまり，血管の外膜側に入りすぎると，血管が損傷されます．血管の重要度を評価することもポイントの一つ

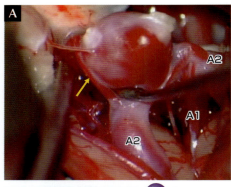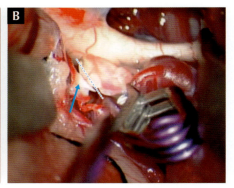

図6 | 動脈瘤と穿通枝の癒着 WEB ③

前交通動脈瘤の横に細い穿通枝が癒着しており（━━▶），無理に剥がすと穿通枝が傷むか，動脈瘤が破裂してしまう（**A**）．そこでA1に一時遮断をかけてネックのすき間からtentative clippingを行い，その後，穿通枝に動脈瘤壁（━━▶）を付けるかたちで‥‥‥の部位で動脈瘤を切断し，穿通枝に捻れなどが生じないようにした（**B**）．この後clipをかけ替え，完全なneck clippingとした．

であり，動脈瘤と動脈のどちらを優先させるかはその局面により決定します．重要な穿通枝などで，どうしても損傷できない血管である場合は，動脈瘤壁の側に入って，動脈瘤を切り取りながらでも動脈を温存する場合もあり得ます．穿通枝などで動脈の機械的攣縮が起こった場合などはパパベリン塩酸塩を塗布して，血管の拡張を促します．

最後の確認のための剥離

さあ，最後にきちんとclipがかかっているかどうかの確認をしましょう．術後出血などは，この確認が不十分な場合に起こります．Clipがネックを十分に閉鎖しているか，bladeの先端をまず確認します．Clip bladeを押したり，headを回転させることにより，clipの先端は容易に視認できます．

十分なクリッピングができていたら，破裂脳動脈瘤では完全な閉塞を確認するために周辺組織と動脈瘤壁の間を鋭的に分けていき，破裂点を見ます．ここで動脈瘤の内部の血液が漏れて動脈瘤が縮小するようであれば，クリッピングは完全と考えてよいということになります．完全にドームを剥がして動脈瘤をフリーにすると，動脈瘤はいろいろな方向に動かせるようになりますので，動脈瘤のネックの残存などがあった場合はclipの追加やかけ替えなどで対処します．万が一，何らかのclipの不全により出血が起こっても，慌てずにsuctionしながら動脈瘤を自由にし，必要なclipを追加しましょう．

おわりに

以上，動脈瘤の剥離の要点を記しました．剥離の手順は戦略であり，詰将棋のようなものですから理屈がまず大事ですが，動脈瘤を制圧するには局地戦の戦術を持っている必要があります．こういった戦術のもと，剥離が十分に安全に行えれば動脈瘤の手術のほとんどがうまくいくと考えても過言ではありません．

手にかかる力など，微妙な感覚を使いながらの手術操作が必要です．良い手術をたくさん見て，自分でもある程度経験しながら，技術を習得していってください．

2 脳動脈瘤手術におけるclosure lineの設定とapproach angleを意識したクリッピング術

Key Point

①Closure line設定のコツ：動脈瘤の発生基盤を線と考えて，動脈瘤を観察すると最適のclosure lineを設定できる．
②Approach angle設定のコツ：最適のclosure lineを考え，それを実現できるようにapproach angleを作る．

はじめに

　動脈瘤へのクリッピングとは，動脈瘤という3次元の構造物をclip bladeにより2次元の線（直線または曲線）へと次元を落としてやることです．今まで30年にもわたり，クリッピング手術が脳動脈瘤治療としてスタンダードであり続けたのは，この方法が合理的であったこともその一因でしょう．

　これまで，clipのapplyにあたっては母血管に平行にかけること[1]や，なるべく壁の薄い部分を効率的につぶすことなどが言われてきましたが，クリッピングの仕方には標準的な理論はなかったと言ってよいでしょう．

　本節では，動脈瘤の発生基盤をもとにして，combination clip methodを中心に，これまでの経験より検討しました．

用語の定義

　Closure lineとは，動脈瘤をclip bladeを用いて閉塞したときに得られる閉鎖線のことです．もちろんclosure lineの設定は自由です．このなかで最も効率的なもの（血管狭窄をきたさず，しかも異常な壁を最大限つぶしうる）をbest closure lineと定義します．

　Application angleとは，実際にclip bladeを差し込む方向であり，その角度の自由度も含めて表現した概念と思っていただければよいでしょう．ここでは，前節と同じように，便宜的に動脈瘤の中枢の血管をN1，動脈瘤の発生した遠位の血管をN2と表します．

理論と実際

1 Closure lineに関して

　これまで中大脳動脈瘤において，動脈瘤の形状やorificeの形に注目して，どのようなクリッピングの仕方がよいか解説した教科書[2]はありましたが，それをどこの部位での動脈瘤にも一般化する試みはなされていませんでした．

　また時々，手術中に血管の分岐部において血管の脆弱部を発見することがあります．血管平滑筋の解剖学的構造を研究した論文もあり[3]，血管分岐部における解剖学的脆弱性が明らかになっています．これら脆弱部は面から始まった変化というよりは線から始まった変化といった要素の強い変化だと言えます（図1）．

　はたして現実に遭遇するこういった病変が動脈瘤化するかどうかは別として，線を形成して

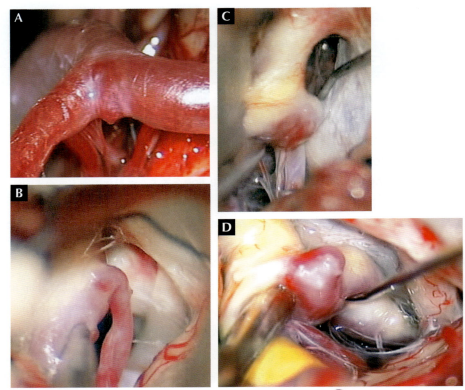

図1｜動脈瘤の初期病変と思われる血管分岐部の菲薄化・膨隆部分 WEB④

A：中大脳動脈分岐部．
B：内頚動脈−前脈絡叢動脈の分岐部．
C, D：内頚動脈−後交通動脈の分岐部．

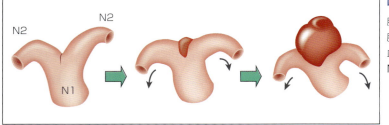

図2｜Bifurcation typeの発生過程

脆弱な輪状の裂け目が発生母地となり，動脈硬化などで動脈の延長が起こるとともに血管の亀裂も増大していく．これとともにN2の作る分岐角が広がっていく．

　動脈瘤を閉じるクリッピングという方法が，脳動脈瘤治療に最も適した方法としてなじんだのかもしれません．

　動脈瘤の発生基盤がこういった分岐部に線状に現れる病変を母体としているとの仮定のもと，動脈瘤の分類を行うと2つのパターンに大別できます．つまり，血管分岐部のN2の血管周方向に沿った裂け目から伸展・増大したbifurcation type（図2）と，N2の血管軸方向の血管脆弱部から母血管を巻き込んで増大したtrunk type（図3）です．

　Bifurcation typeでは脆弱な輪状の裂け目が発生母地となり，動脈硬化などで動脈の延長が起こるとともに血管の亀裂も増大していくので，

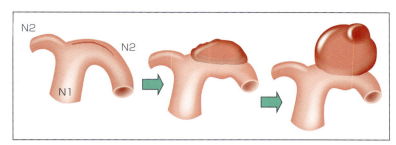

図3｜Trunk typeの発生過程

血管分岐部より少し離れて動脈壁自体の脆弱部から動脈瘤が発生し，増大する．N2の分岐角は変わらないが，血管の周径が広がっていく．

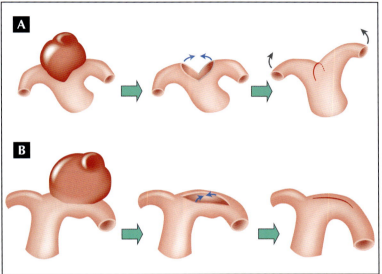

図4｜各typeの動脈瘤の閉鎖方法

A：Bifurcation typeの動脈瘤の閉鎖方法．分岐角度を元に戻すクリッピング．
B：Trunk typeの動脈瘤の閉鎖方法．周径を元に戻すクリッピング．

> **Point** Bifurcation typeでは元の裂け目と思われる部分をbest closure lineとして設定して，裂け目を元通りに戻す，つまりN1とN2との2本の分岐角度を元に戻すクリッピングが望ましい．

さらに動脈瘤が増大していきます．これとともにN2の作る分岐角が広がっていくことになります．Trunk typeでは血管分岐部より少し離れて動脈壁自体の脆弱部から動脈瘤が発生し，増大していったものです．Trunk typeではN2の分岐角は変わりませんが，血管の周径が広がっていくことになります．

Bifurcation typeの動脈瘤では血管周囲を取り巻くかたちで，180°以上の裂け目があることも多く見られます．こういった場合，末梢の分岐血管N2に平行にclipをかければ裂け目の一部が残存することは形態的に避けられません[4]．

このため，動脈瘤発生前の裂け目がある状態まで血管を戻すクリッピング，つまりN2に直交したclipの組み合わせをすれば，異常な血管壁をすべてclip bladeの中に収められることになります．つまりbifurcation typeでは元の裂け目と思われる部分をbest closure lineとして設定して，裂け目を元通りに戻す，つまりN1とN2との2本の分岐角度を元に戻すクリッピングが望ましいことになります（図4A，B）．

当然，1本で180°以上の曲線を生み出すようなclipはありませんので（Sugitaには強いJ型のclipはありますが，このJの方向はclipを入れうる方向とはまったく一致しないので，現実的に無理です），multiple clippingを行って180°以上の曲線を生み出すことになります．

このパターンの動脈瘤に関しては1本のclipでだいたいのドームをつぶした後に，余った部分に後から追加，有窓clipを使う方法，並列に

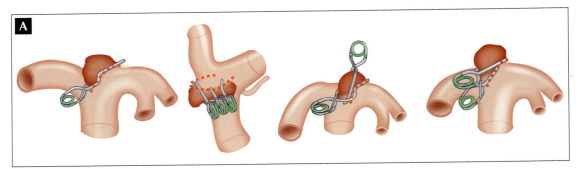

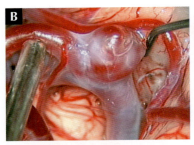
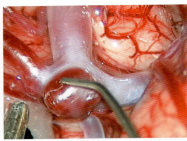

図5 | Bifurcation typeの動脈瘤に対するclosure lineとclipのかけ方

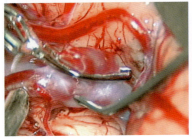
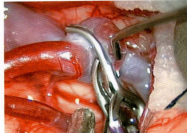

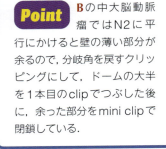

Point Bの中大脳動脈瘤ではN2に平行にかけると壁の薄い部分が余るので，分岐角を戻すクリッピングにして，ドームの大半を1本目のclipでつぶした後に，余った部分をmini clipで閉鎖している．

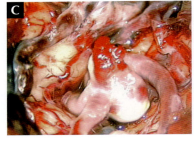
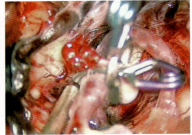

Point Cの破裂中大脳動脈瘤では180°以上に広がったclosure lineをJ型 clipと有窓 clipの組み合わせで形成している．

する方法などがあるほか，bayonet形clipの曲がった部分を利用する手法などがあります（図5A〜C）．いずれにしても1本目のclipの方向により2本目以降のclipの方向が制約されるので，1本目のclipをいかにclosure lineにきちんと合わせるかが大切です．

動脈瘤の再発に関してはその頻度は少ないものの，ネックを残した場合には増大の可能性が高くなることが知られており[5〜7]，壁の薄い脆弱な部分を残さないことは理論的にも重要なことです．Coating materialに絶対的に信頼できるものがないことや，coating materialによる血管狭窄などの発生の報告[8, 9]はclipのかけ方が大切なことを支持しています．

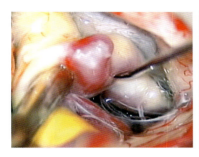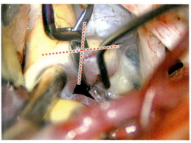

図6｜内頚動脈の後ろ側まで初期病変の裂け目が回りこんでいる場合のクリッピング

Proximalの内頚動脈をN1，後交通動脈とdistalの内頚動脈をN2と考えて，後交通動脈と内頚動脈に平行な線を引いたときに（▪▪▪▪），N2のなす角度を2等分する線の上にclipによりbest closure lineを実現させる必要がある．

　N2を動脈瘤の発生以前の，動脈瘤発生の一因となったかもしれない分岐角に戻すことの危険も考慮に入れなければなりませんので，特に薄い壁をできるだけ余さないように注意する必要性は高いでしょう．さらに，分岐角を戻す場合にはネックに無理な力がかからないように周辺血管を十分剥離すること，また可能ならばproximal flow controlによって動脈瘤の内圧を下げることを強調しておきます．

　Trunk typeでは従来言われているとおりで，N2の走行に沿って平行な向きでbest closure lineを設定します（図4B）．このようなclipのかけ方は周径を元に戻すクリッピング（N2に対する動脈形成的クリッピング）ということになります．

　よく観察すると多くの部位の動脈瘤においてbifurcation typeの要素があり，純粋なtrunk typeは少なく，bifurcation typeから血管破壊の病変の進行拡大によってtrunk typeへと進行していったと思われます．最終的にどちらの要素を強くもっているかで，best closure lineが決定されることになります．

　なお，両者の最大公約数的なclipのかけ方として，N2に対して斜めにかける斜（はす）がけというものがあります．これは2つのタイプが混在し，かつ動脈硬化などで血管の自由度があまりないときに使われるテクニックです．

　中大脳動脈瘤は観察しやすいので，動脈瘤クリッピングの理論を適用しやすいのですが，他の部位の動脈瘤ではいったいどうなのでしょうか．実際に内頚動脈瘤で初期病変と思われるものに遭遇することはあまりありませんでしたが，筆者らの経験で，内頚動脈ではやはりN2（後交通動脈あるいは前脈絡叢動脈において）の分岐に直交したかたちで脆弱部あるいは小さな動脈瘤を発見しており，bifurcation typeに一致するものでした（図1）．

　発生母地が狭いものではclipのかけ方にあまり影響を受けないでしょうが，内頚動脈の後ろ側まで裂け目が回りこんでいるものではproximalの内頚動脈をN1，後交通動脈とdistalの内頚動脈をN2と考えて，後交通動脈と内頚動脈に平行な線を引いたと考えて，N2のなす角度を2等分する線の上にbest closure lineを実現させる必要があります（図6）．もちろん内頚動脈瘤でも，裂け目が広がってtrunk typeの要素が強くなっている場合には，その動脈瘤化の進展したN2の方向に平行にclipをかけていく要素が強くなるでしょう．また前交通動脈瘤においても多くはbifurcation typeであると思われます．

2 Application angleに関して

　しかし，best closure lineがあったとしても，そのlineに沿ってclipを挿入することが物理的

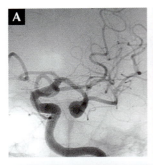 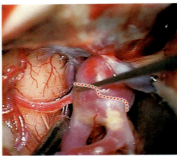 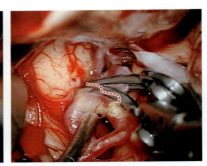

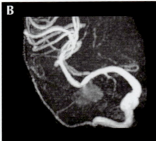 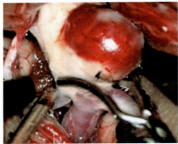

図7｜Trunk typeの動脈瘤に対するclosure lineとclipのかけ方

A：64歳，女性．左のtrunk typeの中大脳動脈瘤（左，左内頚動脈撮影斜位像）で，M2の上がってくる方向と進入方向が完全に一致した例．中央はクリッピング前，右はクリッピング後である．Multiple clippingにて容易にbest closure line（▰▰▰▰）を作りうる．

B：60歳，女性．右の大型中大脳動脈瘤（左上MRA）．頚部がM2のfrontal divisionにかかっており，trunk typeの要素が強い動脈瘤．

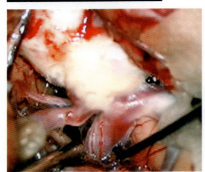 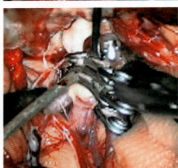

Point このままM2に垂直にclipをかけるとfrontal divisionを狭窄させてしまう（左下）．

Point 動脈瘤とposterior divisionのM2を完全に剥離してこれらの成分を回転させるように移動し（右上），posterior divisionに平行に存在するbest closure lineに一致させた（右下）．

に不可能ということは往々にして存在します．特に，N2に平行にclipをかけなければいけないようなtrunk typeでは，N2の方向とclipをかける方向，つまりapplication angleを一致させなければいけませんが，これには周辺動脈の完全な剥離や，動脈瘤の剥離を必要とします（図7A, B）．

また，どうしても理想的なclosure lineとapproach angleを一致させることができない場合もあります．このような場合はアプローチが適切であるかどうか考えるとともに，実現可能な次善のclosure lineで良しとしなければならない場合もあります．

例えばM1と前側頭動脈の分岐部にできたbifurcation typeの動脈瘤では，trans-sylvian approachで行っている限りはM1と平行にclipをかけるしかないので，現存のclipとapplierでは分岐角を元に戻す完全なクリッピングは不可能ということになります．無理をしてclipをか

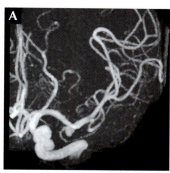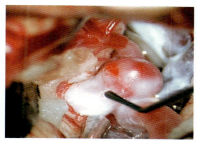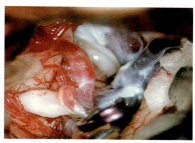
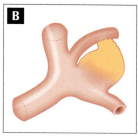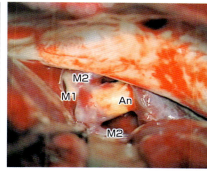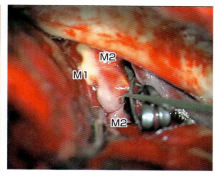

図8 | 理想的なclosure lineとapproach angleを一致させることができない場合のクリッピング

A：50歳，女性．未破裂左中大脳動脈瘤（左にMRA正面像を示す）．M1のanterior temporal arteryの分岐部に動脈瘤があり，bifurcation typeの発生形態をしている（中）．しかしtrans-sylvian approachで入っている限りでは分岐角を元に戻すクリッピングは不可能であり，やむなく動脈瘤の一部を残しながらM1と平行にclipをかけ，周径を元に戻すクリッピングを行っている（右）．

B：73歳，男性．破裂前交通動脈瘤をinterhemispheric approachで手術した後，subfrontalで前頭葉を持ち上げて合併した未破裂中大脳動脈瘤を処置した．動脈瘤はtrunk typeで（左図，中），側方からの周径を元に戻すクリッピングが理想的であるが，これに無理に直交する角度でclipをかけると周辺血管の狭窄を惹起した（右）．

けると，動脈瘤の一部が余ったり，N2に狭窄を惹起させたり（図8A, B），N1，N2の血管構築に捻れを生じ，近傍からの穿通枝に血流障害をきたす可能性すらあります．

内頚動脈瘤では内頚動脈に平行にかけるという考え方もありますが[1]，実際には後交通動脈に対して平行に差し入れる場合が多いです．これまで筆者も後交通動脈の走行に沿ってclipを入れるということを主張してきましたが[10]，これを実現するためにはtrans-sylvian approachでもsubfrontal approachでもあまり変わりはありません．しかし先に述べたように，内頚動脈と後交通動脈のなす角度を閉じるように，動脈瘤を余さないようにclipを差し入れる方向が望ましく，実際にはいろいろな角度・方向が必要ですので，より自由度が高いアプローチをとるべきです．

また深い部分の動脈瘤では，視軸とclipを入れる向きが重ならないようにすることも大切です．実際に左の内頚動脈瘤では視軸にtrans-sylvianの方向，clipの挿入にsubfrontal routeを使うことが多いですし，右側の動脈瘤ではまったく反対になります（図9）．さらに，application angleの移動のためにanterior temporal approachを用いてM1をfrontal側に倒してretrocarotid spaceを広げたりする方法は多く行われていま

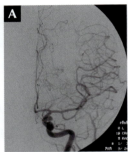
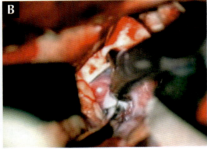
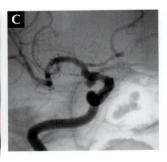
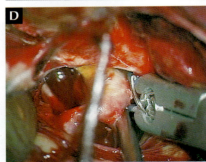

図9｜内頚動脈瘤

A，B：**A**の血管撮影正面像で示した左内頚動脈-後交通動脈分岐部動脈瘤の手術例．**B**の術中写真で明らかなように視軸はtrans-sylvianの方向で，clipの挿入にsubfrontal routeを使っている．

C，D：**C**の血管撮影斜位像で示した左内頚動脈-後交通動脈分岐部動脈瘤．**D**の術中写真のように，視軸とclipの挿入に使っているrouteやspaceは上段の左側の内頚動脈-後交通動脈分岐部の手術とはまったく反対になっている．（第4章6節「内頚動脈瘤の手術」図2〔p.129〕動画参照）

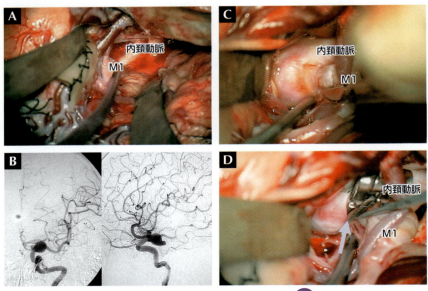

図10｜54歳，男性．破裂内頚動脈-前脈絡叢動脈の動脈瘤 〔WEB〕⑦

Subfrontal routeのみではまったく視野が確保できない（**A**）．
Left-CAG正面像・側面像（**B**）．
Application angleの移動のためにanterior temporal approachを用いてM1をfrontal側に倒してretrocarotid spaceを広げ（**C**），trans-sylvian routeで矢印の方向からclipを挿入した（**D**）．

す（図10）．

前交通動脈瘤の場合は，特にアプローチにおいて，1つの動脈瘤に対し左右のpterional approachとinterhemispheric approachの3つの選択肢がありますので，適切なclosure lineがどこにあるかということをよく考えて，アプロー

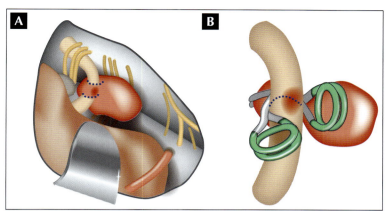

図11 | 70歳，男性．Distalの破裂後下小脳動脈瘤で非分岐部の特殊な動脈瘤

血管に平行なbest closure lineを実現するためには，L字型の有窓clipを使いたい．しかし後頭蓋窩でスペースがとれないため，血管に直交した次善のclosure line（••••）を2本のJ型clipの組み合わせで実現した．

チを選択すべきです．私は，よりapplication angleに制約の少ないアプローチであるということから，interhemispheric approachを主に使っています．

またpterional approachで入る場合，A2が開く方向を選択する術者が多いのは，まっすぐclipを入れればbest closure lineで動脈瘤を閉鎖できるからでしょう．さらにdistalの前大脳動脈瘤ではinterhemispheric approachにて進入しますが，この方向でN1，N2の上がってくる方向と完全に一致するので，タイプにかかわらずclosure lineに正対でき，問題は生じません．

また後頭蓋窩の動脈瘤は術野が狭く，進入方向が限られているという制約があるため，best closure lineに一致させるのは難しく，次善のclosure lineで良しとせざるを得ない場合が多く見られます（図11）．

破裂脳動脈瘤の場合は破裂点を周辺組織から自由にできないことが多く，そのぶんbest closure lineとapplication angleを一致させるのが困難です．つまり，破裂点との関係でどうしても1本目のapproach angleに制約がかかるため，2本目以降のclipの追加が難しくなり，時にclipのかけ直しを要することも多くあります．

他，application angleの制約のなかでbest closure lineを実現する方法として，N1にtemporary clipを置いて動脈瘤圧を下げ，clipの収まりをよくする方法があります．また圧を下げた状況下でclipをかけながら，動脈瘤や周辺血管を左手の吸引管や剥離子でコントロール（倒したり，ひねったり，引き出したり）しながら，制約されたapplication angleのなかでclosure lineをより理想的にすることができます（図12）．

なお最近では，非侵襲的という名目でkey hole surgeryが推奨される向きがあります．確かに剥離操作などでは，手や器械の出し入れにいろいろな角度を使うことは少ないでしょう．最も広く自由な角度からの手や器械の出し入れを要求されるのは，applierとclipを入れるときです．Key hole surgeryでは大きな動脈瘤などの処置ができないのはこれも原因の一つでしょう．理想的なclosure lineを実現するためには，適切なapplication angleが確保されていなければなりません．そのためには手前が十分に開放されたすり鉢型の術野が望ましいことも，最後に述べておきたいと思います．

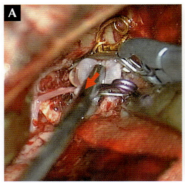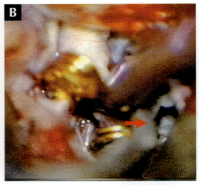

図12 | Distalの前大脳動脈瘤（A）と内頚動脈-後交通動脈分岐部動脈瘤（B）

A：中枢動脈へのtemporary clipによるflow controlの下，suctionにて動脈瘤を押さえ引き出しながら（➡），bladeを回転させながら閉めていき，理想的closure lineに一致させる．

B：Flow controlの下，suctionにて動脈瘤を引っ張り出しながら（➡）bladeを閉めていき，後ろ成分を余さないで理想的closure lineに一致させる．

おわりに

　上記した手技は，実際には訓練を積んだ脳動脈瘤術者は日常的に，自然に行っていることです．破裂動脈瘤と未破裂動脈瘤での差異も大きいでしょう．しかし，意識的に的確なclosure lineを想定しておくことは合併症や動脈瘤の再発の可能性を最小限にし，とりわけ若い術者の指導の際にたいへん役に立つのではないかと考えます．また，approach angleの制約を少なくするようなapproach選択の重要性も強調しておきます．

謝辞：この理論は北海道大学の中山若樹先生と共に構築したもので，写真や動画の一部は中山先生の手術例をお借りしました．ありがとうございます．さらに秋田県立脳血管研究センター 安井信之先生，師井淳太先生，旭川赤十字病院 上山博康先生，網走脳神経外科・リハビリテーション病院 谷川緑野先生，藤田保健衛生大学名誉教授 佐野公俊先生との議論のなかからいろいろなヒントをいただきました．この場を借りて感謝いたします．

参考文献

1) 野崎和彦，菊田健一郎，高木康志，他：脳動脈瘤手術の基本．脳卒中の外科 32: 393-7, 2004
2) 永田和哉：脳動脈瘤の手術：中大脳動脈瘤，164-173，（永田和哉，河本俊介：脳神経外科手術の基本手技：糸結びからクリッピングまで，中外医学社，東京，2003）
3) Takahashi A, Ushiki T, Abe K, et al: Scanning electron microscopic studies of the medial smooth muscles in human major intracranial arteries. Arch Histol Cytol 57: 341-50, 1994
4) 関 行雄，鈴木善男：ネック近傍に菲薄血管壁の菲薄化を伴った中大脳動脈瘤のクリッピングにおける工夫．脳卒中の外科 29: 189-91, 2001
5) David CA, Vishtem AG, Spetzler RF, et al: Late angiographic follow-up review of surgically treated aneurysms. J Neurosurg 91: 396-401, 1999
6) 柿沼健一，江塚 勇，山田治行，他：脳動脈瘤クリッピング術後の長期追跡調査．脳卒中の外科 30: 88-92, 2002
7) Lin T, Fox AJ, Drake CG: Regrowth of aneurysm case from residual neck following aneurysm clipping. J Neurosurg 70: 556-60, 1989
8) 石川達哉，上山博康，数又 研，他：未破裂脳動脈瘤clipping手術における遠心性動脈の温存とそれに関わるトラブル．脳卒中の外科 32: 79-85, 2004
9) 雄山博文，木田義久，田中孝幸，他：Cotton fiberでの脳動脈瘤ラッピング後の異物性肉芽形成について，親血管が閉塞した1例を含む4例の報告．脳卒中の外科 24: 313-7, 1996
10) 石川達哉，上山博康，数又 研，他：IC-PC Aneurysmの解剖と手術．Jpn J Neurosurg 13: 382-8, 2004

3 脳動脈瘤クリッピングにおける体の使い方
～理想的closure line達成のために～

> **Key Point**
> ①全方向性にクリップ鉗子を挿入できるようにする．
> ②視軸を鉗子挿入方向とはまったく違う角度に取る．
> ③間口の広い術野を形成しておく．

はじめに

　各部位の動脈瘤におけるclosure lineの考え方はこのあとの節で詳しく述べるが，その前に，クリッピングの実践編として，理想的なものとして狙ったclosure lineをどうやって実現するか，実際にクリッピング操作を行う際の術者自身の体の使い方を中心に述べたいと思います．

　Closure lineの概念に従えば，個々の動脈瘤に対する理想的なクリップブレードの方向は自ずと定まってきます．ただし，同じ部位の動脈瘤でも分岐血管の走行および動脈瘤の向く方向は様々なので，患者の頭位（術野）に対するクリップの方向は実に千差万別なものになります．なかには物理的にクリップ挿入が不可能な向きも存在しますが（第4章5節，p.119参照），術者の操作能力の限界によってクリップ挿入の方向を制限してしまうことのないよう，なるべく自由自在な方向性でクリップ鉗子の操作ができるようにしたいものです．

　ここでは，右利きの術者を想定して記載することにします．また実際のクリッピング操作に際しては，クリップ鉗子を持つ右上肢（左に持ち変えることもありますが）の肢位や手の動きだけでなく，吸引管を持つ左手によるアシストや，顕微鏡の視線の取り方，術野の状態なども重要な要素ですので，これらについても順次触れていくことにします．

右上肢の使い方（鉗子挿入軸の取り方）

　本節で述べる一連の事柄は，どの開頭アプローチにおいても共通してあてはまることですが，ここではinterhemispheric approachでの前交通動脈瘤を題材にして解説します．

1 クリップ鉗子挿入軸の概念

　前述したように，同一部位の動脈瘤でも，狙うべき理想的なclosure lineは開頭術野に対して実に千差万別な方向を取り得ます（図1-A）．

　実際にはclosure lineの取り得る方向性は3次元的ですから，closure lineが属する2次元的平面（＝closure plane）が術野に対してどのような角度で存在しているかがクリップ鉗子挿入の方向性を規定しています（図1-B）．第4章5節の前交通動脈瘤でも述べますが，クリップブレードは，クリップ鉗子のsagittal平面内に属していて，それはローテーション型の鉗子でクリップを把持する角度を変えても同様です（図2）．したがって，いざクリップ鉗子が挿入されるときは，鉗子のsagittal平面をclosure planeに合致させることになりますが，そのclosure plane内

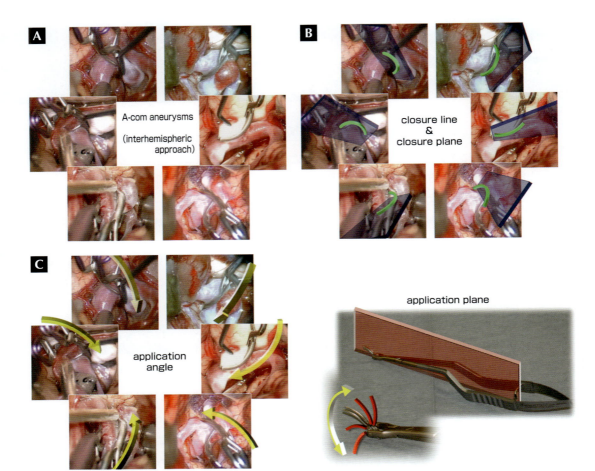

図1｜多様な動脈瘤の方向性

Interhemispheric approachにおける前交通動脈瘤の例（**A**）．このうちの幾つかは第4章5節で提示している症例である．それぞれのclosure lineとそれを含むclosure plane（**B**），そして鉗子挿入方向であるapplication angle（**C**）を示す．

図2｜Application plane

クリップブレードは鉗子のsagittal平面内に属しており，ローテーション型鉗子で角度を変えてもその平面内にある．

での鉗子の角度は可変です．その平面内での鉗子の角度は，クリップを把持した角度に依存しますが，なるべく自然な向きでのクリップ把持でできる鉗子挿入角度が採用されます（なるべく非ローテーションの鉗子で行うほうが望ましい）．

　この"closure plane内における鉗子の角度"は，多くの場合，術野平面に対して鉗子がどの程度立っているか寝ているかを規定します（coronal closure planeに近い場合はplane自体の角度が

鉗子の立ち具合を規定する）．しかしこのことは，手首の角度を少し変えるだけで対応できることです．むしろ"クリッピング時の上肢の肢位"に観点をおいて考える際には，術野とclosure planeを真上から見下ろして投影視したときの，plane内に属する鉗子中心軸が示すベクトルの方向性が重要になります（図1-C）．わかりやすく言えば，本来は3次元的な術野を真上から見下ろして2次元的平面とみなし，それに時計の文字盤をあてはめて"鉗子が何時の方向から進

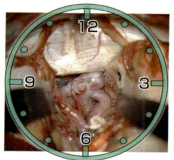
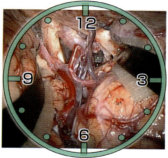
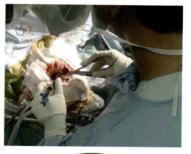
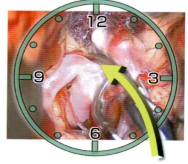

inter-hemispheric　　　　　Rt. trans-sylvian

図3｜術野の間口平面
どの開頭においても術野間口の2次元平面に時計の文字盤をあてはめて鉗子挿入方向を考える．

application angle

図4｜右手前からの挿入
4時～5時からの挿入は，右利きの術者にとって最も容易で自然な動作である．

入するか"が，術者の肢位をほぼ決定するわけです（図3）．

2 鉗子挿入軸の方向と右上肢肢位

剥離展開したfissureに対してあくまでも正対した位置に座ったままの状態で鉗子を挿入することを前提に話を進めます．

1）右手前からの挿入

4時～5時からの鉗子挿入は，右利きの術者にとって最も容易なごく自然な動きですから，あまり論ずる必要はないでしょう（図4）．あとは手首の屈曲具合で鉗子の立ち具合を，また手首の捻り（回内・回外）でclosure planeの傾きをそれぞれ微調整すればよいことになります．

2）右奥からの挿入

1時ないしは2時から挿入する場合は少々工夫が必要です．まず上腕をほぼ水平に持ち上げて腕を前方に大きく伸ばします．そして肘を少し曲げて前腕をやや内側に傾け，さらに手首を橈屈かつ回内かつ掌屈させることにより，鉗子の正面が自分を向くように捻ります（図5-A）．これによって，顕微鏡の光（視軸）は自分の手や鉗子でさえぎられないですむはずです．同様の理由で，上記の手首のポジションからさらに手の甲を向こう側になるべく倒して（手首をさらに向こう側に押しやって）やるとなお良いでしょう（図5-B）．

顕微鏡の焦点距離には制限がありますし，鉗子が術野と顕微鏡との間に挿入されることを考えればある程度以上顕微鏡は術野から離れている必要がありますので，自分の眼と術野は一定の距離以上近づくことはできません．結果として，上記のような肢位を取るためには術者の腕のリーチが長いほうが有利です．もし届かない，あるいは手首を捻りきれないなどの場合には，

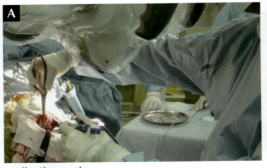
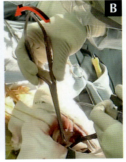
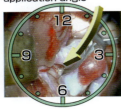

図5｜右奥からの挿入

A：1時〜2時からの挿入には，腕を伸ばして肘を軽く曲げ，手首を橈屈・回内・掌屈にて強く捻り，鉗子の正面を手前に向ける．
B：顕微鏡の光を妨げないようにするには，手を向こう側に押し倒すとよい．

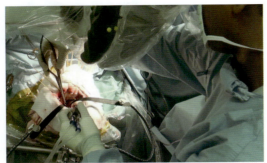
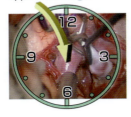

図6｜左奥からの挿入

手首や指の柔軟性が高ければ11時くらいまでは右手で可能である．ただしどこまでを右手の範疇にするかは術者の特性にもよる．

座り位置を少しずらして対応することになります．

3）左奥からの挿入

ある程度以上腕のリーチの長さがあって，手首や指の柔軟性が高ければ，11時くらいからの挿入も右手で行うことが可能です（図6）．どこまでの範囲を右手で行い，どこから左手に持ち替えるかは，術者の好みや特性によります．しかし，筆者は可能な限りなるべく右手で賄う

ようにしています．あまりにも右手では不安定になる場合や，もはや物理的に不可能な場合には左手に持ち替えますが，クリップ閉鎖時の微妙な動きは利き手のほうが長けているからです．右手と左手をほぼ同等に扱えるよう努力している術者も多いかとは思いますが，やはり右手と左手では経験値が違います．また左手はクリップ閉鎖時の吸引管によるアシスト操作に長けています．

10時くらいからになるとさすがに厳しくなってきます．この辺が左手との境界域になりますが，右手で鉗子のバイオネット形状を敢えて裏返しに持って，手首を捻らずにまっすぐ10時方向に伸ばし，手首を持ち上げて光軸を妨げないようにすると右手でできる場合もあります．

4）左横からの挿入

9時近辺からの挿入は完全に左手での仕事です（図7）．左手はどうしても右手よりは動きが硬いので，クリップのライン取りの微調整には，右手に持ち替えた吸引管で瘤壁を動かす要素に大きく頼ることになります．

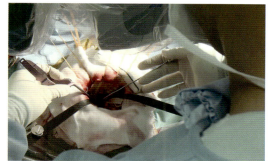
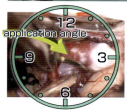

図7 左横からの挿入

9時近辺からの挿入は左手で行う．左手の動きが拙劣な分，右手の吸引管でクリップのライン取りを微調整する要素が増える．

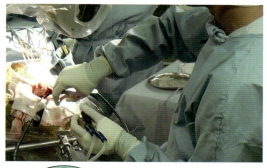
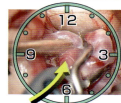

図8 左手前からの挿入

6時～8時からの挿入には，右肘を持ち上げながら鉗子を持った右手を裏返すと，ちょうどその向きになる．

5）左手前からの挿入

　6時～8時からの挿入は意外とやりにくい動作です．右手ではかなり窮屈であるし，右手より劣る左手も同様です．そこで，4時から挿入するときのような自然な向きの構えから，右手をそのまま180°近く回内させて手を裏返しながら手首を掌曲させてみてください．このとき肘は少しだけ持ち上がります．少々曲芸じみた動きですが，こうすると自ずと7時～8時あたりから進入する角度になります（図8）．このとき鉗子は裏向きになりますが，あらかじめ鉗子を裏返しに持って（クリップも逆カーブに付ける）おいて挿入されたときに正しい向きになるようにしてもよいでしょう．

3 術野に対する術者の座り位置

　このように，右上肢の肢位を工夫することによって，360°あらゆる方向からの鉗子挿入が理論的には可能となります．ここで「そんな苦労をせずとも座り位置を動きまわればよいだろう」とお考えの読者も多いかと思います．しかし，筆者はなるべく分けたfissureに対して正対した（自分の左右に分けた脳がある）座り位置のまますべての作業を行うことが理想的だと考えています．理由は2つです．

　1つは左手の吸引管の操作性です．左手は，クリップ閉鎖時に瘤壁を動かしてクリップのライン取りを微調整するだけでなく，周囲の邪魔な血管などを除けておいたり，吸引管の中腹で手前の脳実質の壁を押さえつけたりなど，複数の役割を同時に担っています．この操作性はfissureに正対した位置からが最も行いやすいものです．

　2つめはクリッピング時の連続動作です．例えばクリッピング操作中に出血が起きた場合に急遽temporary遮断クリップを持ち込む，あるいは計画的に一時遮断－クリッピング－解除という操作をロスタイムなく円滑に行いたいときや，multiple clippingを行う場合など，術者自身の操作の連続性に有利ですし，機械出し看護師との道具の受け渡しもスムーズです．

　座り位置の変更は微調整の範疇に留めたほうがよいと思います．

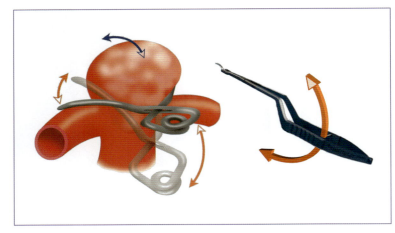

図9｜クリップのライン取りの微調整①
縦方向の動きを示す．橙色の矢印はクリップの動きを，青色の矢印は動脈瘤や血管壁に対する左手での操作を表す．それぞれ同じ種類の矢頭同士が協調して行う動作に対応する．

4 動脈瘤および関連血管の可動性

　こうしたクリップ鉗子挿入軸の話は，個々の動脈瘤が持つ方向性に対して挿入軸を合わせることに着目していますが，逆にある方向で挿入された鉗子に動脈瘤のほうを動かして適合させる動きも大切な要素です．そもそも理想的closure lineを考慮したクリッピングをするためには，動脈瘤の全周，そして分岐血管も長い距離にわたって剥離しておくことが必須条件ですから，クリッピング操作の時点では既に動脈瘤は十分な可動性を持っているはずです[1, 2]．つまり，挿入されたクリップブレードの方向に合うように動脈瘤の向きを動かして適合させる操作も可能なはずで，これも大切な要素になります．

　ただし，この"動脈瘤のほうを動かす"ことには限界があります．母血管を係留する穿通枝や分岐血管からの小分枝の長さなどの条件によって動脈瘤の可動性は制限されます．また前交通動脈瘤は左右のA1とA2の4本の血管がかかわっていることも可動性制限の要因になります．動脈瘤を動かすのはあくまでも微調整の範疇であって，基本的には鉗子挿入方向の自由度がclosure line達成度に大きく寄与することは忘れてはいけません．

右手と左手の協調動作

　さて，自分で狙ったclosure lineの向きに合わせて鉗子が挿入されて，開いたクリップブレードで動脈瘤を咥え込んだとします．ここからは，クリップを閉鎖する前に，あるいはクリップを少しずつ閉鎖していきながら，動脈瘤ネックに対するクリップブレードの位置やライン取りを微調整しながら操作を完遂していきます．この微調整的動作には3種類の要素がありますが，いずれも右手と左手の協調動作によって行います．

　Bifurcation typeの動脈瘤を正面から見ている状態でperpendicular closure lineを形成する場合を例にとって説明します．それぞれの図中の橙色の矢印はクリップの動きを示し，青の矢印は左手で操作する動脈瘤壁もしくは血管壁の動きを示します．それぞれの矢頭には白抜きのものと中染めのものとがありますが，橙色と青色の同じ種類の矢頭同士が，右手と左手で同時に協調しながら行う動作に対応しています．

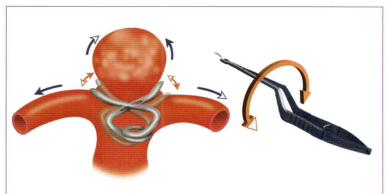

図10 ｜ クリップのライン取りの微調整②

回旋の動きを示す．橙色矢印と青色矢印の動きを同時に行うときは，ネックが裂けるような無理な力がかからないように留意する．

1 縦の動き

　これは2本の分岐血管の走行に直交する平面上での動きです．言い換えると，closure lineの曲線が載る平面上での動きです．自分の手前側からクリップを挿入する光景を想定してシェーマ（図9）に示します．

　クリップ鉗子を起こす（立てる）方向に動かすと，クリップブレードの先端部は，向こう側の面で瘤壁が母血管に及ぶ部分に対してタイトに閉鎖する位置に移動します．一方，どこを支点に動かすかにもよりますが，クリップブレードの中腹は分岐血管の稜線上のネックから浮き上がる方向に動きますし，ブレードの根元部分では手前面の母血管に及ぶ瘤壁をより多く余らせる形になります．この動きは，左手の吸引管を動脈瘤の向こう側面の南半球にあてがってドームを引き起こすような操作でも実現されます．これらは図中の白抜き矢頭の動きに相当します．

　左手と右手の動きは拮抗する方向の操作で，どちらか片方を固定して，すなわちクリップの位置を固定して左手だけで動かしたり，その方向に力を加えるように左手で支えておいてクリップを動かしたりします．左手と右手双方とも同時に動かすときは，無理な力がかかりすぎないように留意してください．

　逆に，クリップ鉗子を寝かせる方向の動作，左手で言えば動脈瘤を手前側の面に吸引管をあてがって向こう側奥へ押し倒す方向の動作は，クリップブレードの先端部を母血管壁から浮き上がらせてその部分の瘤壁を余らせて，ブレードの根元側ではより母血管側に近づくように瘤壁を閉鎖させる効果をもたらします．これは図中の中染め矢頭の動きに相当します．

2 回旋の動き

　これは，左右に走行する2本の分岐血管それぞれの起始部と動脈瘤ネックの境界線に対して，クリップブレードの当たる位置を微調整させる動きになります（図10）．鉗子を持つ右手で言えば，手首を回内したり回外したりする動作に相当します．

　例えば，右手首を回内すなわち反時計回りに回すことで（橙色矢印の白抜き矢頭），左側のクリップブレードは分岐血管の起始部に厳しく迫って瘤壁の余剰をなくしていき，右側のブレードは分岐血管起始部に余裕をとって瘤壁を少し余らせる効果をもたらします．どちらか一方のブレードがすでに適切な位置にあるときは，そこを支点に動かして他方のブレードの位置を調整します．

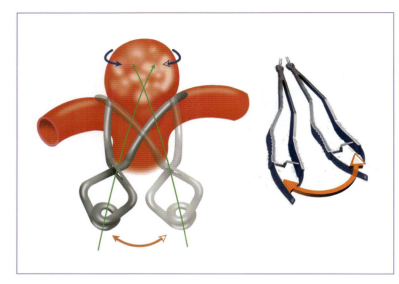

図11｜クリップのライン取りの微調整③
水平方向の動きを示す．実際には動脈瘤をこの向きに回転させるのは難しいので，いったんクリップを抜いて改めて別な方向で挿入することが多い．

　このとき，左手でアシストすることなくただクリップを動かしても，動脈瘤も一緒に動くだけでブレードの位置は変わりません．そこで，左側のブレード位置を調整するときは，動脈瘤の左側壁に吸引管をあてがって青色白抜き矢頭の方向に力がかかるように固定しておきながらクリップブレードを橙色白抜き矢頭の方向に動かすか，或いはブレードの位置を固定しておきつつ吸引管で動脈瘤の左側壁を青色白抜き矢印の方向に引き上げるとうまくいきます．

　一方，右側のブレード位置を橙色白抜き矢頭の方向にずらしたければ，右側の分岐血管の上壁を，吸引管で青色白抜き矢頭のように外側に引きずり出す，もしくはその方向に力を加えて支えておきつつブレードを動かす動作になります．

3 水平方向の動き

　これはいわば動脈瘤に対するクリップの挿入軸を変える動きです．つまり，closure planeの変更に相当します．実際の動脈瘤は必ずしも左右対称な形ではないので，一口にperpendicular closure lineと言っても，2本の分岐血管に対して厳密に直交するとは限らず，微妙に斜めに交わるのが適切な場合もしばしばです．そこでクリップの軸を微妙に変える必要性が生じてきます．

　右手の動きとしては，水平面において動脈瘤を支点に振り子のように左右に振る動きです（図11）．クリップをただそのように動かしても，動脈瘤も一緒になって動くだけなので，図中青矢印のごとく，左手の吸引管で動脈瘤を回転させるように力を加えながら行います．

　しかし実際には，このように母血管を中心軸に動脈瘤を回転させるような動作はなかなかうまくいきません．結局ほとんどの場合，いったんクリップを完全に抜いて，改めてその新たな軸でクリップを挿入しなおすことになります．

視軸と鉗子挿入軸との関係

　前述したように，クリップブレードを全長にわたって見据えながら動脈瘤とクリップの位置関係を吟味することを考慮するならば，なるべくクリップを正面から（図12-A），もしくは側面から（図12-B）見る体勢を取る必要があります．クリップをtangentに見る体勢（視線がク

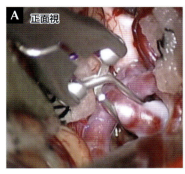 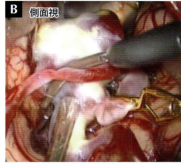 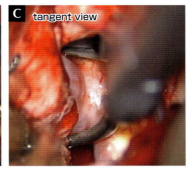

図12 | クリップブレードを見る方向
クリップブレードと動脈瘤ネックの位置関係を見極めるには，クリップを正面から（**A**）もしくは側面から（**B**）見るようにする．Tangentに見る体勢（**C**）だと全貌が捉えにくい．

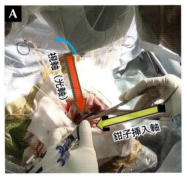 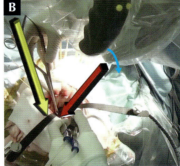 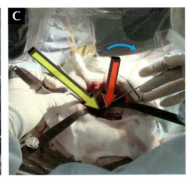

図13 | 視軸と鉗子挿入軸の関係
クリップを正面視もしくは側面視するには，視軸（光軸）と鉗子挿入軸をまったく異なる対極的な方向に取る．

リップブレードの長軸と平行に接している状態）だと（図12-C），その全貌が捉えにくくなってしまうからです．

クリップを正面視もしくは側面視するためには，クリップ鉗子の"挿入軸"と顕微鏡の"視軸"（＝光軸）をまったく違う角度に取れば実現できます．クリップ鉗子が手前から挿入されるときは（例：4時～5時からの挿入軸），顕微鏡の視軸を立てます（図13-A）．逆にクリップ鉗子が向こう岸から挿入されるときは（例：1時～2時からの挿入軸），視軸を寝かせて術野を仰ぎ見るようにします（図13-B）．クリップ鉗子が横から挿入されるときは（例：9時からの挿

入軸），視軸は反対側の側方に倒すようにします（図13-C）．なるべく術野平面における挿入軸と視軸の進入方向を対称的な角度に取るようにするわけです．

このように視軸の角度をさまざまに変えるとき，とくに前後の変化に関しては，術者の上半身と頸部はなるべく真っすぐに保ったままの姿勢でいたいところです．このことは接眼レンズと顕微鏡本体接続部の角度を変えることである程度可能です．その範疇を超えるときは，視軸を立てるときであれば上半身と頸部を少し前屈して臍を見るような姿勢を取ることで対応し，視軸を寝かせるときであれば，背中を丸めなが

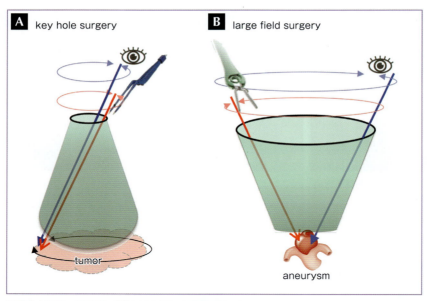

図14｜視軸／操作軸（鉗子挿入軸）と術野の関係

A：Key-hole surgeryでは目標点に対する操作軸の角度は限定されるし，道具をtangentに見ることになってしまう．
B：操作軸の方向性に自由度を持たせて，視軸はまったく違う方向に取るためには，間口の広い術野が必要である．

ら腰を落としつつ上半身を少し後ろに倒した姿勢を取って対応します．手術台の上下や背板の角度変更も上手に併用するとよいでしょう．

術野の取り方

では，上述したような鉗子挿入軸の自由度や適切な視軸を得るためには，術野をどのように形成したらよいでしょうか．

しばしば"key-hole surgery"という言葉を耳にします[3,4]．これは，術野の間口は小さくとも，そこを支点にして術者の眼（顕微鏡）や手元を大きく360°にわたって旋回することによって，術野の奥では広い範囲を網羅できる，という発想です．すなわち術野の構造としては上に向いた"円錐"に近い形状になっています．この場合は必然的に，術野奥のある一点に向かう進入角度はごく限られた角度に限定されてしまいま

す．また，視軸と操作軸（道具が進入する方向）とがほぼ同じ角度にならざるを得ないので，当然ながら常に道具をtangentに見ながらの作業であることが前提になります（図14-A）．

例えば腫瘍性病変ならばそれでも対応し得るのでしょう．ある一点に向かう角度が限定されていても剥離操作は可能であるし，道具をtangentに見ても作業ができるよう，バイポーラやはさみなどの先端形状もいろいろと工夫されています．しかし，closure lineを吟味する理想的なクリッピングを行うためには，動脈瘤の手術にkey-hole surgeryの発想を持ち込むわけにはいきません．

動脈瘤というある1点の目標物に向かって挿入される鉗子の角度は，動脈瘤の位置を支点にして旋回できなければなりません．視軸もまた同様に旋回でき，かつ鉗子とはまったく異なる

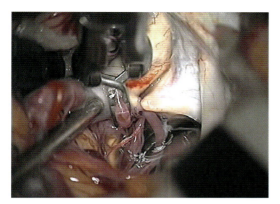

図15│垂直に立つclosure lineに対する視軸の取り方
右IC-Acho動脈瘤の例．側頭葉を十分に剥離展開して外側から見るようにする．

角度で同時に存在していなければなりません．また動脈瘤の周囲にもある程度以上のスペースが必要です．したがって術野の形状としては，"円錐台"を逆さまにしたような形が必要となります（図14-B）．しかもその円錐台は高さ（深さ）よりも直径のほうが広ければ広いほど理想的です．したがって術野の間口としてはかなり広いものが要求されます．さらに言えば，左手の吸引管もクリップ操作時の的確なアシストをするためにはこちらも進入角度の自由度が必要であり，術野形状が逆円錐台であることは非常に重要です．

間口の広い逆円錐台の形の術野を作るためには，まず開頭は一定以上に大きいサイズに取る必要があります．そしてfissureも相当に遠位から剥離して[5〜9]，脳を広く展開するように努めてください．なお，closure lineが術野平面に対して垂直に立つような方向のときは，そのクリップを正面視（もしくは側面視）するような視軸の角度は取りにくいのですが，より脳を広く展開することによって，それなりに寝た角度の視軸が取れるようになります（図15）．

おわりに

最近は"非侵襲的"と称して，より縮小した開頭や最小限の剥離で行うクリッピングを提唱する声もよく聞かれます．それも一つの考え方だろうとは思います．しかし筆者はクリッピングで尊重すべきなのは治療の根治永続性と安全性にあると考えています．Closure lineの概念は根治永続性を追求するためのものです．その実現に必要なのが操作軸や視軸の自由度であり，ひいては広い術野に帰着します．これは同時に穿通枝や周辺構造物の視認性を高めるので安全性の確保にもなります．Fissureを広く分けることは，すべての静脈や小動脈を温存した剥離に努めれば，なんら侵襲性を増強するものではありません．血管内治療が普及進歩してきた昨今，クリッピング術を選択する以上は妥協のない手術を行って，本質を見失わないようにしたいと考えています．

引用文献

1) 中山若樹：動脈瘤クリッピング，pp129-44，（上山博康・宝金清博編：脳動脈瘤手術，南江堂，東京，2010）
2) 中山若樹：動脈瘤剥離の基本技術，pp106-22，（上山博康・宝金清博編：脳動脈瘤手術，南江堂，東京，2010）
3) Paladino J, Mrak G, Miklić P, et al: The keyhole concept in aneurysm surgery--a comparative study: keyhole versus standard craniotomy. Minim Invasive Neurosurg 48: 251-8, 2005
4) van Lindert E, Perneczky A, Fries G, et al: The supraorbital keyhole approach to supratentorial aneurysms: concept and technique. Surg Neurol 49: 481-9, 1998
5) Ito Z: The microsurgical anterior interhemispheric approach suitably applied to ruptured aneurysms of the anterior communicating artery in the acute stage. Acta Neurochir 63: 85-99, 1981
6) 上山博康，川村伸吾，大田英則，他：中大脳動脈瘤，内頸動脈瘤に対するdistal trans Sylvian approach. 69-74,（第12回脳卒中の外科研究会講演集，1983）

7) 上山博康：Anterior Interhemispheric Approachのための微小外科解剖 − Arachnoid membrane, trabeculaeを中心に−. pp39-49（顕微鏡下手術のための脳神経外科解剖Ⅲ，サイメッド・パブリケーションズ，東京，1991）
8) Kazumata K, Kamiyama H, Ishikawa T, et al: Operative anatomy and classification of the sylvian veins for the distal transsylvian approach. Neurol Med Chir (Tokyo) 43: 427-33, 2003
9) Tanikawa R: [Less invasive cisternal approach and removal of subarachnoid hematoma for the treatment of ruptured cerebral aneurysms.] No Shinkei Geka 35: 17-24, 2007
10) Sano H: Treatment of complex intracranial aneurysms of anterior circulation using multiple clips. Acta Neurochir Suppl. 107: 27-31, 2010

（中山 若樹）

4 前交通動脈瘤の手術

Key Point

①開頭はポイントを押さえて行い，硬膜切開したら顕微鏡を入れ，鶏冠の除去と嗅神経の保護操作を行う．
②どこから大脳半球裂に入るのかは架橋静脈の発達によって決まる．
③半球間裂の剥離はローギアで辛抱強く，はさみは閉じて静止させるという使い方をする．

はじめに

まったく唐突ではありますが，『おくのほそ道』に興味を持ったら，あなたはどうしますか？『おくのほそ道』と言っても，いろいろなとらえ方があります．俳句への思い，芭蕉への関心，また道とその風景への興味など，関心の分野に従っていろいろな本を読んだりするのも良いでしょう．でも，道やそこから見える風景そのものに興味があるのなら，やはり実際に道を歩いてみることにまさる理解の方法はないでしょう．普通，風景などのイメージを言葉にすることは難しい（図で表すのが最も手っ取り早い）はずなのですが，そういった常識も「荒海や　佐渡に横たふ　天の河」の圧倒的にイメージを喚起する芭蕉の句の前では，それこそ絶句してしまいますね．

さて，ほそ道をたどって，前交通動脈の近傍に向かうことを考えます．どういった行程をとってそこにたどり着くかは，その目的によります．動脈の中から攻めるためにはやはり血管という水路をたどるのが良いでしょう．でも外から攻めるには，工事をして道を作っていくしかありません．その攻め方の内容によって必要な道の幅や高さは決まってくるでしょうし，もちろん道を作るには，すでに道の作りやすいところであることが条件（容易さ）で，そこの住民が文句を言わないでいる（合併症なく）などの必要性があるわけです．こうしてできた脳の中の道を回廊（corridor）と呼ぶことにしたいと思います．

教科書を読むと，いろんなアプローチがあることは実際に勉強できます．が，実際にそのアプローチでどんなcorridorができるかは，見てみないとわからないことも多くあります．Lougheedのinterhemispheric approach[1]は，この方法で手術をしていた先輩の先生の手術から類推できますが，見たことのない人にはおそらくなかなか想像しにくいこともあると思います．当施設では伊藤善太郎先生のanterior interhemispheric approach（AIH）[2]から安井信之先生のbasal interhemispheric approach（BIH）[3]へ進化していったのですが，interhemispheric approach（以下，インヘミと略します）の勉強が進むと，その進化の過程の蓋然性も読み取ることが可能です．

前交通動脈瘤クリッピングのための最大の工夫はアプローチかもしれない

インヘミを中心とする前交通動脈瘤へのアプ

ローチの仕方についての概説は他の教科書に書いてきましたが[4]，大脳半球間裂の分け方の実際についてはあまり書いてきませんでした．

確かにこの剥離は難関です．私もだいぶ苦労しました．経験が少ないうちは動脈瘤に達するまで5〜6時間なんてことも珍しくはないでしょう．それと，開頭がなかなか厄介ですし．そんなわけで，pterional approachに走ってしまう気持ちも十分に理解可能で，責めることはできません．

でも，要領がわかってくると大脳半球間裂といえども，サクサクと開きます．さらにインヘミが問題なくできるようになると他の部位の剥離で困ることはまったくなくなります．何よりも，インヘミを用いることでクリッピングは断然簡単になります．そういった意味で，私の前交通動脈瘤へのクリッピング術の最大の工夫は，大脳半球間裂を気軽に分けることだと思います．

私が現在インヘミをまったく苦にせずに，ここをcorridorにして手術できるのも，今までの蓄積があってこそのものであり，一朝一夕にできるものではありません．しかし，いろいろな理屈を学ぶことで習得までのステップを短くすることはできるはずです．今日は，あなたにだけ，ちょっとした秘訣をお教えします（なお，こういった言い回しは詐欺師の常套句であることにご注意ください）．

開頭はポイントを押さえて，サクサクと
（図1，2）

体位は背板で上体を5〜10°くらい挙げ，まっすぐに鼻を前に突き出すかたちで水平にします．このことにより頭部が心臓より高くなり，静脈性出血が抑えられるほか，背板を戻すと下をのぞき込みやすいかたちになります（WEB⑧）．

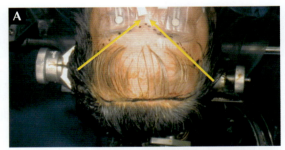
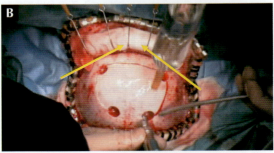
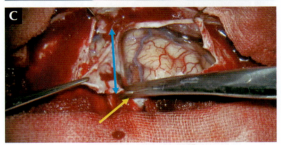

図1 | 前交通動脈瘤の手術（未破裂）WEB⑨

A：眼の上にあるのは眼球に掛かる圧をモニターするセンサー．眼窩上神経の位置は確認できれば神経を外す操作をする必要はない．

B：開頭はあまり大きくする必要はないが，頭蓋底側はしっかり開頭する．

C：硬膜切開は静脈が入り込むギリギリの高さ（→）まで十分に用いたコの字形とする．ただfalxを切って上に引き上げるだけよりは，より多くのスペースが取れ（↔），進入経路になる．このあと大脳鎌を切断する．

> **Point** 皮膚切開はAのような両側の冠状切開を置く．その先端は接線がnasionに向かうようにデザインする（A，B，）ことで，皮膚の翻転が容易になる．

BIHによるcorridorが望ましいものであるとするならば，皮弁の翻転はnasionが露出されるまで十分に行われるべきです．骨膜を採取して

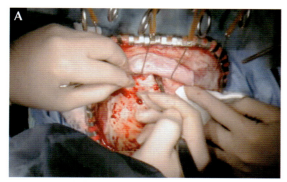
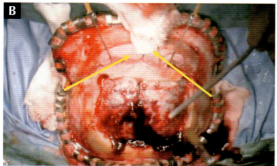
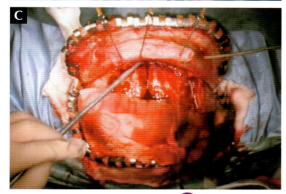

図2｜前交通動脈瘤の手術（破裂） WEB ⑩

Bに示したように開頭は2弁で行っている．これにより，もろい前頭蓋底側の硬膜を開頭時に損傷するリスクは少なくなる．次いで前頭洞を利用しながら，頭蓋底側をしっかり開頭する（**C**）．前頭洞の粘膜処置は各施設のルールに従えばよいが，われわれは粘膜を自然孔に追い詰め，Weck clipで閉鎖し，閉頭時に骨膜で覆っている．

> **Point** 骨膜弁をはじめから取りながら開頭を進める．これでも皮切の先端は接線がnasionに向かう（**B**，→）ことで，皮膚の翻転が容易になる．

前頭洞の閉鎖に備えます．後から採取するのは大変なのでかならず開頭時にやっておきます．眉弓の部分は越える必要がありますが，眼窩上神経が通る穴あるいは切痕を処置する必要はありません．ちょうど見えるくらいで大丈夫であり，間違って引き抜いたりしないようにしてください．

さて，条件は皮弁が翻転しやすいことですが，翻転した皮弁が眼球を圧迫しないようにするためなどの目的で，皮切の形を図1, 2のようにしています．皮弁は顔の側に折り返すのではなく，上の方向に引っ張り上げることができるように，オーバーテーブルなどを配置します（図1Aで眼の上にある物体は眼球にかかる圧をモニターするセンサーです[5]．これを導入してからけっこうな圧が眼球にかかっていることがわかり，失明の危険を防ぐためにいろいろ工夫するようになりました）．これも WEB ⑨を参考にしてください．

開頭は2弁にして行っています．2弁にすることで開頭時に前頭蓋底の硬膜を損傷させるリスクを下げることができます．硬膜を損傷すると修復が大変ですし，髄液が抜けて脳が落ち込んで嗅神経の損傷の原因にもなります．頭蓋底の骨弁は前頭洞の外板のみをボーンソーを用いて採取しますが，あまり小さくすると吸収されてしまうので，ある程度の大きさを保つようにしてください．最近では骨固定のプレートが良くなり，整容面に配慮できるので，骨窓の幅はくも膜下出血などでも linear temporalis の temporal 側まで広げる必要はなさそうです．

ボーンソーを使って頭蓋底側の骨切りをしているところを WEB ⑪で見てください．この症例では前頭洞は小さく，開放されていません．

前頭洞はいろいろな処置の仕方があると思い

ます．われわれは粘膜を追い詰め，Weck clipで閉鎖し，粗い骨片を置いて，骨膜弁で隔離しています．

硬膜切開したら，顕微鏡を入れ鶏冠の除去と嗅神経の保護操作を行う（図1，3）

硬膜の切開は，インヘミに入るのにどれだけ広いスペースを使えるかを規定します．残念ながらpterional approachとは異なり，手前に妨げとなるfrontal bridging vein（上矢状静脈洞に入り込む）が存在します．開頭が低ければ低いほど，静脈損傷のリスクは少なくなります．ただ，それでも低位まで静脈が存在する場合には，できるだけ工夫しても2cm以下のスペースからすべての操作をやらざるを得ない場合もあります．上矢状静脈洞の始まりが高い人の場合は，存分にスペースが使用できます．いろいろな方向から手が入ったほうがやりやすいに決まっていますから，このあたりは妥協することなく，corridorの入り口を決めてください．

なお，硬膜切開はコの字型にするなどしてスペースに無駄が生じないようにします．大脳鎌は切ったほうがスペースを得るのに便利です．一側の硬膜を切らなければ嗅神経は絶対保たれるということはありません．

次いで鶏冠の除去を行います．前頭蓋底ギリギリに開頭を行えば，個人差はありますが鶏冠はかならず見えてきて，進入路の妨げになります．硬膜の袋の中に入り込んだかたちになっていますから，手前をメスで切開し，骨を出し，マイクロリウエルなどを用いて摘出します．大きさは個人差がありますが，進入路が狭い場合などではこの鶏冠の数mm分が非常に貴重なworking spaceとなることもあります．

嗅神経は鶏冠の奥の位置に左右に並んで存在

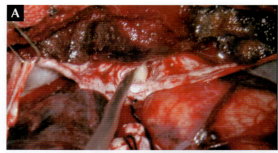
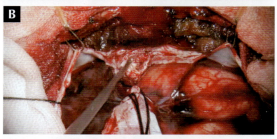
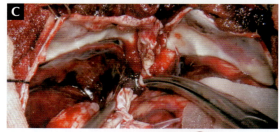

図3｜鶏冠の除去と嗅神経の保護操作

鶏冠はbaseの骨が十分に削除されるとかならず障害物として出てくるため，視野の確保のため削除する．上を覆う硬膜をメスで切開し（**A**），剥離子で剥くと簡単に硬膜から剥がれるので，後はマイクロリウエルなどでかじり取る（**B**）．

> **Point** 大脳鎌は切るやり方と切らないやり方があるが，インヘミの利点を最大限生かすためには，切断したほうがよいと考えている（**C**）．ただ，メインに入る側でないほうの硬膜切開は，大きくする必要はない．

します．前頭葉と嗅神経を一緒に包んでいるくも膜の2辺を切開して，前頭葉が移動しても，嗅神経が一緒に引きずられて離断しないようにします（WEB⑩）．手術のはじめの段階でかならずやっておきますが，手術で剥離が進んだらもう一度嗅神経に戻り，剥離を適宜追加してく

ださい．なお，思い当たる節がなくても，嗅覚脱失は起こりうるということを，患者さんには十分理解しておいてもらいましょう．

どこから大脳半球間裂に入るのかは静脈の発達によって決まる（図4〜8）

頭をまったく水平にした場合に，大脳半球間裂のくも膜の折り返しが一番高い位置というものがあります（図4）．この位置をしっかり把握しましょう．

まずはAIHの例で，上矢状静脈洞の開始が高く，十分なスペースを取ることができた例を見てみましょう（図5）．なお，AIHと言っても開頭はbaseまで広げており，下方の展開はBIHと同じとご理解ください（これはこれからの記述でも同様です）．AIHではcorpus callosumの下のgyrusをすべて剥離してしまいます．Corpus callosumが出てくるのは，くも膜の折り返しが一番高い位置の7〜10mmくらい上側です．このterminal cisternと呼ばれる広いスペースはsylvian fissureではM1/2の存在するスペースに相当し，ここに早く入って，ペーパーナイフのように切り上げることで，剥離は容易になります．

でも，このterminal cisternが簡単に出せるような静脈の構造をもつ症例は多くはありません．前に述べた，くも膜の折り返しが一番高い位置あたりから入ることが，多くなります（図6〜8）．この部分からの進入のみではterminal cisternは出しませんので，A2の全貌やcorpus callosumは見ることはできません．Sylvian fissureを開放する場合でいえば上滑りの剥離に相当します．必要なのはおおむね2つのgyrusの剥離ですが剥離しにくく，さらに最終的にも術野は狭くなります．

それでもなぜこの方法を取るかというと，①慣れるとそれでもできてしまってしかも時間的に早い，②通常のサイズの前交通動脈瘤はそのくらいの不十分な剥離でもクリッピングには問題がない，③広いスペースを得るために静脈を切ったり，難しい剥離を広い範囲でやるよりは，ダメージを受ける可能性のある脳の部分は狭いほうが良い，などの理由からです．

なお，もう1つのインヘミの指標となるものとして前頭蓋底の形態があります．頭を水平にしていると，嗅神経の先端あたりで最も前頭蓋底は深くなり，その後せり上がってきます．鞍結節が見えてきたらそろそろ前交通動脈が近いということになり，ランドマークになってくれます．

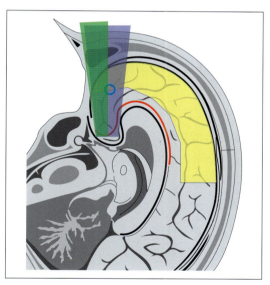

図4 | AIHの剥離範囲（　　　）とBIHの剥離部分（　　　）の違い

大脳半球間裂の構造を模式した図で，　　部分は大脳鎌，　　は前大脳動脈を示している．頭をまったく水平にした場合に，大脳半球間裂のくも膜の折り返しが一番高い位置（○）が剥離の基準点として重要になる．Corpus callosumが出てくるのは，一番高い位置の7〜10mmくらい上側で，AIHではA2を完全に出し，下をすべて剥離する．BIHではくも膜の折り返しが一番高い位置（○）くらいから入り，下の部分の最小限のgyrusのみを剥離することになる．

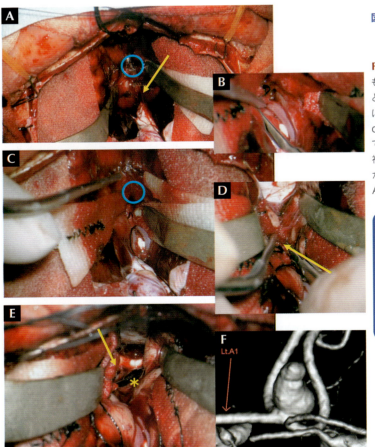

図5 上矢状静脈洞と架橋静脈が高位であり，十分な進入スペースが得られた，上向きの破裂動脈瘤

Fに3D-CTAを示す．くも膜の折り返しの最も高い位置（**A**，**C**，〇）の後方1cm程度のところ（→）を剥離するとA2とその下に脳梁が確認できる．その後，このterminal cisternを利用して前方に向かって剥離を進めていく（**D**，→）．完全に展開を終えると視交叉とその上に血腫に覆われた動脈瘤（＊）が確認でき，そのドームの反対方向には左のA1（→）が確認可能である（**E**）．

> **Point** このような上向きの動脈瘤では頭蓋底側から視交叉，前交通動脈complex，動脈瘤ドームの順に確認・剥離を進めるような手続きが必要になる．

半球間裂の剥離はローギアで辛抱強く，はさみを静止させる（図6〜8）

　Sylvian fissureの剥離では適当なテンションを掛けながら，はさみを剥離子やメスの先のように使って，払う動作でスイスイと分けます．そのなかで硬いくも膜はびしっとはさみで切るというふうにギアチェンジをしながら剥離すると，最も効率よく短時間でできます．つまり，トップギアとローギアの使い分けが大事ですが，トップギアを使うことが多くなります．

　一方で，インヘミでは引っ掛けて切るという操作では周りのもろい血管が破綻してしまいますし，過度のテンションを掛けると軟膜がずりずりと傷んでしまうという悲しい事態が起こります．ひどいときには，ずーっと軟膜が傷みっぱなしになってしまいます．これを避けるには，ほとんどローギアで仕事をする必要があります．つまり，はさみはゆっくり閉じて，閉じたら先端は払わないで静止させ，さっと手前に引きましょう．テンションも過度に掛かりすぎないように調節して行う（脳べらは動脈瘤の前までは右側のみで，脳を持ち上げるようにかける．左の吸引管でうまく切るべきくも膜を視認・緊張させる）のがよろしいようです．息を潜める，息をうまく止めるなどして，ひっそりと手術をしましょう．わいわい言いながらの手術には向いていません．

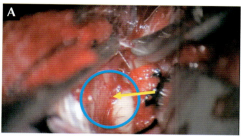
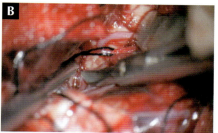
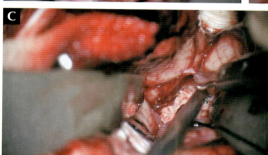

図6 | 上矢状静脈洞と架橋静脈が低位であり，十分な進入スペースが得られなかった下向きの破裂動脈瘤

Fに3D-CTAを示す．くも膜の折り返しの最も高い位置（**A**，◯）の部分から，細かい間隙を見つけながら（──→）優しい牽引のもとに（**B**），前頭蓋底の形態を指標にして剥離を進めていく（**C**）．剥離をしていくと動脈瘤に近いことを思わせる血腫が見えてくる（**D**，──→）ので，base側の剥離は中止し，A2側からの剥離に変更する．ドーム（＊）の反対方向には左のA1が確認可能である（**E**，──→）．

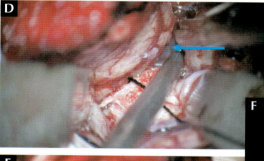

> **Point** このような下向きの動脈瘤ではA2側から前交通動脈complex，動脈瘤ドームの順に確認・剥離を進めるような手続きが必要になる．

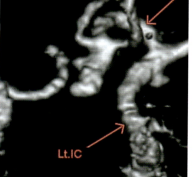

それでも軟膜が傷んだら

それでも軟膜が傷んだらどうしましょうか．テンションを同じように掛け続けて同じ操作をその場で続けていると，軟膜は次々と剥がれて傷んでしまいます．

軟膜が傷んだら，その場のテンションを弱めて別の場所（特に動脈の周辺：perivascular microcisternというやつでしょうか）で本当の半球間裂に入り，そこから逆に軟膜の傷んだところに戻ってくることで，正常の半球間裂に戻ることができます．視野全部が傷んでいたらどうするか？　そのときは腹を決めてテンションを弱めてどこかで本当の半球間裂を見つけて修

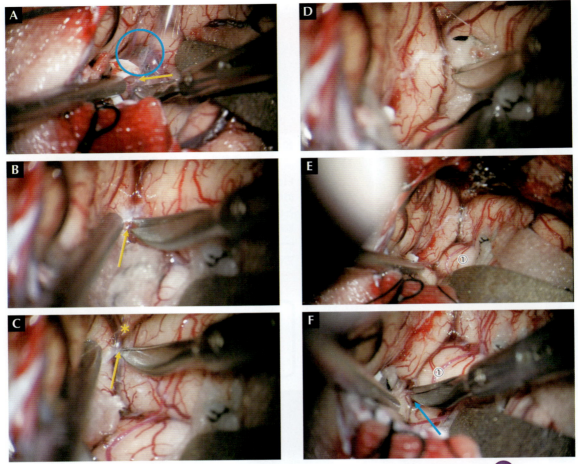

図7｜上矢状静脈洞と架橋静脈が低位であり，十分な進入スペースが得られなかった未破裂動脈瘤の例 WEB⑫

くも膜の折り返しの最も高い位置（**A**，〇）の部分から，細かい間隙を見つけながら（**A〜C**，→）優しい牽引のもとに剥離を進めていく．頭蓋底の構造（＊は頭蓋底硬膜）を参考にしながら自分の今いる位置を推測する（**C**）．インヘミでは引っ掛けて切るという操作では周りのもろい血管が破綻してしまうし，過度のテンションを掛けると軟膜がずりずりと傷んでしまうので，はさみは剥離子としては使わず，もっぱら切る作業をメインにする．テンションも過度に掛かりすぎないように調節して行う（脳べらは動脈瘤の前までは右側のみで，脳を持ち上げるようにかける．左の吸引管でうまく切るべきくも膜を視認・緊張させる）のがよい．時折は，吸引管をカウンターで当てて剥離を進めるような作業も必要とされる（**D**）．①のgyrusを剥がす必要があり（**E**），主に血管周辺の硬いくも膜（**F**，→）を根気よく切っていく．まず手前の端の部分のくも膜を切った．

復するしかありません．「インヘミに王道なし」とは，私が10年前にため息をつきながら発見した真実です．

> **最終段階には動脈瘤の向きを見てその反対のA1の剥離を行う，もう1本のA1も**（図5〜6）

原則的には，上向きの動脈瘤はbase側のく

も膜を最初に処理してから上に上がってきます．幸いなことに，動脈瘤のドームの向きの反対方向にA1は存在しますので，このやり方を守れば母血管を動脈瘤の剥離の前に確保することが可能です．下向きの動脈瘤ではbase側のくも膜を切る前にA2を見に入ります．その場所の奥にA1は見えてくるのが普通です．動脈瘤を確認して，危険のないように剥離を進めてき

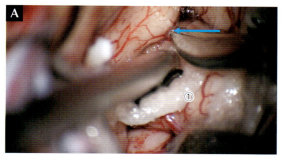
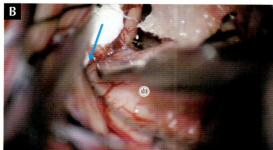
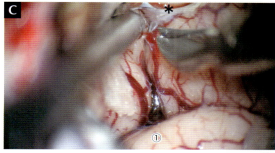
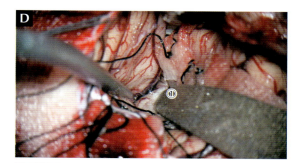
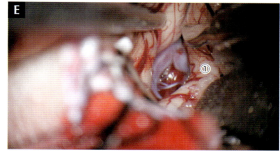
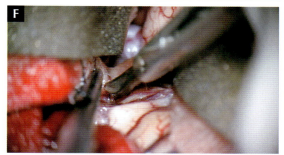
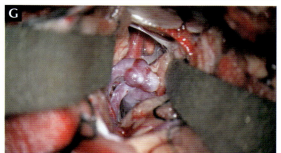

図8 | 上矢状静脈洞と架橋静脈が低位であり，十分な進入スペースが得られなかった未破裂動脈瘤の例（続き）

取り掛かりになる部分のもう一方のくも膜を切る（頭蓋底側の端，**A**，→）．その後，かぶさっている左側のgyrusを吸引にてめくり上げるようにしながら（**B**，→），丁寧に剥離していく．静脈があるが，これを傷つけないようにローギアで丁寧に行う．血が出てしまうと視野が悪くなり，負の連鎖に巻き込まれてしまう．そして，ときどきbase側で自分のいる位置を確認して，深さに応じて剥離を進める．**C**の＊は前頭蓋底で，この形を目安にして自分の今いる位置を確認する．①のgyrusの最もくっついている部分を分け終わると（**D**），動脈瘤が見えてくる（**E**）．ここではじめて左の脳べらを入れ（もちろん決まりはないが），上方に必要なだけ剥離を追加し（**F**），頭蓋底側の剥離を追加するとクリッピングに必要なスペースを得ることができる（**G**）．

ます．

　横方向を向いている場合も原理は同じです．動脈瘤の向いているほうの反対側から剥離するのが原則です．ただ，原則が通じないものもありますから，血管撮影はよく読んでおいてください．なお，未破裂脳動脈瘤ではこれらの原則にあまりこだわる必要はありません．

　中大脳動脈の動脈瘤とは異なり，2本の母動脈があることが前交通動脈の特徴になります．ただ，A1の発達には左右差があることも，動

脈瘤のケースでは一般的です．必要な血流を維持しながら，いざという場合に1本のclipでproximal flow controlができるように考えておくと便利です．

　つまり，極端にA1に左右差のある場合は中大脳動脈瘤とまったく同じことになりますが，若干A1の発達に左右差のある場合などでは，hypoplasticな側のA1にtemporary clipをかけておくことで両側のA2の血流は維持しながらも，いざというときはdominantなA1を遮断することで完全なproximal flow controlに移行できるわけです．この場合は，前交通動脈の発達度合いや穿通枝の出方などに注意して行うようにしましょう．ただ，動脈瘤のドームの反対方向にメインの側のA1がありますので，時としてメインではないほうのA1は動脈瘤の裏側になってしまうということもありえます．

　さあ，いよいよクリッピングですが，ここまで来たらもうあまり難しくはありません．中大脳動脈瘤の場合とまったく同じです．Clipのかけ方はclosure lineの原理を意識して確実に行って下さい[6]．

閉頭も前頭洞に気を使ってしっかりと手を抜かない，いい加減だとあとで後悔の種に（図9）

　前頭洞の処理をうまく滞りなく行うことが肝心です．骨膜弁を引っ張りすぎてしまうと顔の形が変わってしまうので注意しましょう．

　また硬膜は時に薄く裂けやすいので，骨膜を使ってパッチしたりして，髄液漏ができないようにしましょう．初めの段階で硬膜損傷を起こさないように十分な配慮をすることが何よりも肝心ですが．

　額の部分なので，骨が落ち込まないように配

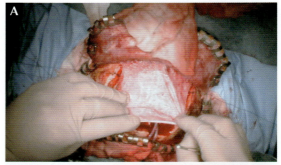
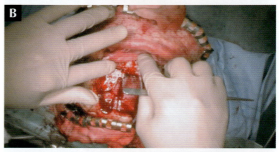
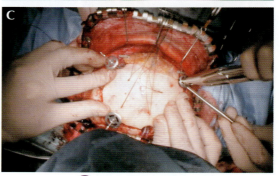

図9｜閉　頭 WEB⑬

最後は硬膜を閉め，あらかじめ用意しておいた有茎骨膜弁を使い（**A**），前頭洞を隔離する（**B**）．骨膜は引っ張りすぎないように注意する．開頭は目立ちやすい前額部になるので，骨のズレや落ち込みがないよう気をつける（**C**）．

慮して固定しましょう．

おわりに

　さあ，手術が終わりました．おっと言い忘れました．AIH（開頭はBIHと同じ）とBIHの使い分けですが，臨床的には通常の大きさで，特に下向きの動脈瘤ではBIHで十分な視野が得られます．しかしAIHのほうが視野とclipの挿入角度の自由度という面で優れていますので，特

に上向きで大きめの動脈瘤ではAIHのほうが勧められます．しかし静脈の構造によってAIHを取るのは難しい場合がありますので，case-by-caseに対応します．

　初心者はAIHのほうが始めやすいと思います．剥離範囲は長く，時間もかかるでしょうが，インヘミの構造を理解するにはまずインヘミという道の全貌を歩いてみることが重要です．先輩医師に「今日は我慢してね」とお願いして手術に臨みましょう．何度もインヘミという同じ道を歩いていると，いろんなことがわかってきます．でも，インヘミは同じ道とはいえ剥離しやすさは人によって違いますので，昨日はうまく歩けた（剥離ができた）のに今日は散々だったということが起こるのも当たり前です．ともあれ，ひたすら謙虚に歩き続けることが重要なのです．もちろん，いろいろ反省しながらですけれど．

　幸い軟膜が多少傷んでも，あまり予後に関係することはありません．Clipでのトラブル（特に穿通枝障害）を避け，静脈を温存することが最も大事です．そういったクリッピングでのトラブルを避ける最も基本的方法がインヘミなのです．

　でも「インヘミや　若者たちの　鋏の跡」と詠まれないよう，ぜひ上達してくださいね．

参考文献

1) Lougheed WM: Selection, timing and technique of aneurysm surgery of the anterior circle of Willis. Clin Neurosurg 16: 95-113, 1969
2) Ito Z: The microsurgical interhemispheric approach suitably applied to ruptured aneurysms of the anterior communicating artery in the acute stage. Acta Neurochirurgica 63: 85-99, 1982
3) Yasui N, Nathal E, Fujiwara H, et al: The basal interhemispheric approach for acute anterior communicating aneurysms. Acta Neurochir 118: 91-7, 1992
4) 石川達哉，安井信之：Interhemispheric approach, 119-127，（伊達　勲編：脳神経外科エキスパート「前頭葉・側頭葉」，中外医学社，東京，2008）
5) Mutoh T, Ishikawa T, Nishimura H, et al: Application of the FlexiForce contact surface force sensor to continuous extraocular compression monitoring during craniotomy for cerebral aneurysms. J Neurosurg Anesthesiol 22: 67-72, 2010
6) 中山若樹：前交通動脈瘤クリッピングにおけるClosure Lineのとりかた：Closure'Plane'コンセプトとアプローチ選択．脳外速報 19: 998-1010, 2009

5 前交通動脈瘤クリッピングにおけるclosure lineの取り方
～Closure "plane" コンセプトとアプローチ選択～

> **Key Point**
> ①前交通動脈瘤も分岐血管に対して直交する曲線が理想的closure lineであることが多い．
> ②想定したclosure lineが頭蓋に対してどのような方向の平面に含まれるかを考える．
> ③クリップ鉗子をその平面に合わせて挿入できるようなアプローチ選択と術野展開を行う．

はじめに

Closure lineの理論は，中大脳動脈分岐部の動脈瘤が最も理解しやすいでしょう[1,2]．この部位の動脈瘤は術野も広く浅く取れるので，クリップ鉗子を自由に挿入できますし，想定したclosure lineの実現も容易です．一方，前交通動脈瘤は，左右のA1とA2そして前交通動脈（A-com）の5つの血管がかかわっていて分岐合流が複雑なので，一見するとclosure lineの取り方は難しく思えます．また術野における自由度にも一定の制限があるので，狙ったclosure lineの実現が難しいことも多々あります[3]．

ここでは前交通動脈瘤におけるclosure lineの考え方と，それに必要な術野展開の仕方を整理して考えてみましょう．

Closure lineの基本的概念

Closure lineに関する理論は，第4章2節（p.79～）で詳しく解説されていますが，非常に重要なことなので，ここでもう一度，おさらいしておきましょう．

クリッピングとは，3次元構造物である動脈瘤をクリップブレードによって2次元の"線"（曲線）に次元を落とすことを意味します．そのクリップ閉鎖によってできる曲線を「closure line」と呼びます．クリッピングに際しては，その動脈瘤が形成されるまでの過程を想像して，動脈瘤ができる以前の姿に戻すようなclosure lineを設定すれば最も理想的なものになるはずです．ちなみに，実際にクリップ（クリップ鉗子）を挿入する方向を，「application angle」と呼んでいます．

動脈瘤発生に関しては多くの組織病理学的な研究がありますが[4]，形態的変化にのみ目を向けて考えると，動脈瘤の形成過程は大きく2つに大別できます．1つは，動脈硬化性変化で見られる血管のelongationと分岐角開大に伴って，分岐の又を取り囲むような縦の亀裂（初期病変）が生じ，それが分岐角のさらなる開大とともに亀裂も開いて瘤化していくと想像されるもので，これがbifurcation typeと呼んでいるものです（図1-A）．このタイプでは瘤壁が分岐の又を取り囲むように母動脈側にまで及んでいるのが特徴です．この場合の動脈瘤の切り口（真のネック）は，「2つの半弧がVの字型」に開いたような格好，あたかも蝶の羽が途中まで開いたような恰好をしています．その「2枚の羽を閉じ合わせる（折り畳む）」ようにしつつ分岐角を寄せると，初期の状態に戻せるはずです．こうしてできる

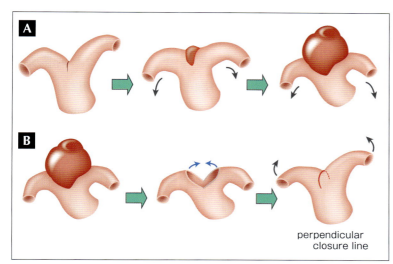

図1｜Bifurcation typeにおける closure line

A：分岐角の開大とともに分岐の又に生じた縦の亀裂が，さらに開いて瘤化する．
B：V字型に開いた2つの半弧型のネックを閉じ合わせてできる，分岐に直交した曲線が理想的closure lineである．

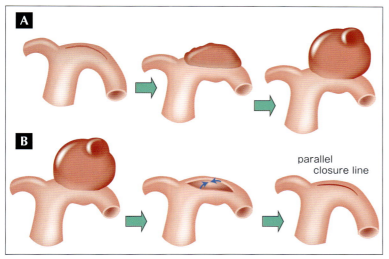

図2｜Trunk typeにおける closure line

A：分岐から少しずれた位置で，血管の走行に沿った壁の脆弱部が膨隆してできる．
B：血管走行に沿った長軸を持つ楕円型のネックを，その長軸に沿って血管に平行に閉じてできる線が理想的closure lineである．

理想的なclosure lineは，2本の分岐血管が成す線に対して直交する向きで，初期の亀裂のように分岐の又を取り囲むCの字型になります（図1-B）．多くの場合，このカーブした曲線を1本のクリップでは実現しにくいので，クリップを複数組み合わせてlineを作ります（multiple clipping）．分岐血管とともに3次元的に瘤壁の境界線を閉じているので，母血管に及ぶ瘤壁を可及的に消滅させつつも，分岐血管の径は保たれ，むしろ分岐角度を戻すことで血行力学的ストレスも減らすことができます．

もう一つはtrunk typeと呼ぶもので，分岐の中心からは少しずれた位置に，分岐血管の走行に沿った壁の脆弱部が生じて，それが瘤化していったと想像されるものです（図2-A）．この場合の動脈瘤の切り口は，分岐血管の走行に沿ったほぼ平面的な楕円形をしているので，その長軸に沿うように一本の線に潰すline，つまり分岐血管に平行な単純なclosure lineで理想的なものになります（図2-B）．

ただし経験上，ほとんどの動脈瘤はbifurcation typeに属しますので，理想的なclosure lineは分

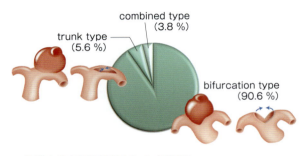

図3 | 前交通動脈瘤のタイプ別頻度
Bifurcation typeが約9割と，そのほとんどを占める．

岐血管と直交向きになることがほとんどです．

前交通動脈瘤における closure lineの捉え方

　前交通動脈瘤は一見複雑に見えますが，基本的にはdominant sideのA1が同側のA2とAcomに分かれる分岐部に生じます．動脈瘤のdomeは，そのA1が走行する突き当たりの方向に突出して形成されます．対側の非dominant sideのA1は動脈瘤発生母地の中心からは逸れていて，血行力学的には動脈瘤には直接関与していないので，動脈瘤形成過程の想定やクリッピングのライン取り決定に際しては無視して考えましょう[5]．

　Dominant sideのA1を親動脈とし，同側のA2とAcom（ひいては対側のA2）を分岐血管と捉えれば，前交通動脈瘤の構造も中大脳動脈瘤と同様なものとして理解しやすくなります．

　以前に，筆者が未破裂の前交通動脈瘤を連続106例見返した結果では，約9割がA2とAcomの分岐部の又に生じたbifurcation typeでした（図3）．Trunk typeはわずか1割弱です．よって便宜上，これ以降はbifurcation typeの前交通動脈瘤を前提にして話を進めます．

　この場合の理想的なclosure lineは，A2近位とAcomが成す線に対して直交し，分岐の又を取り囲むような曲線になるはずです（図4）．クリップ閉鎖に際しては，分岐角が自然に寄ることができるように，またネック裂けやA2のひきつれや分枝の引きちぎりなどが発生しないように，十分に周囲の血管を剥離してmobilizationしておくことが重要です．ちなみにこの画像の症例では，2本目のクリップも理想的なclosure lineに忠実に沿うようにカーブしたクリップを逆さの向きであてがっていますが，後出する症例のように2本目はカーブの先を利用するかけかたでもよいですし，有窓のクリップを用いても良いでしょう．

Closure "plane" と Application "plane"

　前交通動脈瘤では，両側のA1と両側のA2，そしてAcomが様々な走行を取り，それぞれの血管が織りなす角度も実に多種多様ですから，理想的なclosure lineもあらゆる方向になり得ます．当然，それに対応するクリッピングのapplication angleも様々ですが，実現可能なものかどうか考えなければなりません．

　そこで，closure lineの曲線が含まれる「平面」を想定してみましょう．このclosure lineが属する平面を"closure plane"と呼ぶことにします．そしてその平面が頭蓋に対してsagittal，axial，coronalのどれに相当するかに応じて分類して考えましょう（図5）．

　便宜上，図においては非dominant sideのA1は省略し，dominant sideのA1のみ描いてあります．以下の文中の"A1"は，このdominant A1を指します．Dominant A1と同側のA2はそのまま描画，対側のA2はAcomに連なる一つの血管として描画し，これら両者を文中では"2本のA2"と表記することにします．各シェー

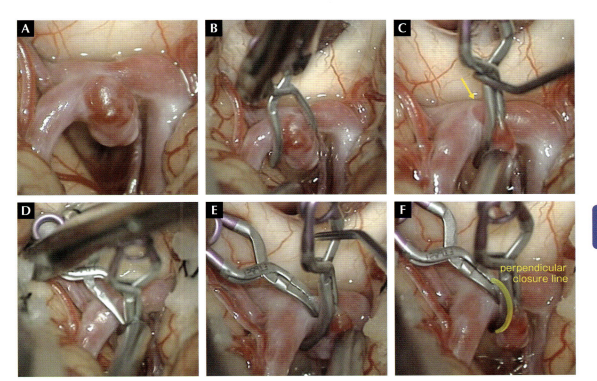

図4｜Bifurcation typeの前交通動脈瘤に対するクリッピングの実例
分岐血管に直交する向きで，分岐の又を取り囲むような曲線を形成する．単一のクリップでは無理が生じるので，まず片面を完全な形で閉鎖して，余った部分（**C**：→）に対して追加のクリップをあてがう．追加クリップの種類や向きはこの限りではない．

マ内には理想的なclosure lineを青色破線で示してあります．

一方で，実際のクリッピングにおけるapplication angleを考えておきましょう．Closure lineを演じるクリップブレードの曲線は，そのクリップを把持しているクリップ鉗子の縦断平面上に存在します（図6-A）．この平面内で，クリップ部を支点にしてクリップ鉗子の軸を振れば，クリップブレードの角度も変わりますし，あるいはローテーション型の鉗子を用いてクリップを把持する角度を変えることもできます（図6-B）．肝心な点は，いずれもクリップブレードの曲線はこの平面上に存在していることにあります．このクリップ鉗子が持つ固有の平面を"application plane"と呼ぶことにします．

クリッピング前に想定した理想的closure lineが属する「closure planeにapplication planeを合致」させて鉗子を挿入できるならば，その狙ったclosure lineは実現させることができるということになります．

1 Interhemispheric approachにおける適用

1）Sagittal type

2本のA2起始部が頭蓋の左右方向に分岐する場合は，closure planeの分類上はsagittal typeになります（図5-A）．A1の終末部が頭蓋の頭側から尾側に下りてくるように流入してくる場合は動脈瘤のdomeは尾側を向き（図5-A-a），A1終末部が後方から前方に向かってくるならばdomeは前方向きになり（図5-A-b），尾側か

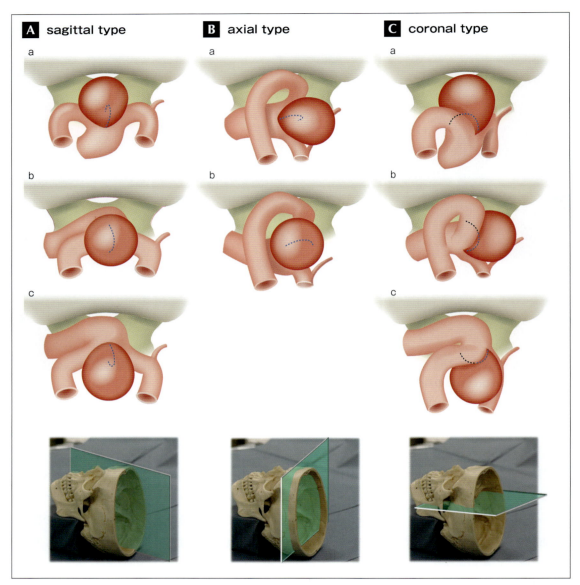

図5｜Closure "plane"による前交通動脈瘤の分類

理想的なclosure lineの曲線が含まれる平面が，sagittal（**A**），axial（**B**），coronal（**C**）のどれに相当するかによって分類した．実質的には分岐血管（A2起始部とAcom）が分岐する方向によって規定される．それぞれ理想的closure lineは青色破線で示してある．

ら頭側に立ちあがるように上向きに流入してくるときはdomeが頭側向き（図5-A-c）になります．いずれの場合も2本のA2は左右方向に分岐しているので，動脈瘤がbifurcation typeならば，理想的なclosure lineの曲線は2本のA2に直交する向き，すなわち頭蓋のsagittal平面内に属します．

ちなみに当然，A1終末部の走行もsagittal平面内で変動していて，その平面内でのA1終末部の方向に応じて，動脈瘤domeが向く方向もsagittal平面内で変動するのがおもしろいところです．

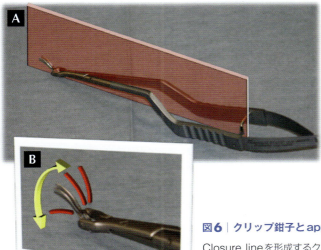

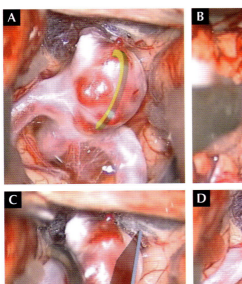

図6 | クリップ鉗子とapplication "plane" の関係
Closure lineを形成するクリップブレードは，クリップ鉗子を縦断する平面内に属する．その平面内において，クリップブレードの向きは，鉗子の角度やクリップを装着する角度によって自在である．

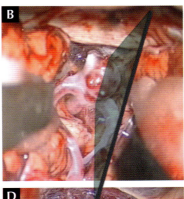

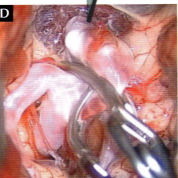

図7 | Sagittal Typeの前交通動脈瘤
理想的closure lineはsagittal平面内に属する．Interhemispheric approachでapplication planeをこの平面に合わせてクリップ鉗子を挿入することは容易であり，このclosure lineは実現可能である．

実際の例を図7に示します．図7-A中の黄色線のようなclosure lineを想定したとします．2本のA2は左右方向に分岐していて，理想的closure lineは頭蓋のsagittal平面上にあるので，いわゆるsagittal typeです（図7-B）．Interhemispheric approachで行うならば，術野は前後上下に広がった間口をもっているので，application planeをこのsagittalのclosure planeに合致させ

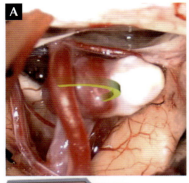 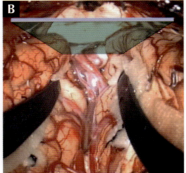
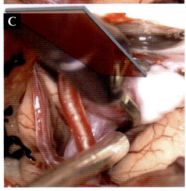 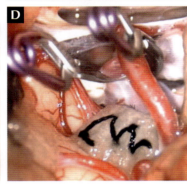

図8 | Axial Typeの前交通動脈瘤

理想的closure lineはaxial平面内に属する．Interhemispheric approachでapplication planeをこの平面に合わせてクリップ鉗子を挿入することは容易であり，このclosure lineは実現可能である．

てクリップ鉗子を挿入することは容易にできるので（図7-C），あらかじめ想定したclosure lineは実現させることができます（図7-D）．

冒頭に示したシェーマ（図5）のように，このsagittal平面内において，closure lineは動脈瘤の向きに応じて様々な角度を取り得ますが，sagittal平面内で鉗子挿入の角度を変えたり，ローテーション型の鉗子でクリップを把持する角度を変えたりすることで，あらゆる向きのsagittal type closure lineは実現可能です．

2）Axial type

2本のA2起始部が頭蓋の尾側-頭側方向に分岐する場合は，axial typeになります（図5-B）．A1の終末部が頭蓋の側方から入ってくる場合は動脈瘤のdomeがその反対側方を向き（図5-B-a），A1終末部が頭蓋の後方から前方に向かってくるならばdomeは前方向きになります（図5-B-b）．この場合は，理想的なclosure lineの曲線は頭蓋のaxial平面内に属します．A1終末部はaxial平面内で変動し，それに応じて動脈瘤domeが向く方向もaxial平面内で変動します．

実際の例を図8に示します．図8-A中に黄色線で想定した理想的closure lineは，頭蓋のaxial平面上にあるので，いわゆるaxial typeです（図8-B）．Interhemispheric approachでは，術野は左右方向にも広がった間口を持っているので，application planeをこのaxialのclosure planeに合致させてクリップ鉗子を挿入することも可能なので（図8-C），あらかじめ想定したclosure lineは実現させることができます（図8-D）．

しばしばaxial typeでは，いったん尾側に向かったA2はすぐに急峻にカーブして動脈瘤の上をまたがるようにしながら頭側に向かって走行して邪魔になることがありますが，そのA2に可動性を持たせたり，multiple clippingに際してそのA2の両側からクリップを挿入したり

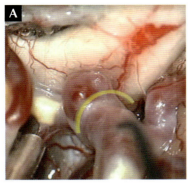
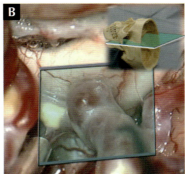
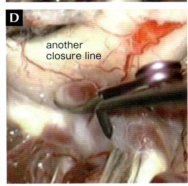

図9｜Coronal Typeの前交通動脈瘤
理想的closure lineはcoronal平面内に属する．Interhemispheric approachでapplication planeをこの平面に合わせてクリップ鉗子を挿入することは不可能である．次善の策として分岐血管に平行なclosure lineとした．

することで，無理なくclosure lineを形成することができます．

3) Coronal type

Interhemispheric approachで行う場合，実はcoronal typeだと問題点が生じます．Coronal typeは，2本のA2起始部が頭蓋の前方-後方に分岐する場合です（図5-C）．A1終末部が頭蓋の頭側から尾側に下りてくる場合は動脈瘤のdomeが尾側を向きます（図5-C-a）．A1終末部が頭蓋の側方から入ってくる場合は動脈瘤のdomeはその反対側方を向き（図5-C-b），尾側から頭側に上ってくるときはdomeが頭側向き（図5-C-c）になります．A1終末部も動脈瘤domeが向く方向もcoronal平面内で変動します．

この場合の理想的なclosure lineの曲線は頭蓋のcoronal平面内に属するわけですが，interhemispheric approachすなわち両側前頭開頭では，このcoronal平面に沿って道具を進入させることは不可能です．つまり，application planeはcoronalのclosure planeに合致させることはできないのです．

実例を図9に示します．図9-A中の黄色線で示すように，理想的closure lineは頭蓋のcoronal平面上にあります（図9-B）．しかし，それに沿うようにクリップ鉗子を挿入することはできません（図9-C）．そこで，2本のA2と直交するclosure lineではなく，次善の策として2本のA2に平行なclosure lineを採用することになります（図9-D）．本来ならばcoronalにしたいclosure planeを，axial planeに切り替えたことになるわけです．

このケースでは比較的小さい動脈瘤なのであまり問題はありませんが，bifurcation typeの動脈瘤でありながら分岐血管に平行なクリッピングをしたことになるわけで，サイズが大きめになると母血管側に残存する瘤壁は軽視できなく

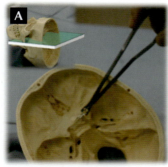

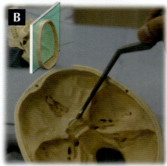

図10 | Trans-sylvian approachにおける closure plane

A：Interhemispheric approachでは不可能だったcoronal closure planeは，trans-sylvian approachでは対応可能である．
B：ちなみにaxial closure planeも対応可能ではある．

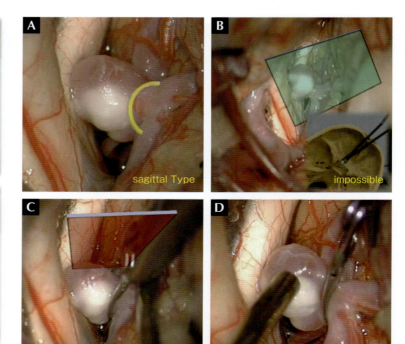

図11 | Trans-sylvian approachにおけるsagittal typeの動脈瘤

Application planeをsagittalの平面に合わせてクリップ鉗子を挿入することは不可能である．理想的なclosure lineとは異なる方向でのクリッピングを行うことになる．

なってきますし，分岐角度は開いたままなので血行力学的ストレスは解消されないことになってしまいます．

2 Trans-sylvian（pterional）approachにおける適用

上述したように，coronal typeのclosure lineだけはinterhemispheric approachでは実現できません．しかし，実はtrans-sylvian approachだとcoronal typeのclosure lineを実現させることができます．Trans-sylvianでは前交通動脈部に対してクリップ鉗子はほぼ側方から進入するのだから当然です（図10-A）．

Trans-sylvianではaxial typeのclosure lineも一応実行可能です．Coronal typeのときと鉗子挿入軸は同じままで，鉗子を90°回旋させれば自然とapplication planeはaxial planeになります（図10-B）．

Trans-sylvianではcoronal typeとaxial typeが対応可能ということにはなります．ただし後述するように，術野は狭く鉗子挿入角度の自由度は相当に制限されることは踏まえておくべきでしょう．

最大の問題点は，sagittal typeの場合です．図11は左のtrans-sylvianでapproachしたsagittal typeの動脈瘤です．前頭側頭開頭なので，application planeをsagittalに合わせて鉗子を挿入することはまったく不可能です（図11-B）．そこで次善の策として，bifurcation typeの動脈

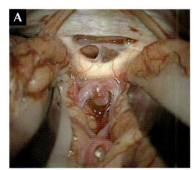 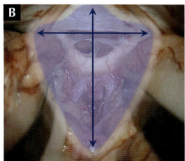

図12 | Interhemispheric approachの術野

Anterior & Basal interhemispheric approachを完遂すると，前後左右に充分広がった間口を取ることができる．

瘤でありながら，2本のA2に平行なparallel clippingに切り替えて，側方からの鉗子挿入で可能なライン取りに変更するか，あるいは少しでもsagittalのclosure lineに近づくよう，袈裟がけのライン取りで妥協するなどで対応せざるを得ません（図11-C, D）．

もちろん，一般的に動脈瘤のクリッピングに際しては，右手で持ったクリップ鉗子の方向を動かすばかりでなく，左手の吸引管で動脈瘤を動かして向きを変えて，右手で構えたクリップブレードの向きに動脈瘤のほうを持ち込んでやる，という操作を当たり前のように行います．しかし，特に前交通動脈瘤では両側のA1やA2ばかりでなく穿通枝によっても係留されているので，いくらA2など周囲の血管を剝離してmobilizationしようとも，動脈瘤の可動性には限界があります．

あるいは横に屈曲した形のクリップを用いれば，sagittalのclosure planeに合わせられるかもしれません．しかし，こうしたクリップはブレードが直線状で種類も限られており，multiple clippingなども到底不可能だし，これではまったくclosure line形成の体を成しません．基本的にsagittal typeのclosure lineはtrans-sylvianでは不可能である，と踏まえておくべきでしょう．

Closure planeの自由度と術野展開

これまでは，closure planeとapplication planeの関係を理解しやすいように，sagittal，axial，coronalの3つに分けて論じてきました．しかし実際には，必ずしも動脈瘤がぴったりその直交平面に合致しているわけではありません．そこでplaneの自由度について考えてみましょう．

1 Interhemispheric approachにおける自由度

一口にinterhemispheric approachと言っても，その具体的手法は実に様々です．その中で，伊藤[6〜8]，安井[9〜11]，上山[5]によって確立された，脳梁膝部から前頭蓋底側まで広く大脳半球間裂を剝離するanterior interhemispheric approachや徹底的に低い開頭をすることによって剝離を前頭蓋底側の最小限に抑えたbasal interhemispheric approachが，標準的手法として名高いものです．

その両者を融合させた「Anterior & Basal interhemispheric approach」が，いわば最も完全なる形のinterhemispheric approachであり，利点を最大限に発揮できます（図12-A）．このアプローチであれば，術野の前後方向と左右方向に十分に広がった間口を取ることができます（図12-B）．

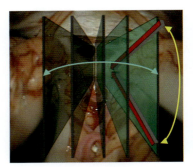

図13 | Sagittal closure／Application planeの自由度

Interhemispheric approachでは，sagittal planeを左右に倒したvariationを取ることができるし，各plane内で鉗子挿入方向を前後に振ることができる．

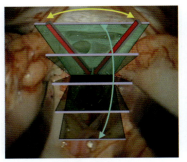

図14 | Coronal closure／Application planeの自由度

Interhemispheric approachでは，coronal planeを前後に倒したvariationを取ることができる．特に手前への倒しこみで，ある程度までcoronal planeに近づくことはできる．

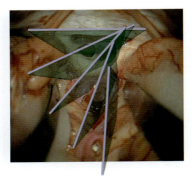

図15 | "Oblique" closure／Application plane

Interhemispheric approachでは，axialからsagittalに至るまでの斜位平面を任意に選ぶことも可能である．

　術野の左右方向の広がりを利用すれば，sagittal平面で挿入されたapplication planeをそれだけ左右に倒すことができますし，前後方向（尾側－頭側方向）にも広がりを持つ術野なのでそのplane内で鉗子挿入角度を大きく前後に振ることができます（図13）．

　Axial平面で挿入されたapplication planeは，術野の前後方向の広がりによって，主に手前側に倒してくることができます（図14）．Planeの手前側への倒しこみで，interhemispheric approachでは不可能とされたcoronal平面にある程度まで近づくことはできますが，せいぜい45°くらいが精一杯なところで限界があります．術野の左右方向の幅は，頭蓋底寄りのほうが広いので，鉗子挿入角度の左右への振り幅は真のaxial planeに近いほど大きくなります．

　この術野は頭蓋の前方から鉗子が進入するので，axial closure planeやsagittal closure planeをhorizontalに回旋（頭蓋の前後軸すなわちAP軸で回旋）してaxialとsagittalの中間のoblique planeを取ることもできます（図15）．上記のこ ととと考え合わせれば，360°にわたる任意のplane角度で，逆円錐型の範囲で進入軸を振ることができることになるのです．

　例えば，図16のケースでは，ほぼaxialのplaneが手前に倒れた，coronalとの中間の平面でクリッピングしています．図17のケースはaxialとsagittalの中間のplaneで行っています．

2 Trans-sylvian (pterional) approachにおける自由度

　Trans-sylvian approachにおいても同様の観点で考えると，axialからcoronalに至る任意のclosure planeは採用することができますが，この術野は頭蓋の水平面方向には多少のゆとりはあるものの，その厚み（頭蓋の尾側－頭側方向の幅）は非常に狭いと言わざるを得ません．Sylvian fissureをdistalから開放して[12, 13]，側頭葉を外側に展開して，かつ前頭葉を挙上する可動性をもたせたとしても，得られる間口の広さには限界があります．

　基本的に鉗子が進入する方向はinterhemispheric approachと比較してかなり制

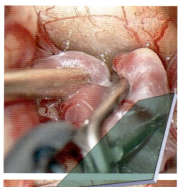
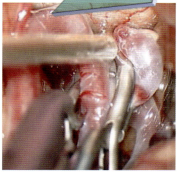

図16 | Closure／Application planeのvariation例

Axial planeをかなり手前に倒した平面でのclosure line形成

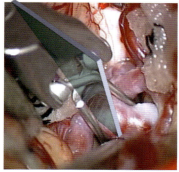
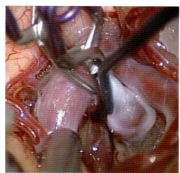

図17 | Closure／Application planeのvariation例

Axial-sagittal間のoblique平面におけるclosure line形成

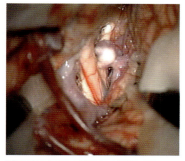
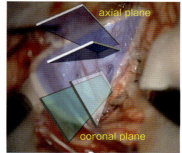

図18 | Trans-sylvian approachにおけるplaneの自由度

Trans-sylvian approachではcoronalとaxialのplaneに対応できるが，術野間口の幅は狭いために，可能な振り幅は小さい．

限されているので，各closure planeの振り幅も限られた範囲に留まります（図18）．

3 動脈瘤自体の可動性による自由度

ここまでは個々の動脈瘤が持つ理想的closure lineにどうやってapplication planeを合わせるかを論じてきました．しかし，それら双方の合致はapplication planeの自由度にのみ依存するわけではありません．動脈瘤自体の可動性もplaneの合致に大きく寄与します．

前述したようにapplication planeの自由度にも一定の限界があります．application planeの自由度をもってしても動脈瘤の持つclosure planeに合わせきれない場合には，動脈瘤そのものを動かして，想定したclosure lineを近似的に挿入したapplication planeの中に持ち込んでやればよいでしょう．

左手に持った吸引管で，動脈瘤domeの壁や分岐する血管の起始部を押したり引いたり，あるいは沈み込ませたり持ち上げたりするような動作がこれに相当します．動脈瘤を都合のいい向きや角度に動かしてからクリップ鉗子をそれに合わせるように挿入します．さらには開いたクリップでおおまかに動脈瘤を咥え込んでから，クリップをゆっくりと中途まで閉鎖しつつ，左手の吸引管で動脈瘤domeや母動脈壁を操作して，クリップブレードがあたるライン取りを微調整したうえで，クリップの完全閉鎖に至ります．

こうした動作は，熟練した術者はみな無意識にごく自然に行っていることでしょう．大切なのは，効果的にかつ安全に行うために，A2そ

のものや各小分枝を十分に剥離しておくことです．ただし，Heubner's arteryや穿通枝に無理はかけられませんし，両側からのA1で係留されているので，基本的にあまり大きく動かすことはできません．Plane同士のadaptationを担う主役はあくまでもapplication plane側の自由度であり，動脈瘤自体の可動性はその補助的な役割になります．

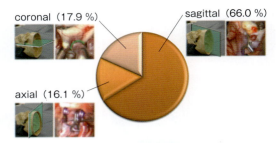

図19｜Bifurcation type前交通動脈瘤におけるclosure planeの内訳

Sagittal typeが約3分の2と最も多い．そのsagittal typeの理想的closure lineはtrans-sylvian approachでは実現できない．

Closure planeに基づくアプローチ選択と術野展開

1 アプローチ選択

筆者は前交通動脈瘤に対するアプローチとしては，瘤の位置（高さ）や大きさにかかわらず，基本的にinterhemispheric approachを選択しています．左右のA1やA2そして各小分枝や穿通枝の視認性が圧倒的に良いことや，術野の間口が広いだけでなく，底部の前交通動脈部周辺で確保されるスペースも広いことなどが，大きな利点だからです．

Interhemispheric fissureの剥離自体はその手順とコツをきちんと理解すればなんらストレスのかかるものではありません．クリッピングに際して分岐血管狭窄／閉塞の問題が絡む場合に，バイパスなどの対応がすみやかにできることも利点の一つでしょう．

ではclosure planeの観点から見るとどうでしょうか．前述した未破裂前交通動脈瘤の連続106例のうち，bifurcation typeの96例について，そのclosure planeの内訳をみると（最も近いplaneを選んだ），実に66.0％の例がsagittal typeでした．Axial typeは16.1％，coronal typeは17.9％にすぎません（図19）．Interhemispheric approachで実現できないのはcoronal typeであるのに対して，trans-sylvian approachでは最も頻度の高いsagittal typeが実現できないのですから，「理想的なclosure lineを達成する」という観点からも，interhemispheric approachが適している例のほうが圧倒的に多いのです．

しかし逆の見方をすれば，術前の画像検査でcoronal typeであると判断した場合には，動脈瘤の大きさや高さなど他の諸条件が障壁にならなければ，敢えてtrans-sylvian approachを選択するというのも一つの道なのかもしれません．

2 術野展開

術野の剥離展開も，closure planeを念頭に置きながら行うようにしたいところです．もちろん，クリッピングに際して鉗子挿入方向のvariation豊かな体勢を確保しておくべきなので，全方向的に可能な限り十分な剥離展開をしておくべきですが，closure planeがどのような角度に来るのかによって，最終的にクリッピングに際して利用されるスペースは変わってきます．仮にinterhemispheric approachを選択したとして，fissureの遠位が必要なのか，横幅のゆとりが必要なのか，頭蓋底側のスペースが必要なのか，術前画像に基づくそういったイメージを持ちながら術野展開を進めることも大切だと思います．

引用文献

1) Ishikawa T, Nakayama N, Moroi J, et al: Concept of ideal closure line for clipping of middle cerebral artery aneurysms –Technical Note–. Neurol Med Chir (Tokyo) 49: 273-8, 2009
2) 石川達哉．脳動脈瘤手術におけるclosure lineの設定とapproach angleを意識したclipping術．脳外速報　7: 804-14, 2007
3) 中山若樹：前交通動脈瘤，pp90-105（宝金清博編：脳神経外科エキスパート「脳動脈瘤」，中外医学社，東京，2009）
4) Sekhar LN, Heros RC: Origin, growth and rupture of saccular aneurysms, A review. Neurosurgery 8: 248-60, 1981
5) 上山博康：Anterior Interhemispheric Approachのための微小外科解剖 ─Arachnoid membrane, trabeculaeを中心に─．pp39-49（顕微鏡下手術のための脳神経外科解剖Ⅲ，サイメッド・パブリケーションズ，東京，1991）
6) Ito Z: The microsurgical anterior interhemispheric approach suitably applied to ruptured aneurysms of the anterior communicating artery in the acute stage. Acta Neurochir 63: 85-99, 1981
7) 伊藤善太郎：破裂前交通動脈瘤急性期におけるmicrosurgical anterior interhemispheric approachの利点．Neurosurgeons 1: 21-34, 1982
8) Ito Z: Microsurgery of cerebral aneurysms. Nishimura/Elsevier, Tokyo, pp33-48, 1985
9) 安井信之：前交通動脈に対する新しい手術アプローチ ─ Basal interhemispheric approach ─．Neurol Med Chir (Tokyo) 61: 756-61, 1987
10) 安井信之，三平剛志：前交通動脈瘤に対する大脳半球間裂接近法．pp50-61（顕微鏡下手術のための脳神経外科解剖Ⅲ，サイメッド・パブリケーションズ，東京，1991）
11) Yasui N, Nathal E, Fujiwara H, et al: The basal interhemispheric approach for acute anterior communicating aneurysm. Acta Neurochir (Wien) 118: 91-7, 1992
12) 上山博康，川村伸吾，大田英則，他：中大脳動脈瘤，内頸動脈瘤に対するdistal trans Sylvian approach. pp69-74（第12回脳卒中の外科研究会講演集，1983）
13) Kazumata K, Kamiyama H, Ishikawa T, et al: Operative anatomy and classification of the sylvian veins for the distal transsylvian approach. Neurol Med Chir (Tokyo) 43: 427-33, 2003

（中山 若樹）

6 内頚動脈瘤の手術

Key Point
①開頭はtemporal sideを意識して行う．
②動脈瘤の剥離の順番をきちんと守る．
③頚部を術野に出すなど，一時遮断の準備は怠らないように．

はじめに

一見して「その筋の人」というのがいます．彼らはステレオタイプの服装をして，「俺を見るなよ」という表現を全身をもって信号を出しているので，干渉する意思のない人はその人を無視してしまうことができます．つまり，目立つ格好が逆に目立たないという珍奇な現象を生んでいるということにもなるのです．でもステレオタイプの格好をしていなかった場合，彼らと適切な距離をおくのは時として難しくなります．

動脈瘤もそれと同じで，誰が見ても難しい動脈瘤に対して，戦争を仕掛けざるをえないのはそれなりの訓練を積んだ腕に自信のある人で，それなりの対応ができます．でも，普通の格好をしながら懐にドスを忍ばせているような動脈瘤には防御のしようがありません．動脈瘤を見たら常に怖いと思っているような臆病者であることが，一番有効な防衛法ということにもなるのです．

さて初心者向きの動脈瘤というのは何でしょうか？

浅いところにある動脈瘤，つまり中大脳動脈瘤や前大脳動脈瘤ですね．ただこれらはオリエンテーションをつけることが初心者にとって難しいこともあり，ネックの形も複雑です．一方でオリエンテーションをつけることが簡単で，ぐっと前頭葉を引くと出てきてしまうような動脈瘤，つまり内頚動脈-後交通動脈分岐部動脈瘤はその手術方法によってはきわめて簡単であり，初心者向きとも言えるのですが，この部分の動脈瘤は時としてとんでもない牙を剥きます．この節では，内頚動脈-後交通動脈分岐部動脈瘤と内頚動脈-前脈絡叢動脈分岐部動脈瘤に関して，合併症をきたすピットフォールを中心にして，解説したいと思います．

ごくありふれた内頚動脈瘤は危険な相手

脳動脈瘤のなかでも，内頚動脈-後交通動脈分岐部動脈瘤と内頚動脈-前脈絡叢動脈分岐部動脈瘤は全体の約3分の1を占めるごくありふれた動脈瘤です．しかし，以下のようなピットフォールがあります．
①動脈瘤の破裂が起こった場合，出血はきわめて激しいものとなる．
②内圧の高い動脈瘤であり，動脈瘤のhandlingにはさまざまな技術が必要である．
③母動脈閉塞や穿通枝障害が発生した場合の症状はきわめて重篤になる．

こういった意味でピットフォールだらけのこの部位の内頚動脈瘤の手術には，脳動脈瘤制圧

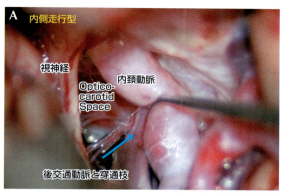 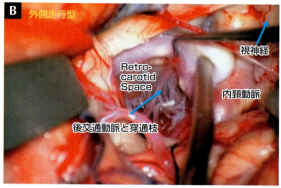

図1｜後交通動脈の走行

後交通動脈の走行については，内側走行型はoptico-carotid spaceで後交通動脈が確保できるもので，穿通枝は後ろ上方に向かって走行する（**A**）．これに対し，retrocarotid spaceで後交通動脈が確保されるのは外側走行型である（**B**）．後交通動脈の太さにかかわらず，後交通動脈からの穿通枝は一定数存在し，前半部（近位側）に多い．

のための基本手技がすべて含まれていると言っても過言ではありません．

ただ大きな生命に関連するような問題が起こらないにしても，穿通枝のトラブルは往々にして起きることがありますから，くれぐれも注意しましょう．

解剖で押さえておきたいこと

解剖に関しては成書に詳しいので，詳しくは述べません．ポイントだけに絞ります．後交通動脈はその太さにより，大きく，①Normal type（54％）：直径1mm以上でP1より細い，②Hypoplastic type（24％）：直径1mm以下，③Fetal configuration（18％）：直径1mm以上でP1より太い，に分類されます．

その走行については，内側走行型はoptico-carotid spaceで後交通動脈が確保できるもので，穿通枝は後ろ上方に向かって走行します．これに対し，retrocarotid spaceで後交通動脈が確保されるのは外側走行型です．後交通動脈の太さにかかわらず，後交通動脈からの穿通枝は一定数存在し，前半部（近位側）に多いので動脈瘤に近接している部分から穿通枝が出ていること

になります（図1）．

前脈絡叢動脈は後交通動脈と内頸動脈の終末部の間で，内頸動脈から分岐し，1本の枝として出ることが多く，uncusなどを栄養する細い枝と，太いtrunkに分かれるか，または2〜4本の独立した枝として出ます．Cisternal segmentは視索・大脳脚・側頭葉・外側膝状体・前有孔質に，choroidal segmentは脈絡叢に分布しますが，cisternal segmentの動脈の閉塞は上肢に強い片麻痺・全感覚に及ぶ半側感覚障害・同側半盲あるいは1/4盲につながり，臨床的に特に重要です．

なお他に重要な事項として，内頸動脈はophthalmic segment，communicating segment，choroidal segmentに分けられており，その長さや走行には個人差が非常に大きいことが挙げられます．繰り返し強調してきたのですが，特にophthalmic segmentはproximal flow controlを行ううえで非常に重要なものの，この部位の内頸動脈は動脈硬化が強いことが多く，temporary clippingなどの際にclipがその硬さのために十分な閉鎖が得られなかったり，短くて前床突起の下に潜っているためにtemporary clipがかけ

られなかったり，temporary clipにより内頚動脈自体に解離や損傷をきたしたりすることがあるので十分に注意してください．

開頭はtemporal sideを意識して行う

「開頭，閉頭の基本」の項（第3章1節，p.42～）でも述べたとおり，開頭は前頭葉と側頭葉が同じ大きさで出るようにします．

Subfrontal approachでも可能ですが，後ろ向きの動脈瘤などでは対応できない場合もあります．後ろ向きの動脈瘤ではretrocarotid spaceを利用しますが，このためにはtemporal tipを後ろに移動させる必要があり（anterior temporal approachと同様），temporal sideの十分な視野が必要となるからです．

Distal trans-sylvian approachを行うことにより，前頭葉と側頭葉を係留しているくも膜を広範に切離します．原則的にくも膜の開放は視神経の外側縁までで十分ですが，前頭葉を下からretractする場合には視神経と前頭葉の間のくも膜を切開します．

動脈瘤の剥離の順番をきちんと守る（図2）

内頚動脈-後交通動脈分岐部動脈瘤は外側向きで，側頭葉に接触しているものと，後下方を向きテントの下に潜り込んでいるものと，2通りあります．前者の場合は側頭葉の不用意なretractionは破裂のリスクを生みます．

内頚動脈-前脈絡叢動脈分岐部動脈瘤における動脈瘤の位置は，テントの下に潜り込む内頚動脈-後交通動脈分岐部動脈瘤と同じ場合と，かなりdistalの場合の2種類に分かれます．前者の場合は，手順は内頚動脈-後交通動脈分岐部動脈瘤とまったく同じになりますが，側頭葉に接触・埋没するlateral projectionも多く，側頭葉の不用意な牽引には注意しましょう．

後交通動脈は前に述べたようにoptico-carotid spaceで後交通動脈の走行を確認するか（内側走行型），retrocarotid spaceで確認するか（外側走行型）ですが，前脈絡叢動脈では後交通動脈とは分岐角度が異なり，反対方向に逃げていくvariationは存在せず，走行にゆとりがなく，ぴんと張った状態にあるのが特徴で，動脈瘤の後ろを巻きつくように走ってきます．しつこく穿通枝の走行を確認することが大事で，またたとえ完璧なneck clippingでなくとも絶対に穿通枝障害をきたさないようにすることが必要です．

内頚動脈-後交通動脈分岐部動脈瘤手術の実際の手順（図3）

ステップ1

まず最初にdistal側の剥離を行います．前脈絡叢動脈を視認・剥離し，distal neckを確保します．このsideに破裂点があることはきわめてまれです．動脈瘤の近位の内頚動脈を確保したいところですが，この部分を最初に行うことは，リスク（破裂）が非常に高いので後交通動脈分岐部の動脈瘤の場合は勧められません．

ステップ2

前にも述べたように，手術の実際においては，後交通動脈の内頚動脈との位置関係，つまり後交通動脈の走行を内頚動脈に対してどこで確認しうるかが重要です．内側走行型はoptico-carotid spaceで，外側走行型はretrocarotid spaceで後交通動脈が確認できます．

次に，内頚動脈の遮断をどのようにするか判断します．Ophthalmic segmentの長さや状態を見ます．動脈硬化が疑われる場合は，部位の内頚動脈を吸引子管と剥離子で挟み込むように圧迫してみますが，圧迫不可能だったり，ちょっ

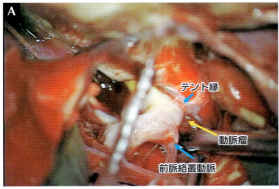
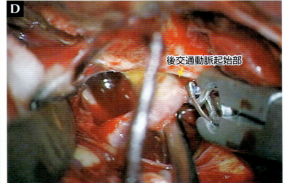
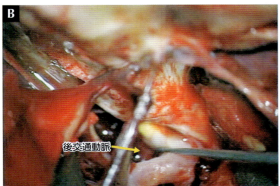
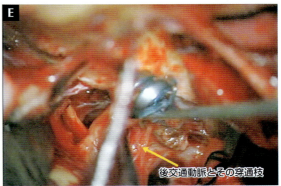

図2 | 動脈瘤剝離の順序（破裂内頸動脈-後交通動脈分岐部動脈瘤症例）

A：まず最初にdistal側の剝離を行う．前脈絡叢動脈を視認・剝離しdistal neckを確保する．

B：後交通動脈の走行を確認する．この症例ではoptico-carotid spaceで確認でき，内側走行型である．この症例ではophthalmic segmentの内頸動脈が短く，動脈硬化があり，動脈瘤がテント下に潜り込んでいたため，頸部で内頸動脈を確保し，遮断を行った．

C：頭蓋内に戻り，はじめてproximal neckに入る．この動脈瘤は後方発育型であるが，頸部で内頸動脈を遮断することにより，動脈と動脈瘤の圧が低下し，テント縁を切開しなくてもproximal neckの確保が可能になった．

D：動脈瘤と頭蓋底の硬膜の間のくも膜や結合組織を鈍的あるいは鋭的に切断すると，動脈瘤が自由になり，後交通動脈の出口とまたその走行が明らかになる．これでproximal neckが確保されたことになる．もう一度distal neckを見て，後交通動脈と前脈絡叢動脈の走行を確認し，クリッピング後の状態をイメージし，その後にclipをかける．

E：Distal neck側から後交通動脈の出口が温存されているか確認する．

> **Point** 穿通枝は後ろ上方に向かって走行するため，穿通枝の分岐の状態やclipで挟んでいないかに十分注意する．動脈瘤の残存がないかどうかも十分確認する．Clip bladeやheadを押し付けたり，回転させることで，裏側までしっかり視認することが可能である．

と難しいなと思ったら，すかさず頸部確保に走ります．

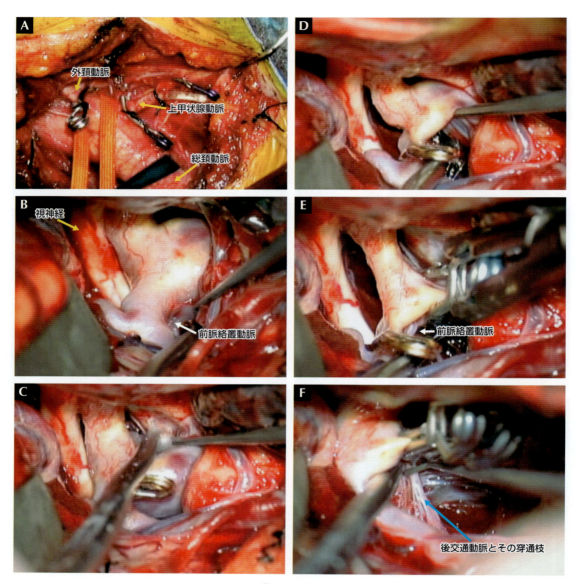

図3｜大型破裂内頚動脈－後交通動脈分岐部動脈瘤

A：顎の下で切開を加え，頚部血管の露出を行い，外頚動脈と総頚動脈を確保した．外頚動脈はあらかじめ遮断しておき，総頚動脈にテープをかけ，必要なときに助手がブルドック鉗子で閉鎖できるようにする．suction-decompression法は上甲状腺動脈にカニュレーションし，そこから血液を引く．4または5Fr．の小児用の栄養チューブを用いる．

B：大型の内頚動脈－後交通動脈分岐部動脈瘤（直径約13mm）であったので，suction-decompression法を利用してクリッピングを行った．なおこの症例では後交通動脈はほとんど発達していなかった．前脈絡叢動脈はドームから出ている．

C：頚部での遮断に加え，動脈瘤の遠位にもtemporary clipをかけて，trapとし，動脈瘤と頭蓋底の間を剝離している．

D：Suction-decompression．

E：前脈絡叢動脈を挟まないようにきちんと見ながらclipをかける．

F：遮断を解除し，最終的なclipをかけた後で後交通動脈とその穿通枝がclipにより閉塞をきたしていないことを確認している．

Point suction-decompressionを行うと内頚動脈・動脈瘤ともに虚脱し，剝離がきわめて容易となる．吸った血液は麻酔科医に渡し，体循環に戻してやる（D）．

一時遮断はためらわずに，必要なら suction-decompression 法も利用

あらかじめ頸部を術野に出して，準備をしておくのが大事です．この操作は内頸動脈瘤すべてに対して行っておきましょう．準備をしていると必要になりませんが，準備をしていないと必要になります．これは世の常ですね．

顎の下で切開を加え，頸部血管の露出を行います．内頸動脈は外側かつ奥を走行しているので，直接の内頸動脈の剥離・遮断は行わず，外頸動脈と総頸動脈で遮断します．外頸動脈はあらかじめ遮断しておき，総頸動脈にテープをかけ，必要なときに助手がブルドック鉗子で閉鎖できるようにしています．

Suction-decompression 法は上甲状腺動脈にカニュレーションし，そこから血液を引きます．使うのは，4 または 5 Fr. の小児用栄養チューブです．このあたりの詳細は，第5章3節（p.181～）にも記載しています．

ステップ3

頭蓋内に戻り，最後の段階ではじめて proximal neck に入ります．動脈瘤にも外側発育型（側頭葉に潜り込むタイプ）と後方発育型（テントの下に潜り込むタイプ）があります．外側発育型では側頭葉から動脈瘤を丁寧に剥離します．後方発育型ではテントの下に動脈瘤が潜り込みますが，テントの下に入ると動眼神経が存在するので，これを傷つけないように動脈瘤との剥離を行います．まれに proximal neck が完全にテント縁の下に入っていることがありますので，その場合はテント縁に切開を加えたりするか，または頸部で内頸動脈を遮断することにより圧が低下して確保が可能になります．

後方発育型では動脈瘤のドームが動眼神経のみならず頭蓋底のくも膜や硬膜に癒着していることがあり，この部分の動脈瘤の特徴での，最も大きなピットフォールになります．しかも頭蓋底の骨は圧迫がきかないので，動脈瘤を圧排して剥離を進める他はありません．頭蓋底と動脈瘤の癒着は時に強固なので，剥離が不十分な状態で clip をかけると動脈瘤の破裂が起こりえます．特に破裂動脈瘤の場合，ドームが脆弱であり，注意が必要です．剥離が困難な場合は，破裂がもし起こったとしても動脈瘤の先端側で破れるよう，難しいですけれど，剥離により力のかかる方向をよく考えて剥離してください．ドームの laceration がネック近傍にて起こると内頸動脈自体を犠牲にせざるを得なくなる事態も起こりえます．

安全に行うためには proximal flow control をして動脈瘤の内圧を下げ，動脈瘤の圧排を安全にしてから，動脈瘤と頭蓋底の硬膜の間のくも膜や結合組織を鋭的に切断します．

なお，遮断時間は 1 回 10 分を超えないようにし，計 20 分程度にとどめます．Cross circulation が悪く，それ以上の遮断が必要な場合は予防的な STA–MCA バイパス（第6章1節，p.204～）の施行を考慮します．また圧が下がらない場合や，suction decompression を使う場合には，後交通動脈にも temporary clip をかけておく必要があります．

さあ clip をかけよう．かけたらきちんと確認しよう．

ステップ4

動脈瘤と頭蓋底の硬膜の間のくも膜や結合組織を鈍的あるいは鋭的に切断すると，動脈瘤が自由になり，後交通動脈の出口とまたその走行が明らかになり，これで proximal neck が確保

されたことになります．もう一度distal neckを見て，後交通動脈と前脈絡叢動脈の走行を確認し，クリッピング後の状態をイメージします．

　動脈瘤圧が高く，剥離が危険な場合はproximal flow controlを行いながらclipをかけます．慌てないでゆっくり手を動かすのが肝心です．Clipをかけているうちに出血が起こったときは，出血が先端からであればそのまま閉めてもよいのですが，ネックの付近で裂けたという感触があったら，clipはそれ以上閉めないほうが傷口を広げません．

ステップ5

　Distal neck側から後交通動脈の出口が温存されているか確認しましょう．この際は穿通枝は後ろ上方に向かって走行するため，穿通枝の分岐の状態やclipで挟んでいないかに十分に注意します．動脈瘤の残存がないかどうかも十分に確認してください．Clip bladeやheadを押し付けたり，回転させることで，裏側まで十分に視認することが可能です．もちろん前脈絡叢動脈の狭窄などには何よりも注意しなければいけませんよ．

　なおclipのかけ直しの場合は，distalにclipをもう1本かけておいて破裂させないようにしてからやるか，あるいはその余裕がなければきちんと母血管を遮断してやりましょう．決して最後まで甘く見ないことが肝心です．

内頚動脈−前脈絡叢動脈分岐部動脈瘤手術の特異な点（図4，5）

　手術に際しては，モニタリング（MEP〔motor evoked potential，運動誘発電位〕＋ one of anatomical monitorings）が必須です．前脈絡叢動脈などの穿通枝の開存や機能を調べるためには，ドプラ血流計やMEPを用いたり，ICG

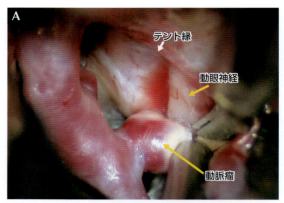
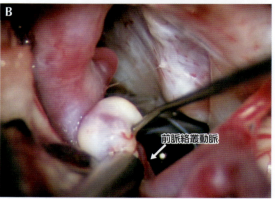
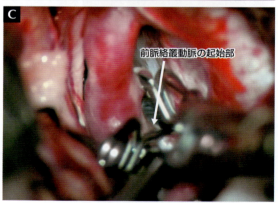

図4｜症例1：内頚動脈−前脈絡叢動脈分岐部動脈瘤

A：動脈瘤は動眼神経に癒着している．また後交通動脈分岐部にも小さな動脈瘤がある．
B：動脈瘤の後ろ側を巻くようにして前脈絡叢動脈が走行している．
C：かなり前脈絡叢動脈の出口を余すようにしてclipをかける．

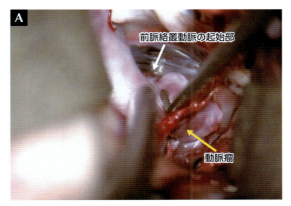

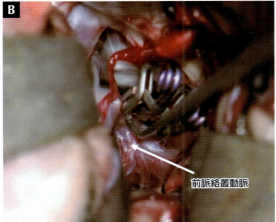

図5 症例2：内頚動脈-前脈絡叢動脈分岐部動脈瘤

A：動脈瘤の近位に前脈絡叢動脈の分岐部があるのは明らかである．
B：動脈瘤の後ろ側を巻くようにして前脈絡叢動脈が走行しており，1本の細い枝はドームにへばり付いており，剥離に難渋した．苦労してこの穿通枝を剥がしたあと，前脈絡叢動脈の出口を十分に余すようにしてclipをかけた．

が十分に届いているか，前脈絡叢動脈に干渉していないかどうかをよく観察します．次いで，破裂脳動脈瘤の場合は，動脈瘤を周辺の組織から完全に自由にして，前脈絡叢動脈の走行に干渉していないかどうかを十分に確認します．しばしば内頚動脈-後交通動脈分岐部動脈瘤と同じ位置に存在しますので，前脈絡叢動脈瘤でも動眼神経と動脈瘤がくっついていることがあるので注意しましょう．

前脈絡叢動脈の走行はvariableで，複数本存在し，まれではありますが動脈瘤の手前側を走行することもあります．どうしても前脈絡叢動脈の温存ができなければ，未破裂動脈瘤だったらコーティングで逃げてくるのも正しい選択だと思います．

最後にもう一度警告を

私も内頚動脈瘤には悪い思い出がたくさんあります．手順を間違えないこと，蛮勇を振るわないこと（臆病すぎるくらいでちょうどいいんです），丁寧に操作し，予防線はすべて張ること，モニタリングを信じること，などがこの場所の動脈瘤と仲良くする方法です．でもいざ決戦となったら腹をくくらないと，血が出ますよ，内頚動脈瘤を破ったら！！！

（indocyanine green）による術中の脳血管撮影が必要になります．MEPはぜひともあったほうが安心です．

この場所の動脈瘤では前脈絡叢動脈の走行を考えつつ，十分に余裕が得られるようにしながら，clipをかけて動脈瘤を閉鎖するのが大切です．clipがネックにtightにかからないように注意し，絶対に穿通枝の閉塞を避けるように配慮します．くどいですが動脈瘤の背後をのぞき，clip blade

参考文献

1) 石川達哉，上山博康，数又 研，他：頚部で裂けやすい動脈瘤，頚部で裂けた時の処置（動脈瘤手術のpitfall）．脳卒中の外科 30: 153-8, 2002
2) 石川達哉，上山博康，数又 研：通常の後交通動脈および前脈絡叢動脈分岐部内頚動脈瘤．手術のpitfallとその対策．脳卒中の外科 31: 253-7, 2003
3) 石川達哉，上山博康，数又 研，他：IC-PC Aneurysmの解剖と手術．Jpn J Neurosurg 13: 382-8, 2004

7 Paraclinoid内頚動脈瘤のクリッピングにおけるclosure lineの取り方

> **Key Point**
> ①母血管の周に沿ったクリッピング閉鎖線が理想的である.
> ②複数のクリップを組み合わせて閉鎖線を形成することも念頭に置くとよい.
> ③その閉鎖線を実現するためには，クリップ鉗子挿入角度の自由度とクリップ鉗子を動かす柔軟性が必要である.

はじめに

これまで繰り返し述べてきたように，closure lineは，「親動脈および分岐血管の径を損ねることなく，瘤壁を極限まで閉鎖消滅させる」という理想を達成するために，クリップ閉鎖によって作る"線（曲線）"をどう取ればよいかを追求する理論です[1〜6]．中大脳動脈や前交通動脈の動脈瘤は基本的には bifurcation type なので理解が容易でした．一方で，一見すると側壁瘤に見えるものが多いparaclinoidの内頚動脈瘤は，古くから内頚動脈と平行にクリップをかけるのがスタンダードとされてきました[7〜9]．しかし本当にそれが最も理想的なのでしょうか？

Paraclinoid内頚動脈瘤は，distal dural ringのすぐ遠位（C2 proximal），dural ringをまたがるもの，cavernous portion（C3）など様々な高位のものを含み，向きもまた様々で，IC-caveなど特徴的な呼称を持つものもあります[10〜12]．また眼動脈や superior hypophysial artery[13]など血管分岐部にできるものもあれば，血管分岐とは関係ない発生のものも多々あります[14]．しかしclosure lineをどう取るかという観点に立つ場合は，前床突起を削除してdural ringを開放してしまえばどの高位にあるかはあまり関係がなく，"どちらの方向に発育した動脈瘤か"が重要な要素になります．それぞれの方向ごとにclosure lineの取り方を紹介していきましょう．

術野展開

1 視神経管のunroofingと前床突起の削除

この作業はほぼ必須です．筆者はこれらを硬膜外から行う方法[9, 15]を採用しています．硬膜内からdrillingする方法[8, 16]もありますが，そうするとどうしても，十分と"思われる"ぶんだけの削除で終止するわけで，無意識の妥協が働いて，クリップワークの自由度を最大限に得ているわけではないことに気づかずに，クリッピング作業に移行してしまいがちだからです．硬膜外から行えば，一定の視神経の可動性と，仮に内頚動脈C3の膝部まで露出するのにも十分なスペース確保をルーチンで得ることができます．

具体的には，中頭蓋窩側の硬膜下縁を正円孔まで二層に割いて，上眼窩裂部の硬膜を切り下げつつ，後方に展開してスペースを取ったうえで，視神経管上壁をある程度unroofingした後に，前床突起の内部をdrillingでくりぬいて摘除し，

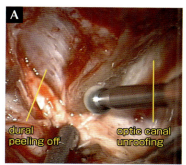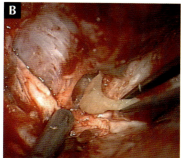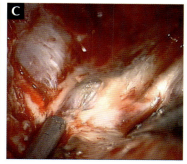

図1│視神経管のunroofingと前床突起の削除（左側の手術）

硬膜外より，視神経管の上壁をdrillingしたあと，前床突起を内部からくり抜くようにdrillingして（**A**），殻上にしたものを一塊として摘除する（**B**）．Carotico-oculomotor membraneを被った内頚動脈のclinoid portion（C3部）全体が露出されるので（**C**），あとは必要に応じてoptic strutを削除する．

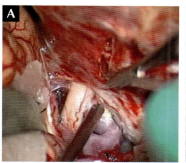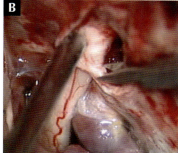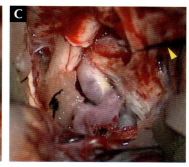

図2│硬膜切開（右側の手術）

翻転した硬膜弁の裏面中腹から切り込みを入れて（**A**），視神経のdural sheath外側縁と内頚動脈硬膜輪の移行部に向かってまっすぐ切り下ろしていく（**B**）．切開した硬膜の外側フラップは糸（**C**：▶）で外側に展開しておくとよい．

carotico-oculomotor membraneに覆われたC3のclinoid portionを動眼神経が横切るproximal ringまで露出し，optic strutもきちんとdrilled offしておきます（図1）．

2 Distal dural ringの開放と内頚動脈海綿静脈洞部の露出

硬膜を通常のごとく弁状に切開して硬膜内に入り，sylvian fissureを開放して内頚動脈に至ります．Paraclinoid部にアクセスするだけならばfissureの開放はvallecula部だけでもいいのかもしれませんが，筆者は，のちに述べるようなクリップワークをする際にクリップ鉗子が動く自由度を確保しておきたいので，sylvian fissureを十分にdistalから開放して[17, 18]側頭葉を外側に展開させておくようにしています．

従来は，翻転した硬膜を縦にまっすぐ2分割していましたが，最近は硬膜の中腹から窓を開けるように，視神経と内頚動脈の間に向かって，縦に硬膜を切り込んでいます（図2-A, B）．切った硬膜の縁は針糸を通して外側に展開しておくとよいでしょう（図2-C）．

硬膜輪は内頚動脈の内側から外側に向かって剥離するとスムーズです（図3-A）．たとえ動脈瘤がC2部で，中枢側遮断のスペースが硬膜輪より遠位に取れる場合であっても，最低限この操作まではしておくべきです．こうすることで，クリップ操作の十分なスペースと内頚動脈の可動性が得られるようになります．動脈瘤が硬膜

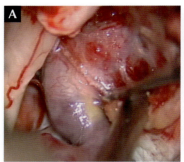 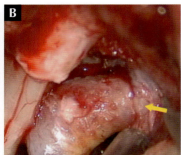 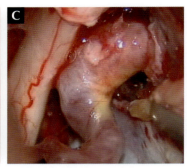

図3｜Distal dural ringの開放と内頚動脈海綿静脈洞部の露出（図2の症例の続き）

硬膜輪を内頚動脈から剥離し（**A**），海綿静脈洞を開放していくとproximal ringまで到達する（**B**）．→はcarotico oculomotor membrane内の動眼神経．こうすると内頚動脈全体の可動性が得られる（**C**）．

> **Point** 硬膜輪は内頚動脈の内側縁からはさみで外側へ向かってしごくとスムーズに剥がれる．海綿静脈洞の止血はサージセル®コットンの小球をむやみに詰めるのではなく，流入してくる各静脈路の方向を意識して挿入するとうまくいく．

輪をまたいで海綿静脈洞部にかかる場合は，carotico-oculomotor membraneをやぶって内頚動脈の海綿静脈洞部を開放します[7, 19]．サージセル®コットンなどを的確に使用して止血することで容易にC3の膝部，すなわちproximal dural ringまでを露出することができます（図3-B, C）．

クリッピング

1 前外側向き～前方向きの動脈瘤

この向きの動脈瘤は，たいていdistal dural ringよりも遠位すなわちC2近位で，比較的小さいものが多いのが特徴です（図4-A）．眼動脈分岐部のものもあれば，血管分岐とは関係のないものもあります．いわゆる血豆状や偽性動脈瘤でないかには注意しておくべきで，ここではもちろんクリッピング可能な動脈瘤を対象とします．硬膜内の瘤であっても，遮断が必要になったときに確実で邪魔にならないよう，またクリッピングに際して内頚動脈に可動性を持たせてクリップワークのスペースを確保できるよう，硬膜輪は開放しておいたほうがよいです（図4-B）．

クリッピングについては，従来，手前からもしくは向こう岸から鉗子を挿入して内頚動脈に平行にクリップをかけるのが通例でした[9]．しかしその場合は，内頚動脈を狭めないように動脈瘤の基部に対して少し瘤壁を余らせぎみにクリッピングせざるを得ません．

そこで，緩くカーブしたクリップを，内頚動脈に対して直交向きに，クリップのカーブを血管の周に沿うようにしてかけてみましょう（図4-C）．クリップ鉗子を挿入できる角度は限定されているので，フレキシブル型の鉗子にクリップの角度をつけて装着し遂行します．こうすると，動脈瘤の基部に対してタイトにクリップをあてがうことができますし，内頚動脈の狭窄は決して発生しません（図4-D）．結果としてできあがるclosure lineは，内頚動脈の周に沿った，circumference lineとなります．この症例のようにサイズが小さいものであれば，単一のクリッ

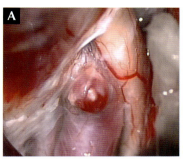
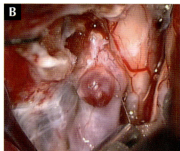
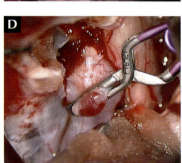

図4｜前外側向きの左内頚動脈瘤

動脈瘤は硬膜輪に近接しており（**A**），硬膜輪を開放してスペースを取る（**B**）．母血管の周に沿ってカーブしたクリップで抱え込むように閉鎖する（**C→D**）．

> **Point** フレキシブル型の鉗子にクリップを90°前後あるいはそれ以上の角度をつけて装着してアプライすれば，クリップを寝せた形で操作できる．視神経には抵触しないよう留意しよう．

プで十分な形成ができます．

2 前内側向きの動脈瘤

この向きの動脈瘤も，発生母地としてはC2近位のものがほとんどです．眼動脈分岐部のものとそうでないものも存在するのは前述の前外側向きと同様です．動脈瘤のサイズは，比較的小さめなものも多いですが，高さのあるものもしばしば見かけますし，前述の向きのものより基部の幅は大きめな傾向があります．大切な点は，内頚動脈と視神経の重なっている部に抵触してくることです．

図5にその1例を示しますが，動脈瘤の基部が母血管を取り囲むようにまたがっていて，しかもその部位から膨隆がはじまっていることに注目してください（図5-A）．この傾向はこの向きの動脈瘤に限らずほとんどのparaclinoid瘤，ひいては他部位の血管分岐部の動脈瘤にも通じて認められることです．また往々にしてこの動脈瘤のように，動脈瘤先端部よりも母血管に及ぶ基部のほうが，壁が薄くなっていることもしばしばです．

母血管を狭窄させずにこの動脈瘤基部をも余さず閉鎖させるためには，内頚動脈の周に沿ったclosure lineを取れば効果的です．ただし単一のクリップでは周の180°近くに及ぶ曲線を実現することはできませんし，クリップのサイズが大きくなってくればフレキシブル鉗子でクリップヘッドを寝かせて挿入するのにも限界がありますから，複数のクリップを用いて形成することになります．

まず緩くカーブしたクリップを内頚動脈に直交する向きで，内頚動脈を抱きこむようにその内側壁に挿入しながら動脈瘤の主たる突出部分を閉鎖します（図5-B）．クリップは内頚動脈と視神経の隙間にすべり込ませる格好になりますし，そもそも視神経管開放と硬膜輪剥離によって視神経には可動性も十分あるので，視神経にはまったく影響を与えないですみます．

クリップブレードの先端側では，内頚動脈の内側面にある動脈瘤基部の膨隆壁をタイトに閉

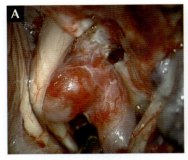
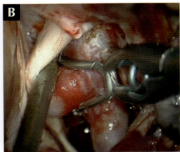
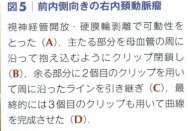
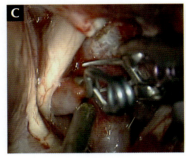
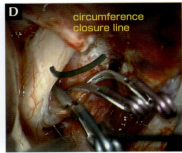

図5 | 前内側向きの右内頚動脈瘤

視神経管開放・硬膜輪剥離で可動性をとった（**A**）．主たる部分を母血管の周に沿って抱え込むようにクリップ閉鎖し（**B**），余る部分に2個目のクリップを用いて周に沿ったラインを引き継ぎ（**C**），最終的には3個目のクリップも用いて曲線を完成させた（**D**）．

Point 1個目のクリップをかけるときに，2個目以降のクリップのかけかたを想像しながら，クリップブレードの根元側を浮かせる度合いを計算しつつ行うと，美しい自然な曲線を形成できる．

鎖しますが，そこを支点にブレードのカーブを内頚動脈の周に沿わせることで，ブレードの手前側は浮き上がって瘤壁が余る形になります．その部位に別のカーブしたクリップの先端側半分を利用して周に沿ったラインの続きを形成します（図5-C）．2個のクリップですませてもよいですが，さらにもう一つクリップを追加してより完全な瘤壁閉鎖を目指すこともしばしばです（図5-D）．こうして内頚動脈の周に沿ったcircumference closure lineが完成します．

こうしたクリッピングすなわち内頚動脈に直交する向きでのクリップ閉鎖は，動脈瘤よりも近位側と遠位側の内頚動脈の壁を，血管の長軸（走行に沿った）方向に互いに引き寄せているだけなので，母血管を取り囲むように存在する瘤の基部をタイトに閉鎖してもまったく狭窄は起きません．

3 内側向きの動脈瘤

硬膜内すなわちC2で内側向きの動脈瘤は，多くはsuperior hypophyseal arteryの分岐部に発生するものですが，この血管は非常に細いもので，本質的な動脈瘤の形態としては内頚動脈本幹の壁から発生したような形をとります．またこの向きのものになると，サイズが比較的大型のものも登場してきます（図6-A）．

この向きの動脈瘤では，視神経の重なりの陰の部分を見ながら操作するので，clinoidectomyと視神経管のunroofingおよびdural ringの開放によって内頚動脈や視神経の可動性とワーキングスペースを確保することの重要度はより高く，大型であればなおさらです．このケースでは海綿静脈洞部すなわちC3部で内頚動脈の一時遮断をとって動脈瘤をcollapseさせながら全周剥離[21)]したうえで（図6-B），クリッピングを行っています．ある程度までの大きさであれば，多少大型であっても，上述のようにカーブしたクリップを内頚動脈に直交させて抱きかかえる向きに挿入して（図6-C），circumference closure lineを達成することができます（図6-D）．ただし相当に内頚動脈壁の可動性を確保しておくこ

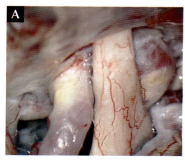 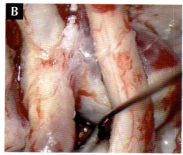
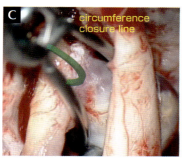 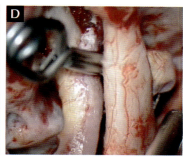

図6 | 内側向きの左内頚動脈瘤

A：サイズは大きめで硬膜輪に一部かかっている．
B：海綿静脈洞部で一時遮断をとってcollapseさせながら視神経から瘤を完全剥離しておいた．
C：方向的には通常のクリップ鉗子で自然に目的とするclosure lineに合わせることができる．
D：視神経と内頚動脈の隙間にクリップが滑り込む格好なので視神経にも悪影響はない．

> **Point** 硬膜輪より遠位の瘤でも，大きいものほど，また内側向きほど，しっかりとした視神経管開放・硬膜輪剥離・海綿静脈洞部露出で，視神経や内頚動脈の十分な可動性を確保する必要がある．

とが必要です．

前出のものと同様に視神経の下に差し入れるクリッピングなので，クリップは視神経には抵触しません．また，動脈瘤が内側向きということはclosure lineの向きは立ってきますので，自然な鉗子挿入角度に合致しやすく，前2者とちがって単一のクリップで形成できる場合が多くなります．

4 後内側向き（内側下向き）の動脈瘤

ほとんどがdistal dural ringにまたがるかあるいは海綿静脈洞内に位置するものですが，動脈瘤の上壁が硬膜内に顔を出していたり，蝶形骨洞の壁にerosionを起こしながら副鼻腔に顔を出していたりするので治療適応になります．

この向きの動脈瘤が実は最もclosure lineの取り方に考慮を要します．それは動脈瘤が術野から見て内頚動脈の真裏に存在するからです．

さらに，ネックの幅が広い傾向がより顕著に認められます．内頚動脈を取り囲む周に沿った方向の幅も然り，内頚動脈の長軸方向の幅も広く，"寸胴"型であることが多いのが特徴です．

1）有窓クリップを用いたparallel closure line

これは従来から広く推奨されてきた方法です．C3部をしっかりと露出した後に，内頚動脈の両側から瘤壁を十分視認しておいたうえで（図7-A, B），クリッピングに臨みます．クリップ鉗子はごく自然体で手前からまっすぐ挿入できるので，操作は容易です．内頚動脈は動脈瘤との共存で局所的に拡張ぎみだったりしますが（図7-C），本来の内頚動脈の太さを損ねないように，クリップブレードを動脈瘤基部に食い込ませる度合いは，ある程度瘤壁を余らせながら加減しなければなりません．出来上がりとしては内頚動脈の走行に沿ったparallel closure lineとなり

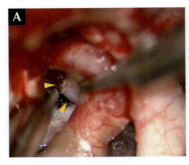
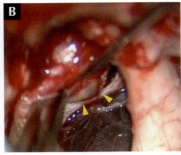

図7｜後内側向きの左内頸動脈瘤（有窓クリップ使用の例）

下垂体腫瘍に合併し，経蝶形骨洞的手術と同時に行ったケース．瘤は一部上壁が硬膜内であとは海綿静脈洞部．内頸動脈の外側（**A**）と内側（**B**）から瘤を視認・剥離した．有窓クリップを用いて母血管と平行に閉鎖しており，屈曲拡張ぎみだった内頸動脈が（**C**）均一な径でまっすぐな形状に変化している．

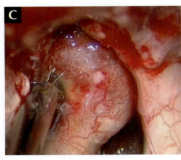
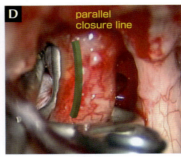
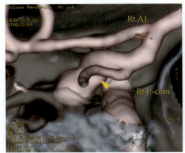
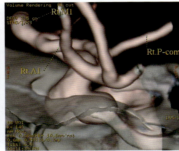

図8｜術前3D-CTA

図9〜11の症例の術前画像．この例でも，母血管を取り囲むように瘤基部に膨隆壁が存在する（▶）．

ます（図7-D）．

2）カーブのクリップを用いたcircumference closure line

上述のような有窓クリップによるparallel closure lineは一般的な方法ではありますが，動脈瘤基部の瘤壁を残存させざるを得ないことが大きな欠点です．また，屈曲した母動脈に対して長い幅をもって存在する瘤なために，内頸動脈がkinking気味になったり軸の捻れを生じたりすることもあるのも問題点です．そこで，この向きの動脈瘤においても，内頸動脈に対してparpendicularな，すなわちcircumference closure lineを試みます．クリップ挿入の際の鉗子の動きは少し難易度が高いのですが，これがparaclinoid内頸動脈瘤クリッピングの真髄です．

ここに示す代表例（図8）は，"術野展開"の項で示した図1〜3の症例の続きです．まずC3部で動脈瘤の位置よりも少し距離をおいたところで中枢側遮断のスペースを確保しておくことはもちろん，このクリッピング法を遂行するには，動脈瘤周囲の剥離も十分に行って[21]，内頸動脈の裏面を道具が自由に行き来できるようにしておくことが重要です（図9-A〜D）．

クリッピングは，まず強くカーブしたクリッ

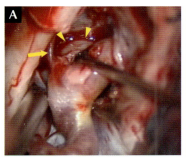
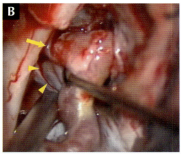
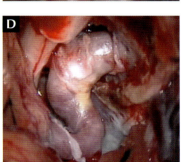

図9｜後内側向きの右内頚動脈瘤（カーブクリップ使用の例）①

下内側に伸展する動脈瘤が蝶形骨洞壁にerosionを起こしていたケース．動脈瘤（▶）は内頚動脈のカーブに沿って，眼動脈（⟶）より近位の海綿静脈洞内から（**A**），眼動脈よりも遠位に至る距離のある基部を持ち，硬膜輪を押しのけて硬膜内に一部露出していた（**B**）．外側からも瘤周囲を十分に剥離して（**C**），内頚動脈および動脈瘤を完全なフリーにした（**D**）．

Point 図10で述べるクリップワークのために，動脈瘤周囲や内頚動脈自体を完全に剥離して可動性を持たせておくことが必須条件である．

プを，内頚動脈に直交して抱きかかえるような向きで，内頚動脈の外側から挿入します．ただし，C3部においては内頚動脈の裏側はごく狭い隙間しか存在せず，その外側にも十分なスペースはないので，クリップを最終的に落ち着かせる角度のままただまっすぐ挿入するのは不可能です．そこで，クリップブレードの湾曲に沿って滑り込ませるように，クリップ鉗子の角度を大きく振りながらクリップを挿入していきます（図10-A〜C）．内頚動脈をすくい上げるようにあてがい，内頚動脈の外側面からタイトに，クリップブレードのカーブを内頚動脈の周に沿わせるようにしながら瘤を閉鎖します（図10-D）．

ただし血管周の180°近くに及ぶclosure lineは，いくらカーブの強いクリップを用いてもそこまでは届ききらずに，クリップの先端部では瘤壁が余ります（図11-A）．そこで，そこにもう1つ別の小さなカーブしたクリップを，やはり血管の周に沿うように反対側（内側）から既存のクリップを迎え打つようにあてがい（図11-B），2つのクリップブレードを連続させてcircumference closure lineを達成します（図11-C, D）．眼動脈はうまくかわしながら，クリッピング可能です．術後の3D-CTAを図12に示します．

Circumference closure line vs Parallel closure line

1 Circumference closure lineの利点

このように，動脈瘤がどの方向を向いていようとも，一定以下のサイズであれば，クリップ鉗子挿入の工夫をすることで内頚動脈に直交したcircumference closure lineを取ることが可能です．もちろん，従来から言われてきたような内頚動脈の走行に沿ったクリッピングすなわちparallel closure lineも，simpleなclipもしくは有窓クリップで容易に行えます．しかし筆者は，極力circumference closure lineを取ったほうが理想的だと考えています．

図13-Aに前方向き瘤のシェーマを，図13-Bに

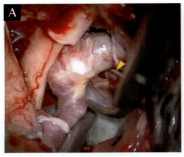
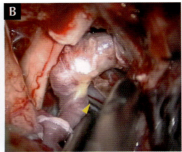
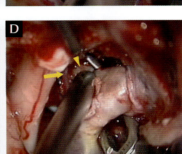

図10 ｜ 後内側向きの右内頚動脈瘤
（カーブクリップ使用の例）②

カーブの強いクリップを用いる．まずは鉗子を大きく内側に倒してクリップの先端部を下向きにして，近位側のクリップブレード先端（▶）をproximal neck側に軽く入れて（**A**），そのまま鉗子を頭側に倒しながら遠位側のクリップブレード先端（▶）を回しこむようにdistal neck側に軽く入れる（**B**）．次に，鉗子を少しずつ外側に倒してクリップを寝かせるように変えながら，クリップブレードのカーブを内頚動脈の周に沿わせるように進めていく（**C**）．この1本目のクリップでは，瘤の外側壁は基部に対してタイトに閉鎖するよう努めるが，瘤の内側壁（▶）は意図的に余らせたり，あるいはクリップが届ききらずともよい（**D**）．⟶は眼動脈．

> **Point** この動作の前半はクリップ鉗子の先端部（クリップ部）を支点にして鉗子の手持ち部分をジャイロのように大きく動かし，後半はクリップのカーブに沿って3次元的に押し進める動作なので比較的難易度は高いものになる．手首と指を柔軟にしてゆっくり動作するのがポイントである．

> **Point** 動作後半でクリップを押し進めるときは，左手の吸引管で内頚動脈の内側壁をたくし込むようにアシストするとよい．

後内側向き瘤を裏から見たviewのシェーマを示しました．動脈瘤の基部は，あたかも馬の背に乗る鞍のように，母血管にまとわりつく膨隆壁を持っています．ここで図13-A上段や図13-B下段のごとく，parallel closure lineを取る場合は，母血管を狭窄させないために瘤壁を意図的に残存させなくてはなりません．しかも実際には，母血管は横方向にもカーブしているので，kinkingを起こしたり，たとえ横方向にカーブした有窓クリップを用いても捻れを起こしたりすることがあります[7]．さらには術後のslip-inなどのトラブルが発生し得ることにも注意が必要になります．

一方，図13A下段や図13B上段のごとくcircumference closure lineを取る場合は，動脈瘤基部の形状を「母血管に周方向の亀裂が入ってそれがVの字型に開いた状態」と見なして，その開いた口を閉じ合わせるイメージになります．このクリップ閉鎖は，母血管壁を長軸（走行に沿った）方向で引き寄せ合うことに相当し，周方向にはまったく母血管壁は動きませんから，狭窄を起こす心配は無用で，瘤壁をほとんど余すことなく閉鎖させることができます．

このことは，後内側向きのものに限らず，paraclinoid動脈瘤のほとんどすべてに通じて言えることです．

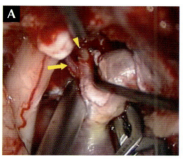
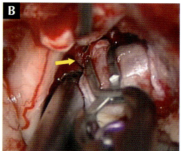
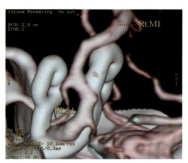
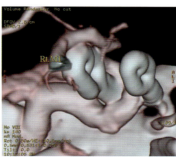

図11｜後内側向きの右内頚動脈瘤（カーブクリップ使用の例）③

→は眼動脈．

A：1本目のクリップで回り込みきれなかった残存瘤壁がある（▶）．
B：そこに眼動脈をかわしながら，小さいカーブしたクリップで1本目のクリップを迎え打つようにあてがう．
C：1本目クリップ先端（▶）よりも母血管壁寄りの隙間に差し込むようにしてクリップブレードを連続させる．
D：結果として周の180°前後に及ぶclosure lineが完成する．

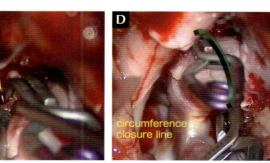

図12｜術後3D-CTA

図9～11の症例のクリッピング後画像．2本のクリップが内頚動脈を抱きかかえるような格好になる．

2 Circumference closure lineが取れる条件

これまで示した実例からわかるように，circumference closure lineを遂行するためには，クリップ鉗子を，その先端部（動脈瘤部）を支点として左右に大きく角度を振れる自由度が必要です．そのため，作業対象はparaclinoid領域でsylvian fissure内の構造物はほとんど関与しないクリッピングであっても，fissureをある程度広く開放して，左右方向に広がる術野を確保しておくことが必要になってきます．特に，クリップ鉗子は内頚動脈の外側から挿入される場面が多いので，側頭葉の外側への展開[17,18]が重要です．

一方，circumference closure lineが取れる動脈瘤のサイズには限界があります．肝心なのは動脈瘤基部の長さです．母血管の周方向にはいくら幅が広くても構いません．Multiple clippingで形成すれば対応可能だからです．ところが，母血管の長軸方向に距離の長いネックになると，それを縮めるような変形は不可能になってきます．明確な尺度はまだありませんが，ネックの長軸方向が5mm程度以下のものであれば問題なくcircumferenceに取れるでしょう．しかし

図13 | Circumference closure lineとparallel closure lineの違い

図右の2つのシェーマにおける黒ラインがそれぞれのclosure lineを示す．Circumferenceでは，瘤前後の母血管壁が長軸方向で寄り合わさることで瘤壁の残存はなく，母血管の狭窄も発生しない．Parallelでは母血管の径を損ねないためには瘤壁を残存させることになる（斜線部）．

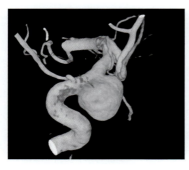
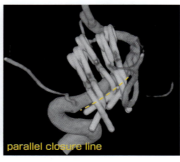

図14 | 大型の後内側向き動脈瘤におけるclosure line

代表例の術前後における3D-DSAを示す．瘤のサイズが大きいと母血管に直交する向きの閉鎖は無理なので，有窓クリップを複数用いてtotalで母血管の走行に平行なclosure lineを形成することになる．

それが10mmを超えるような距離になってくる場合には（それはたいてい内側向きもしくは後内側向きのもの），有窓クリップを複数組み合わせて[8, 20]，totalで内頚動脈の走行に沿ったparallel closure lineを形成する必要が生じてきます（図14）．

なお，その中間のものであれば，circumferenceなクリッピングに準じたカーブしたクリップを，内頚動脈に対して袈裟がけに抱きかかえるような，すなわち周方向から斜め45°にずらしたclosure lineを取ると，うまく落ち着く場合もあります．

おわりに

　本来のclosure lineの考え方は，「動脈瘤が形成されてきた過程を想像して，クリッピングにより動脈瘤が発生する以前の状態に帰依させるのが理想的」とするものです．血管分岐の角度が開きながら股に生じた縦の亀裂が広がったものならば，分岐角度とともにそれを閉じ合わせる．血管壁に脆弱部が生じて血管径を広げながら膨隆したものならば，その口を血管の走行に沿って閉じ合わせる．そういった3次元的な形態変換が，母血管の狭窄なく瘤壁を極限まで消滅させることにつながるとする理論です．

　しかし，paraclinoid瘤に関しては，果たして，血管の周に沿って並ぶ平滑筋リング間で亀裂が入って開いてできたのか，壁に生じた円形の脆弱部がただ広がって膨隆したのか，その発生過程は不明ですし，特定はできません．したがって，"元の状態に戻す"という理屈は成立しないことになります．ただ現実に眼の前の動脈瘤が，母血管を取り囲むような形で存在しているのは事実であり，それに対してクリップ閉鎖によるlineをどう設定すれば理想的な形態変換になるかだけを純粋に考えれば，ここに述べたようなものになると思います．それは動脈瘤ができる以前の元々の姿とは異なるかもしれませんが，最も過不足なく瘤壁を消去し，かつ最も自然な形状になっているはずです．

引用文献

1) Ishikawa T, Nakayama N, Moroi J, et al: Concept of ideal closure line for clipping of middle cerebral artery aneurysms : Technical Note. Neurol Med Chir (Tokyo) 49: 273-8, 2009
2) 石川達哉：脳動脈瘤手術におけるclosure lineの設定とapproach angleを意識したclipping術．脳神経外科速報 17: 804-14, 2007
3) 中山若樹：動脈瘤クリッピング，129-44，（上山博康・宝金清博編：脳動脈瘤手術，南江堂，東京，2010）
4) 中山若樹：前交通動脈瘤，90-105，（宝金清博編：脳神経外科エキスパート 脳動脈瘤，中外医学社，東京，2009）
5) 中山若樹：前交通動脈瘤，208-27，（上山博康・宝金清博編：脳動脈瘤手術，南江堂，東京，2010）
6) 中山若樹：前交通動脈瘤クリッピングにおけるclosure lineのとりかた ～Closure 'Plane'コンセプトとアプローチ選択～．脳外速報 19: 998-1010, 2009
7) 河本俊介，堤一生，永田和哉，他：内頚動脈硬膜輪近傍動脈瘤の手術成績．脳卒中の外科 31: 170-7, 2003
8) Kobayashi S, Kyoshima K, Gibo H: Carotid cave aneurysms of the internal carotid artery. J Neurosurg 70: 216-21, 1989
9) 佐野公俊，加藤庸子，早川基治，他：内頚動脈海綿静脈洞近傍動脈瘤の手術適応と術式．Jpn J Neurosurg (Tokyo) 5: 173-9, 1996
10) Day AL: Aneurysms of the ophthalmic segment. A clinical and anatomical analysis. J Neurosurg 72: 677-91, 1990
11) 大西英之，唐澤淳，東保肇，他：内頚動脈床状突起下動脈瘤の分類と手術手技．脳卒中の外科 23: 199-203, 1995
12) 加藤庸子，佐野公俊，入谷克巳，他：Juxta-dural ring aneurysmの分類と治療法．脳卒中の外科 25: 212-8, 1997
13) Gibo H, Lenkey C, Rhoton AL Jr.: Microsurgical anatomy of the supraclinoid portion of the internal carotid artery. J Neurosurg 55: 560-74, 1981
14) Ogawa A, Suzuki M, Ogasawara K: Aneurysms at Nonbranching Sites in the Supraclinoid Portion of the Internal Carotid Artery: Internal Carotid Artery Trunk Aneurysms. Neurosurgery 47: 578-86, 2000
15) Dolenc VV: A combined epi- and subdural direct approach to carotid-ophthalmic artery aneurysms. J Neurosurg 62: 667-72, 1985
16) Batjer HH, Kopitnik TA, Giller CA, et al: Surgery for paraclinoidal carotid artery aneurysms. J Neurosurg 80: 650-58, 1994
17) 上山博康，川村伸吾，大田英則，他：中大脳動脈瘤，内頚動脈瘤に対するdistal trans Sylvian approach．69-74，（第12回脳卒中の外科研究会講演集，1983）
18) Kazumata K, Kamiyama H, Ishikawa T, et al: Operative anatomy and classification of the sylvian veins for the distal transsylvian approach. Neurol Med Chir (Tokyo) 43: 427-33, 2003
19) Martins C, Yasuda A, Campero A, et al: Microsurgical anatomy of the oculomotor cistern. Neurosurgery 58 (Suppl 2): 220-8, 2006
20) Tanaka Y, Kobayashi S, Kyosima K, et al: Multiple clipping technique for large and giant internal carotid artery aneurysms and complications: angiographic analysis. J Neurosurg 80: 635-42, 1994
21) 中山若樹：動脈瘤剥離の基本技術，106-22，（上山博康・宝金清博編：脳動脈瘤手術，南江堂，東京，2010）

（中山 若樹）

8 中大脳動脈瘤の手術
～脳内血腫の合併症例, 特にシルビウス裂血腫の摘出について～

Key Point
①Sylvian fissureの解剖をしっかり理解しよう．
②上手な血腫吸引と洗浄の仕方を身につけよう．

はじめに

　中大脳動脈瘤は脳表からのアプローチのしやすさ，その形態が比較的複雑であることなどから，一般にcoil塞栓術には向いていないとされています．また中大脳動脈瘤では開頭手術の適応となる脳内血腫合併型も頻度が多くなります．したがって開頭クリッピングを生業にする脳神経外科医は，中大脳動脈の脳内血腫を合併した動脈瘤を上手に治療してやらないといけません．

　中大脳動脈瘤は加えて合併率の高い脳内血腫が予後不良の原因となっていることを考えると，この脳内血腫をいかに扱うべきかというのが問題となります[1]．高血圧性脳内血腫においては，救命ということを除いては，血腫を摘出してもしなくても機能予後に変わりはないとされ，積極的な外科的血腫除去に関しては否定的な見解が多いと言えます．

　しかし脳血管攣縮を控え，さらに皮質領域にも循環障害が起きている，あるいは起きつつある状態での，破裂脳動脈瘤に合併した脳内血腫の場合はどうでしょうか．皮質の循環障害の悪化など高血圧性の脳内血腫とはまた違った結果をもたらす可能性が高いので，できるだけ摘出したほうがよいという考え方も成り立ちます[2]．し，われわれの研究では血腫の摘出が予後を改善するという結果を得ています[3]．

　一方，一般的な側頭葉内にできる脳内血腫はさほど摘出に困難は伴いませんが，シルビウス裂に局在をもった型の血腫，sylvian hematoma（以下シルビウス裂血腫と表記）は血腫の摘出が難しいことが指摘されています[4,5]．

　本節では，脳内血腫合併型の中大脳動脈瘤を中心に，シルビウス裂血腫の摘出の仕方の手術手技に関して述べます．

シルビウス裂血腫の発生の基盤

　まずはシルビウス裂血腫の母地になる島皮質（insular cortex）について概説します．Insular cortexは島限（limen insula）を1つの頂点とする三角形です．前方・上方・後ろ下方にほぼ直線上の境界を持ち，それぞれanterior, superior, inferior limiting sulcusと呼ばれます[6]（図1）．本稿では，このいずれかのsulcusに沿って進展した形を呈した血腫をシルビウス裂血腫と呼ぶことにします．側頭葉内血腫とシルビウス裂血腫の違いは，血腫がsylvian fissureに沿って拡大しているかどうかと考えてください（図2, 3）．

　中大脳動脈はこのinsular cortexの上で細かく分岐を繰り返していきますが，よく見るとinsular & opercular segmentの中大脳動脈（つまりM2, M3）はinsular cortexあるいはopercular

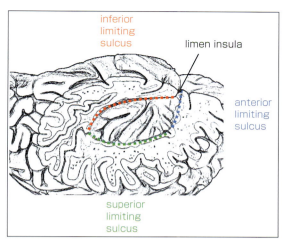

図1｜島皮質（insular cortex）の構造

Insular cortexは島限（limen insula）を1つの頂点とする三角形である．前方・上方・後ろ下方にほぼ直線上の境界を持ち，それぞれanterior，superior，inferior limiting sulcusと呼ばれる．

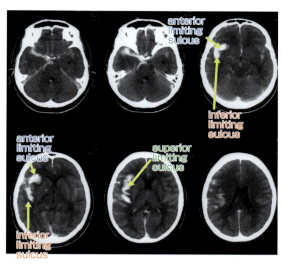

図2｜解剖学的な位置関係とシルビウス裂血腫の関係

この症例では血腫の厚みは薄いが，すべての領域に血腫が進展している．

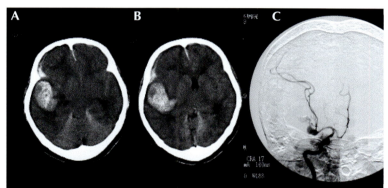

図3｜症例1：37歳，女性

Glasgow Coma Scale（GCS）3点．側頭葉内血腫が主体の破裂中大脳動脈瘤．CT（**A**，**B**）と右内頚動脈撮影正面像（**C**）を示した．

cortexに対して数百μmの細かい血管を分岐しているのが観察されます．この動脈はinsular branchesと称されています[6]．この血管はくも膜等で固定されておらず，軟膜に入り，さらに放射状に脳内に分布していきます（図4）．このinsular branchesこそシルビウス裂血腫を理解するうえで重要な血管です．

シルビウス裂血腫の発生の仮説

ではなぜシルビウス裂血腫ができるのでしょうか．シルビウス裂血腫はもちろん中大脳動脈瘤に多いのですが，後の具体例でも示すように中大脳動脈瘤でなくても合併することがあります．通常の動脈瘤に合併する脳内血腫は，破裂により血腫がpiaを破って脳内に進展して起こりますが，シルビウス裂血腫の場合は血腫と動脈瘤の破裂点の関係が必ずしも明らかでない場合も多々あります．

仮説として，次の3つの機序が挙げられます（図5）．

① 動脈瘤からの出血がpiaに沿ってsubpialの血腫として広がり，二次的にpial vesselsの破綻

図4 | Insular branches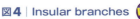

Insular branchesと称される，insular & opercular segmentの中大脳動脈（つまりM2, M3）からinsular cortexあるいはopercular cortexに分岐する数百μmの細かい血管．この動脈は軟膜に入り，さらに放射状に脳内に分布していく．

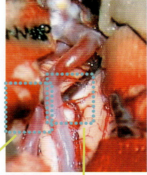

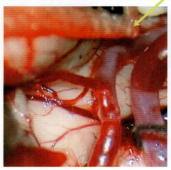
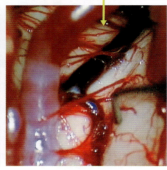

図5 | シルビウス裂血腫の発生の仮説

Aは正常の状態，**B**に動静脈・軟膜の関係を図示し，血腫の発生と進展の仮説を示した．
①動脈瘤からの出血がpiaに沿ってsubpial hematomaとして広がり，二次的にpial vesselsの破綻を引き起こしてできる．
②散水時に水圧を急激に変えるとホースが激しく波打つような現象が見られるが，それと同じように動脈瘤の破裂が起こったり，破裂による出血が止まったりした瞬間には周辺の動脈が突然，急激に激しく移動する可能性がある．すると，insular branchesは固定されていないため，piaから血管が剥ぎ取られるような力が働き，無数のpiaの血管が破綻するので，二次的にsubpialの出血が起こる．
③Subpial hematomaにより静脈が切断され，循環障害も加わってsubpial hematomaが広がる．

を引き起こしてできる．
②散水時に水圧を急激に変えるとホースが激しく波打つような現象が見られるが，それと同じように動脈瘤の破裂が起こったり，破裂に

よる出血が止まったりした瞬間には周辺の動脈が突然，急激に激しく移動する可能性がある．すると，insular branchesは固定されていないため，piaから血管が剥ぎ取られるよう

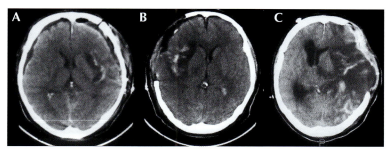

図6｜シルビウス裂血腫摘出後の脳梗塞

シルビウス裂血腫を摘出しても，すでに動脈・静脈梗塞が起こっているために，傷害された軟膜や静脈還流の障害の範囲と程度に応じて，島皮質（**A**），島皮質と弁蓋部（**B**），加えて大脳皮質・基底核（**C**）と脳梗塞が起こってくる．

な力が働き，無数のpiaの血管が破綻するので，二次的にsubpialの出血が起こる．
③Subpialの出血が次々と周辺に波及していき，同時に静脈の損傷による循環障害も加わってsubpialの血腫が大きくなっていく．

また，動脈がpiaのレベルで切断されると同時に同じことが静脈のレベルでも起こっています．そのため，血腫を除去してもある程度の範囲（島皮質〜弁蓋部付近）の動脈性梗塞はかならず発生します．またさらに，sylvian fissure内にはdeep sylvian veinも存在しているので，この静脈が血腫により，加えて血腫の除去操作により，還流の障害を受けると大きな静脈性梗塞につながります（図6）．

Niikawaらはシルビウス裂血腫の後の脳浮腫をblood brain barrierの崩壊によるものとしていますが[4]，一部の症例を除けば前述した静脈性ならびに動脈性の梗塞によるものと説明でき，特に血腫が大きくなり，しかもシルビウス裂内の大きな静脈が破綻するような場合には，特に浮腫が広範になりうるでしょう．

血腫を合併した中大脳動脈瘤の手術

脳内血腫を合併した中大脳動脈瘤では，すべからく脳は緊満しています．しかし血腫により脳室は圧迫され，脳室ドレナージを入れることができないことが多くあります．Tightなままのシルビウス裂を分けるか，あるいは血腫の一部分をcorticotomyを加えて吸引し，脳にスペースを作ります．血腫の分布により異なりますが，側頭葉内血腫のパターンが最も血腫を摘出しやすいでしょう．

注意点として，corticotomyがあまりにシルビウス裂に近いと動脈瘤の破裂をきたすことがあるので，動脈瘤の位置をよく考えて血腫を摘出する必要があります．また側頭葉内血腫においてもinferior limiting sulcusに沿ってシルビウス裂に血腫が及んでおり，シルビウス裂血腫の性格を一部で持つ場合があります．

シルビウス裂血腫のmain partの摘出はclipで動脈瘤を完全に止血した後に行います．シルビウス裂血腫は，脳内血腫の面とsubpialの血腫の面の2つから構成されています．脳内血腫の面はまったく問題なく摘出可能ですが，subpialの血腫の性格を持つ面の摘出が難しいと言えます（図7，8）．

シルビウス裂血腫の除去の仕方

シルビウス裂血腫では最初にどこかの部分から入って，脳内血腫として広がっている部分を取ります．特にtemporal sideにある血腫では，まずinferior limiting sulcusの方向で血腫に突っ込んで，脳内血腫になっている部分を除去します．この部分の除去は簡単に行えます．

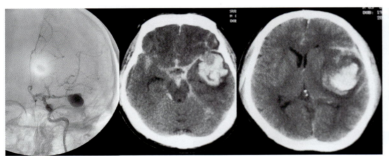

図7｜症例2：63歳，男性

WFNS grade V（GCS 6）のくも膜下出血例．側頭葉内血腫の中に大型の動脈瘤が見える．脳内血腫は上方のスライスではsylvian fissureに接し，シルビウス裂血腫を形成している．

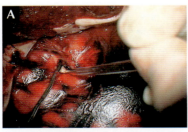 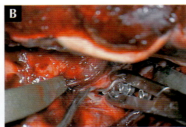
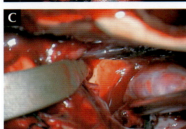 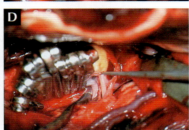

図8｜症例2の手術

脳は緊満していたが，脳室ドレナージは置かなかった．手術はまず側頭葉にcorticotomyを置き，血腫を一部吸引して脳の緊張を解除した（**A**）．その後にシルビウス裂を分け，動脈瘤のクリッピングを行った（**B**）．この後，動脈瘤周囲の血腫を除去した（**C**）．最終的に壁の厚さがきわめて不均一な大型動脈瘤であったために，動脈瘤の閉鎖には7個のclipを用いざるを得なかった（**D**）．もう少しスマートなclipのかけ方があったかもしれない．

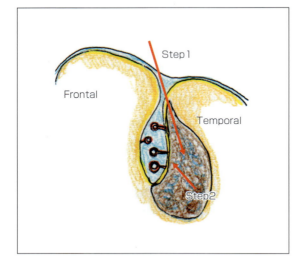

図9｜Inferior limiting sulcusに沿ったtemporal側のシルビウス裂血腫の模式図

特にtemporal sideにある血腫では，まずinferior limiting sulcusの方向で血腫に突っ込んで，脳内血腫になっている部分を除去する．この部分の除去は簡単に行える（Step1）．この後，sylvian fissureの裏側から，出血源となるinsular branchの側に残った硬い血腫に追い詰めていくかたちになる（Step2）．さらには，血腫とinsular branchの関係をよく観察しながら凝固処理する．

　この後，sylvian fissureの裏側から，出血源となるinsular branchの側に残った硬い血腫に追い詰めていくかたちになります．この部分では血腫が細かいpiaの血管に絡みつくかたちとなるので，注意深く除去していきます（図9）．

　血腫を強く引っ張るとinsular branchesがM2，3の血管の分岐からちぎれ，横穴を作り，動脈性の出血が起こります．こうなった場合は，バ

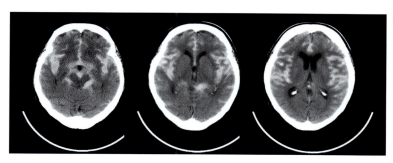

図10｜症例3：71歳，女性

WFNS grade Ⅳのくも膜下出血．発症直後のCT．血腫形成はまったく認められない．

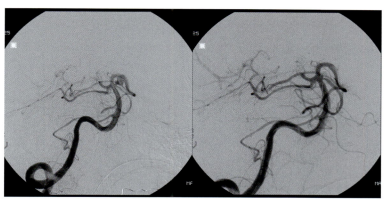

図11｜脳底動脈−上小脳動脈分岐部動脈瘤破裂に対するcoil塞栓術

脳底動脈−上小脳動脈分岐部動脈瘤破裂であり，coilによる塞栓術を行い，動脈瘤は消失した．

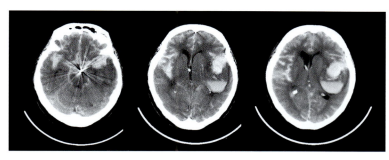

図12｜塞栓術後3日目のCT

塞栓術の翌日から側頭〜シルビウス裂血腫の発生を認め，増大を呈した．先に示した仮説①のみではまったく説明のつかない現象である．血腫の摘出を目的とする手術を行った．

イポーラを用いて低出力での凝固を上手に行って，穴を縮めて止血するか，または10-0のナイロン糸で縫合するしかありません．万が一，こういった事態になると止血がやっかいなので，あまりむやみに血腫を引っ張らないことが重要です．血腫に入り込んで終わっている細いinsular branchを見極め，血腫を形成している部分の前で凝固切断するのが最も良い方法です．ちなみに，このinsular branchはpiaの下にシルビウス裂血腫が広がった時点ですでに行き場を失っているので，凝固・切断しても被害の拡大にはつながりません（図9〜16）．むしろ凝固切断してきちんと止血をして血腫を取らないと血腫の増大が起こることもあります．

シルビウス裂血腫はtemporal sideに主座を持ち，inferior limiting sulcusに沿って上方に進展していく場合が多いので，前述のようにtemporal sideの処理のみで十分な場合が多いと言えます．

Sylvian fissureのすべての要素に沿って血腫が広範に広がっている場合には，血腫の処理をし残さないようにanterior，superior，次いで

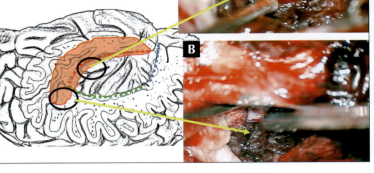
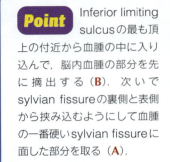

図13 | Inferior limiting sulcusに沿ったシルビウス裂血腫の症例①

Point Inferior limiting sulcusの最も頂上の付近から血腫の中に入り込んで，脳内血腫の部分を先に摘出する（**B**）．次いでsylvian fissureの裏側と表側から挟み込むようにして血腫の一番硬いsylvian fissureに面した部分を取る（**A**）．

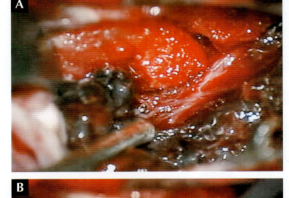

図14 | Inferior limiting sulcusに沿ったシルビウス裂血腫の症例②

血腫の硬いpiaに近い部分では，血腫が細かいpiaの血管に絡みつくかたちとなるので，十分に注意深く除去していく．血腫に入り込んで終わっている細いinsular branchを見極め（**A**），血腫を形成している部分の前で凝固切断する（**B**）．

Point 血腫を強く引っ張るとinsular branchesがM2, 3の血管の分岐からちぎれ，横穴を作り，動脈性の出血が起こる．こうなった場合はバイポーラを用いて低出力での凝固を上手に行って，穴を縮めて止血するか，または10-0のナイロン糸で縫合する．むやみに血腫を引っ張らないことが重要であるが，硬い血腫は摘出が難しい．

inferior limiting sulcusの順に回るようにして，血管のnetworkの間から，少しずつ摘出していきます．

　もちろん，シルビウス裂内のくも膜下腔のclotとして存在している血腫は容易に洗浄できますし，temporal sideの血腫はsylvian fissureに対して裏の方向から血腫を軟膜方向に追い詰めることができるので処置は楽だと言えます．しかし，anterior limiting sulcus, superior limiting sulcus付近の血腫，島皮質に存在する血腫に対してはsylvian fissure側から血腫に入らなければいけないので，佐野がその教科書のなかで書

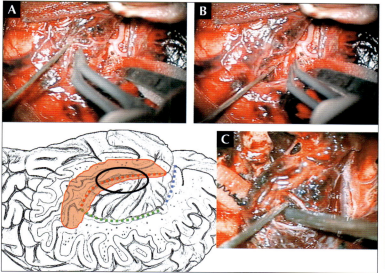

図15 Inferior limiting sulcusに沿ったシルビウス裂血腫の症例③

Sylvian fissureのtemporal sideにpiaの下に広がる血腫を認める（**A**，**B**）.

Point この血腫の上にはcortical arteryが網目状に張っている. この網目の間からも丁寧に血腫を取る必要がある（**C**）が, 太いpassing arteryを損傷しないように気をつける.

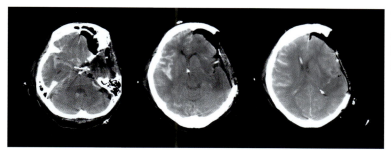

図16 血腫摘出後のCT

血腫は前述の手順により摘出された. 外減圧も追加している. 側頭葉に低吸収域が出現している.

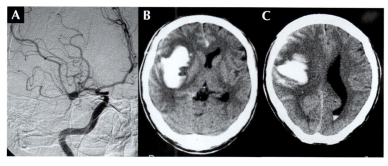

図17 症例4：62歳，男性

WFNS garde IVのくも膜下出血症例. 右内頚動脈撮影斜位像（**A**）にて右中大脳動脈瘤を認めた. CT（**B**，**C**）では全部のlimiting sulcusを巻き込んだシルビウス裂血腫の形成を認める. 左完全片麻痺を認めている.

いているように，まさに正常な血管の網目の間から血腫を取らざるを得ないことになります[5]. さらにinsular cortexの上の基底核側に広がった血腫は，島皮質の上には脆弱で穴が開きやすい静脈が走行していることもあり，処置が難しいことが多くあります（図17〜21）.

特に，この細いinsular branchesの先端に絡みついている血腫は，硬くて摘出が容易でないこともあります. もちろん，血腫を摘出しなくても，血腫がそれ以上増大しないことも多いです. しかし前に述べたように，どうしても取れなくて血腫を残した場合には，無数の止血処理がすんでいない，つまり小さいながらも出血源となりうるinsular branchesを残存させること

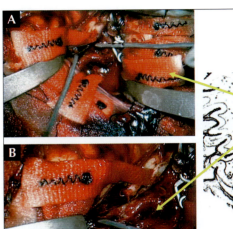
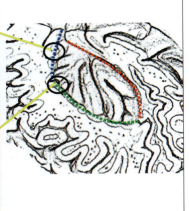

図18 | シルビウス裂血腫の摘出の仕方（1）

Limen insulaの方向からanterior limiting sulcusに沿って（**A**），血管の網目の間から血腫を摘出しながら，superior limiting sulcusへの移行部に上がってくる（**B**）．

> **Point** 広くsylvian fissureを開放していないと，この部分への到達は脳に無理がかかる．

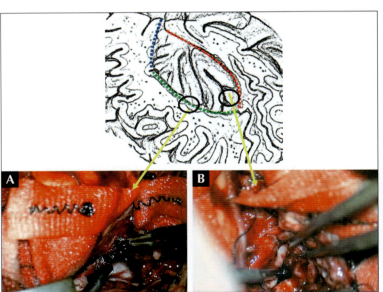

図19 | シルビウス裂血腫の摘出の仕方（2）

Superior limiting sulcusに沿って前方から（**A**），後方へと回ってくる．この部分では脳側の血腫を取った後に，細かい血管を止血しながら完全に血腫を処理している．次いで血管の網目の間から島皮質の血腫を除去している（**B**）．

> **Point** 島皮質の表面の静脈はできるだけ損傷しないようにする．特に太いdeep sylvian veinは損傷された脳の領域を超えて還流を司っている可能性があるので，十分に注意を払った．

になってしまいます（図22）．これは術後にスパズム対策などを行った場合，血圧の上昇や循環容量の増大，血液希釈，抗血小板療法などに伴って，血腫の増大などをきたす原因にもなります．

外減圧を追加することは必要でしょうか．血腫が十分取れていて，もともと脳の容量がそれほど多くない場合はシルビウス裂血腫摘出後のsylvian fissure周囲の島皮質と弁蓋部の脳梗塞（動脈性＋静脈性）が起こっても，外減圧が必要なほどは腫れないのが通常です．しかし血腫が取れなかった場合などは，外減圧を行って脳腫脹に対する対策をとっておいたほうがよいでしょう．また血管攣縮などで脳循環は悪化していくので，血腫を放置して脳組織圧を高めることは，循環障害の悪化をもたらし，神経学的な

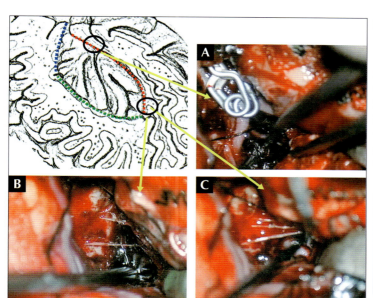

図20 | シルビウス裂血腫の摘出の仕方（3） WEB⑳

Inferior limiting sulcusの頂点（この部分の血腫が一番厚いことが多い）でシルビウス裂内の血腫を確認（**B**）し，摘出している（**C**）が，M3から島皮質に向かう血腫とは関係のないinsular branchを損傷しないように注意を払う必要があった．最後にinferior limiting sulcusに沿ってlimen insulaの方向に向かって血腫を取っていく（**A**）．

> **Point** ぐるりとlimiting sulcusに沿って一回転するかたちで血腫を摘出することにより，血腫の取り残しを最小限に防ぐことができる．

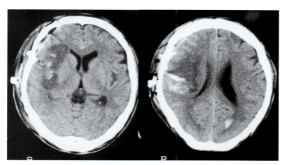

図21 | 術後のCT

血腫はほぼ摘出されている．島皮質と弁蓋部にsylvian fissureに沿うかたちで低吸収域が出現したが，脳血管攣縮はなく，術後2週間目には麻痺はほとんどなくなった．

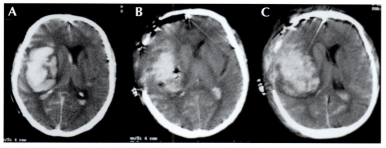

図22 | 症例5：81歳，男性

中大脳動脈瘤破裂，WFNS grade IVのくも膜下出血症例．術前（**A**），術直後（**B**），術後3日目（**C**）のCTを示した．血腫がどうしても硬く血管に張りついていたため効果的に血腫が摘出できなかった．直後では血腫はやや減少して，mass signも減じているが，3日目には血腫が再増大し，意識障害も悪化した．もちろん動脈瘤の止血は完全であり，再破裂ではない．

悪化につながりかねません．

　われわれの施設の検討でも，血腫を除去したほうが明らかに片麻痺の後遺症の回復が有意に良好で，脳血管攣縮の発生率も少ないという結果でした[3]．これは高血圧性脳内出血で，血腫の除去は機能的な神経学的回復につながらないのとまったく異なる現象です．また重症例では，血腫の摘出に次いで側頭葉をuncusまで十分に除去してherniationを起こさせないようにする方法，いわゆる内減圧の追加も考慮すべきでしょう．

参考文献

1) 石川達哉, 上山博康, 数又 研, 他:広範なくも膜下および脳内血腫の除去が重症くも膜下出血の治療に果たした役割. 脳卒中の外科 29: 328-34, 2001
2) Yamaguchi M, Bun T, Kuwahara T, et al: Very late-onset symptomatic vasospasm caused by a large residual aneurysmal subarachnoid hematoma. Neurol Med Chir (Tokyo) 39: 677-80, 1999
3) Mutoh T, Ishikawa T, Moroi J, et al: Impact of early surgical evacuation of sylvian hematoma on clinical course and outcome after subarachnoid hemorrhage. Neurol Med Chir (Tokyo) 50: 200-8, 2010
4) Niikawa S, Kitajima H, Ohe N, et al: Significance of acute cerebral swelling in patients with Sylvian hematoma due to ruptured middle cerebral artery aneurysm, and its management. Neurol Med Chir (Tokyo) 38: 844-50, 1998
5) 佐野公俊:中大脳動脈瘤, 56-83, (阿部弘, 菊池晴彦, 田中隆一, 他:脳神経外科疾患の手術と適応(Ⅱ), 朝倉書店, 東京, 2003)
6) Salomon G, Huang YP: Radiologic anatomy of the brain. Springer-Verlag, New York, 1976

第**5**章

応用手技
逆境を乗り越えるためのリクツとワザ

1 追い込むtemporary clip, 追い込まれたtemporary clip
～脳動脈瘤手術におけるtemporary clipの使い方～

A 前編：Temporary clipの性質と使い方の基本

Key Point

① Temporary clipの性質を知り，使い方のTPO（使わなければならない状況，使ったほうがよい状況，使うべきではない状況）をわきまえておく．
② Temporary clipをかけたあとに行う操作を言葉に出して確認する．
③ 先輩の術者がどういうタイミングでtemporary clipをかけているかに注目しながら，動画や実際の手術を見よう．
④ 顕微鏡の視軸を細かく変える習慣をつけよう．

勝ちに不思議の勝ちあり，負けに不思議の負けなし

「勝ちに不思議の勝ちあり，負けに不思議の負けなし」，という言葉は元楽天名誉監督の野村克也氏が使って有名になった，勝負事に対する考え方を示した言葉です．われわれ医者にとって臨床の中でも当てはめることができる言葉なのですが，この言葉の妥当性を因果律の中で考えてみると至極当たり前のことを言っているに過ぎないことがわかります．

物事が成功する（勝），あるいは失敗する（負）工程には，いくつかの分岐点（門）があります．野球なら代打を送るとか，バントの指令を出すか，ピッチャーを替えるかとかですね．実際の勝負事においては，分岐点はもう数えきれないほどあるのでしょうし，ポリティカルコレクトでないことを承知のうえで，勝負事のアナロジーで語ることを許していただくとして，実際の手術では，ファクターの数も性質も計り知れない

わけです．しかし，ここでは物事を単純化して，例えば門が3つあるとして，その1つでもうまく通れなければ失敗ということで考えてみます．

成功の場合には，その3つの門ともにうまくすり抜けたということになります．ただ，3つの門をなぜすべてうまく通り抜けることができたかということは，「不思議」という言葉以外にはどうしても説明できないこともあるわけです．確率的な問題があるにせよ，野球のような失敗の危険がある程度高い（打者に関して言えば最も優れた打者でも6割以上が失敗する！）という状況で考えると，3つ分岐点がいいほうに開くというのはまさに幸運が重なったということで理解するしかないわけです．つまり「勝ちに不思議の勝ちあり」というのは，（日本人ならば「お陰様」としか表現しようのない），運のことを言っている言葉であり，失敗する可能性はあったのに幸運のために勝ちに終わったということを言っている言葉なのです．

一方で，1つでも分岐点が悪いほうに転べば

負けの結果になる，というのは前もって予想できる，あるいは事後的にでも検討可能であるわけですから，悪い結果になったときには「ああ，あれだった」と失敗の要因を列挙・説明が可能なわけですし，強引に何かのせいにすることも可能なわけで（マスコミ等は得意ですね，ちなみに医者は悪者にされやすい），当然不思議なことは何ひとつない，ということができます．「負けに不思議の負けなし」という言葉は，すべての負の結果は（検証的かつ客観的な，時には感情的な視点から）因果律のなかで解釈可能であるということを言っているだけで，運については何も述べていません．この２つの言葉「勝ちに不思議の勝ちあり，負けに不思議の負けなし」は対になっている文章で，対比されているようではあるものの，そこで扱っている事象はまったく別のものであることに注意すべきです．

私はゼロリスク信仰に加担するものではありませんし，自然現象を相手にしている医学では絶対負けないようにすることはできないと思っています．

しかし，われわれにとって勝負事に対してできることがあるとすれば，一つひとつの門を確率高く通り抜けられるようにすること，つまり勝負事であるにせよイチかバチかにしない，きちんとリスクをヘッジしていく，という態度だと言うしかありません．

動脈瘤においていかに安全にクリップをかけるか

さて，いつものことですが前置きが長くなってしまいました．動脈瘤においていかに安全にクリップをかけて，その破裂予防効果を長く維持できるようにするか，という目標を実現するためにはいくつかの門があると言えると思います．適応の決定，体位の決定，開頭，アプローチ，そして動脈瘤周りの剥離とpermanent clipの留置などでしょうか．この脳動脈瘤手術の最後のステップにおいて，一時遮断というのは動脈瘤の圧を下げ，剥離を容易にし，安全にクリップをかけるためにしばしば必要になる手技です．

ただし，この手技はある一定のリスクをはらむ操作ですので，必要のない症例にまで行う必要はまったくありません．しかし，絶対に必要とされる場合がありますので，母血管の一時遮断の仕方，多くはtemporary clipの使い方のTPOをわきまえておくことは，絶対に必要です．今回はあらためてtemporary clipの使用法という側面からclipping術を見直してみたいと思います．

1 追い込むtemporary clip

Temporary clipには，①使わなければならない状況，②使ったほうがよい状況，③使うべきではない状況，が存在します．

①は，動脈瘤の破裂時などでまだpermanent clippingに持ち込めない場合です．

この状況に対処するためには，あらかじめいつでもtemporary clipをかけられるように準備することが必要です．親動脈を確保した時点で，穿通枝や動脈硬化などを確認し，動脈の閉鎖が可能かどうかを判断しておきます．Temporary clipをかけるときには顕微鏡の視軸を変える必要があることも多いので（図1），そのあたりを十分確認し，破裂時にどう振る舞うべきかをシミュレーションしておきます．

②は最終局面での安全な剥離とclippingを可能にするための状況で，戦術的なtemporary clipの使用です．

ですから虚血のリスクは最小限にすべきで，遮断時間は５分以内にするという原則を守るこ

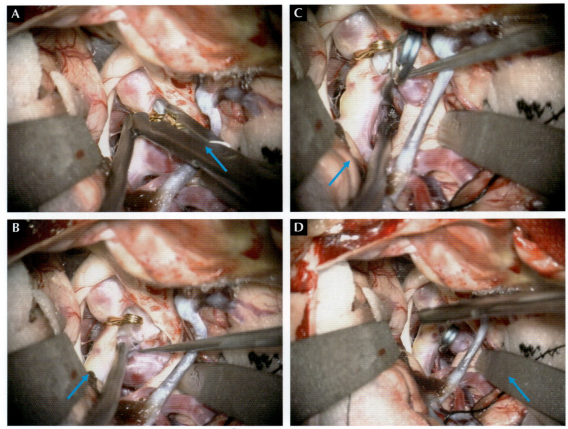

図1｜症例1：視軸の変更といろいろな確認 WEB ①

A：内頚動脈-後交通動脈分岐部の径が9mmくらいある未破裂脳動脈瘤の手術である．動脈瘤を剥離する操作をできるだけ行った後で，危険が高い前頭蓋底周辺と後交通動脈分岐部周辺の操作は一時遮断を行ってから実施することを決めた．もちろんそれまでに distal neck 側の剥離はすべて終了させ，一時遮断後はだいたい5分以内にすませることができるように，最後に行う操作をきちんと計画しておく．だいたいが動脈瘤と母血管は反対方向を向いているので，内頚動脈に temporary clip をかけるときには顕微鏡の視軸をずらして（）やることが必要である．

B：動脈瘤は動眼神経に食い込んでおり，そのため完全な剥離は行わなかった．視軸を戻して（），動脈瘤の圧が十分に下がっていることを感触として感じながら，動脈瘤の剥離を行う．

C：視軸はそのままで（）permanent clip をかけ，後方の穿通枝などを確認している．

D：確認が終了したら視軸をまた temporary clip をかけたときの方向に戻して（），ゆっくりと temporary clip を外す．この症例では遮断時間は3分56秒であった．

> **Point** Clip をかけてからすぐ temporary clip を外すのではなく（特にまだ時間に余裕がある場合は），temporary clip がかかっている状態で裏側など周辺をきちんと確認する（C）．また，Temporary clip を外すときには，動脈瘤が元気を取り戻さないかどうかなど，きちんと周辺にゆっくり注意を配りながらやることが肝心である（D）．

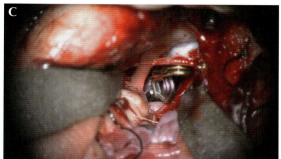

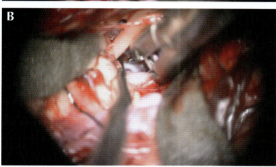

図2 | 症例2：Temporary clipと干渉するものを最小限にする．長いtemporary clipが有効であった脳底動脈瘤

A：破裂脳底動脈-上小脳動脈分岐部動脈瘤．左のanterior temporal approachを行っている．分岐部はそれほど高位ではない．視軸を上から下にして，一番長いtemporary clipを使って脳底動脈を遮断した．

B：視軸を下から上にずらして，動脈瘤の剥離を行う．Neck sizeに近い長さのpermanent clipをかけるがtemporary clipのheadは手前にあるので，それほど邪魔にならない．もちろんtemporary clipをかけるときにはpermanent clipがどう入るか，十分に予想していることが必要になる．

C：確認が終了したら視軸をまたtemporary clipをかけたときの方向に戻して，ゆっくりとtemporary clipを外す．Clipを外すためにapplierを内頚動脈の横に入れるときに穿通枝を挟んだりしないように十分に気を配る．

> **Point** Applierのheadが後床突起や内頚動脈と干渉しないようにする（**A**）．

とが望まれます．4分の遮断を過ぎたら外せるように準備をはじめるのがいいかもしれません．ですからtemporary clipをかける前にできることはすべてすませておく．一時遮断開始からpermanent clipのapplyまで，すべての工程を頭の中で準備する．という作業がぜひとも必要になります．またtemporary clipの使い方をよく考えて完全遮断にするのか，近位遮断のみにするのか決めましょう．完全遮断にすると動脈の形がわからなくなるので，back flowを少しだけ残しておいたほうがpermanent clipの位置を決めやすいということもあります．

またtemporary clipをかけたあとの操作をきちんと計画しておきましょう．修練中の先生は口に出して言ってみて，指導医に確認していただくといいでしょう．それとpermanent clipが

どうかかるのかをきちんと予想して，それに干渉しない形でtemporary clipをかけておくことも重要です．脳底動脈瘤などではあえて長いtemporary clipを使うほうが，applicatorの先端が後床突起や内頚動脈に干渉しにくいという印象を持っています（図2）．

さらに理想的なclippingの実現（best closure line）には動脈瘤の内圧を下げて，動脈瘤を操作しやすくすることも有効な手段です．このへんのニュアンスは第4章を読んでいただければと思います．

③の場合として，1つにはまだ動脈瘤への攻め方を決める前に漫然とtemporary clipをかけるような場合を指します．もう1つは不適切な部位にtemporary clipをかけることです．

M1ではLSAなどの穿通枝を避けることがで

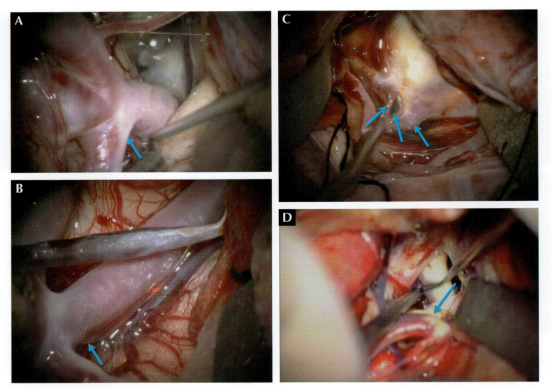

図3｜症例3：中大脳動脈瘤におけるM1にみる親動脈と穿通枝のいろいろなパターン

A：M1に動脈硬化はなく，1本の太いレンズ核線条体動脈LSA（━━▶）がM2から出ている．M1が短い場合には往々にしてこのパターンがある．

B：長いM1の例．M1には同じく動脈硬化はない．1本の太いLSA（━━▶）はM1のdistalから出ている．

C：M1に動脈硬化は限局的であるが，動脈硬化を含んだM2やM1から数本のレンズ核線条体動脈LSA（━━▶）が出ている．もう少し剥離を行わないとこの時点でLSAを避けて一時遮断を行うのは難しい．

D：M1（━━▶）は一面の動脈硬化で，temporaryをかける余裕はない．この症例では必要なら内頚動脈で遮断しようと考えていた．

きない部位は不適切ですし，内頚動脈C2部など動脈硬化がひどい部分では，損傷の危険が高まる他，そもそも血管がきちんと閉塞できそうかを判断せずtemporary clipをかけると思わぬ失敗につながりかねません．同じM1でも穿通枝の出方や本数は異なりますし，動脈硬化の程度も違いますので，きちんと症例ごとに把握する必要があります（図3）．Temporary clipのapplyが難しいと考えたら遮断なしですませる方法や，より近位でtemporary clipをかける方法などもありえます．

2 追い込まれたtemporary clip

物事にはすべて光と影があると言われていますが，実際には物事には特徴があるだけで，光と影を創りだすのは，見るあなたの立ち位置にすぎません．どの立ち位置にあなたが立つかによって，光の部分を多くしたり，影にとらわれたり，ということが起こるわけです．つまりあなたの立ち位置のバランスの良さというのが大事になります．

それでは一般的にtemporary clipの影の側面としては，temporary clipによる血管の損傷で，実際に血管が裂けたり，穿通枝が閉塞したり（あ

とから述べますが，最小閉塞力〔MOF〕という血管を血圧に逆らって出血を止める力は穿通枝では小さくなるので，通常のtemporary clipでも内皮細胞障害が起こってしまうこともありえるでしょう），また何よりも遮断時間が長くなったときの虚血ということが挙げられます．Temporary clipなしでも十分にpermanent clipをかけられるものを，無理にtemporary clipを使おうとすれば，影の側面を大きくしてしまうことになるわけです．

ですから経験に基づく好き嫌いはあるにせよ，すべての動脈瘤にtemporary clipを使うというのも，まったく使わないというのも，すでに心理的に既成の概念や感情によって「追いこまれている」と言っていいかもしれません．このへんのバランスというのはたくさん手術をやって，見て，個人のレベルで会得するしかないでしょう（科学なんかにはならないですよ，きっと．でもたくさん経験しても，そのたびにうまくいかないことは出てきますけどね）．

まとめると，破裂や心理的なプレッシャーなどによって，「追い込まれたtemporary clip」にもちこまれるのではなく，動脈瘤の制圧のために動脈瘤を能動的に「追い込む（攻めの）temporary clip」にすることがきわめて重要ということです．また虚血耐性の問題で複数回使うときは2回目には1回目より短くできるようにすること，遮断が長くなるだろうときはバイパスと併用することをためらわないことが必要です．

Temporary clipの性質を知っておこう

脳動脈瘤クリップはそのバネの力によって，血管が血圧で押し広げようとする力に抗して血管を閉じる働きを持っているわけです．動脈瘤クリップの性質に関しては成書[1]に詳しいのでここでは述べませんが，temporary clipは閉鎖圧が50〜90gに作られており，permanent clip（mini）：110g，permanent clip（large）：150〜200gに比べて弱くなっています．3mm径の動脈ではMOFが10〜30gになること，またMOF＋20g以上の力では血管に圧痕ができ，MOF＋150g以上の力になると内皮細胞障害・血栓形成ができることが知られています．圧が弱くても正常な血管にtemporary clipをかけることは何らかの悪さをする可能性があるのだということはわきまえておきましょう．ちなみに圧の強いpermanent clipを頭蓋内の正常血管にかけることはいろいろなトラブルを引き起こす可能性があります．

ちなみにYaşargilのtemporary clipはbladeの細いものがあり，使い勝手が良いのですが，単位面積あたりの圧は高くなるために，血管が裂けやすくなるなど，むしろ注意して使うべき局面もでてきます．当施設で使っているtemporary clipのセットなどを図4に示しますが，頻用するclipは2個以上あってもいいですね．クリップを付ける人が追い込まれると手が震えてつけるのに手間取るなど，ろくなことはないですからね．

さて，まだまだ話を終えることはできないのですが，紙面が尽きてしまいました．いつもおしゃべりがふくらみ過ぎてしまいます．後編では遮断時間の原則について，temporary clipをかける前にしておくべきことについて，さらには，特殊なtemporary clipの使い方に関して論じてみようと思っています．

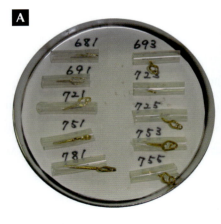 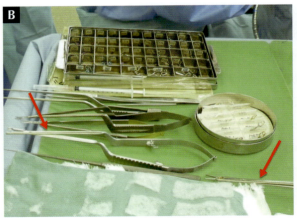

図4 当施設におけるtemporary clipのセットなど

A：Temporary clipのセット．Yaşargilのクリップを使っている．
B：マイクロ用の手術台の上である．クリップ鉗子は2本用意している（──▶）．1本にはtemporary clipがつけてある．

> **Point** Clip鉗子が複数あると，数本のtemporary clipを使うときに前もって準備しておける．

引用文献

1) 上山博康，宝金清博：脳動脈瘤手術：基本技術とその応用．南江堂，東京，2010

B 後編：遮断時間の原則と特殊なtemporary clipの使い方

Key Point
①遮断時間の原則について知っておこう．
②Temporary clipの使い方の背景にある理論を理解しよう．

後編を始めるにあたって

　Temporary clipは使い過ぎもリスクが多いし，使わなさすぎもリスクが多くなります．周りの先生方を見ておりますと，術者として熟練してくると，temporary clipを使う頻度が増えることが多いような気がします．アプローチを上手にするためには脳べらが，最終的なクリッピングを上手にできるためにはtemporary clipが大事なのだと思います．でも脳べらもtemporary clipもどちらかと言えば嫌われ者であることも多いような気がします．私がtemporary clipにも脳べらにも親近感をおぼえてしまうのはわれわれが同類だからなのでしょうか．
　さて，本題に入りましょう．

遮断時間の原則について知っておこう

　閉塞する血管により異なりますが，母動脈閉塞を行うと，当然末梢の血流低下が起きる可能性が高いわけで，長時間の母動脈閉塞は不可逆的脳虚血を引き起こすことがあり，予後の不良に直結します．
　昔から伝承として，安全にtemporary clipをかけることのできる時間は前方循環では10分（穿通枝を含む場合は5分，後方循環〔脳底動脈〕では5分）と言われてきました．済生会熊本病院の西徹先生は3分にとどめることを推奨されています．詳しい報告では，内頚動脈系で脳虚血を起こさないで可能な遮断時間の95％信頼区間は19分程度と言われています[1]．昔は脳保護剤に期待するところがありましたが，現時点では脳保護剤，低体温の追加でどれだけ延長できるかは明らかではないということになっています．エビデンスの有無ということを強調される人もいますが，個々の症例と状況によっていろいろ変わってきますので，こと遮断時間の原則に限っては先人の経験則を重視して考えてよいのではないかと思っています．

Temporary clipをかけたあとで確認すること

　遮断して何分経ったかを術中に確認する方法はいろいろあると思います．実際にはあまり時間が経っていなくても，永遠のような感覚がすることがあるものです．慣れてくるとだいたいの時間感覚がつかめるようになりますが，時間のカウントの仕方を施設内で取り決めておくことは重要と思います．1分ごとでもいいし，3分から開始以後1分おきでもいいでしょう．私は5分たったら教えてね，とだけ言っていますが，慣れているのでこういうことができるのかもしれません．でも慢心は禁物です．時間がモニターや術者の顕微鏡の視野内に出てくるともっと良いですが，時間を必要以上に知ること

もかえって心理的にはプレッシャーになるかもしれません．

でも，temporary clipをかけたからといって決して慌ててはいけません．時間は5分もあるのです．Temporary clipをかけたあとには，まず動脈や動脈瘤の圧は十分下がっているかを確認します．十分下がっていなければtemporary clipは奥まで届いているか，きちんと閉まっているかを確認します．きちんと遮断できているのに圧が下がらない場合はback flowが強いと考えることができます．こうした場合，遮断時間は長くとれますが，flow controlの観点から考えるとdistalへのflow controlを追加するほうがよいかもしれません．

一方で圧が十分下がっていれば，目的を達成できているわけですが，逆にback flowが弱いので，遮断時間により注意する必要があります．破裂動脈瘤などでは最終段階になりますから，剥離で動脈瘤からリークする場合がありますが，遮断がかかっていれば，それほど強い出血にはならないはずです．ただまだやるべき手数が多い場合は，動脈瘤は破かないほうがいいと思います．いったん破ってしまうと，後戻りができなくなるからです．

特殊なtemporary clipの使い方

1 内頚動脈瘤における頚部内頚動脈の確保

前にも書きましたが，supraclinoid segment，つまり眼動脈と後交通動脈の間の内頚動脈は短くて，前床突起の下に潜り込んでいることがあること，また動脈硬化のためにtemporary clipをかけるのに適さない場合が往々にしてあります．こういった場合には頚部にて内頚動脈を確保することでproximal flow controlを行います．

2 内頚動脈瘤における後交通動脈の扱い方

内頚動脈−後交通動脈分岐部動脈瘤においては，criticalな出血が起こる場合があります．内頚動脈本幹をtrapしただけでは，後交通動脈からのback flowが結構残る場合があります．ある意味，後交通動脈はfetal typeのものを除き，もう1本のproximal arteryと考えるべきでしょう．

こういった場合に備えて，後交通動脈を内頚動脈の遮断に先んじて閉じておくことが有効な場合があります．視神経と内頚動脈の間からかけられれば一番良いのですが，前脈絡叢動脈の奥でかけなければいけないこともあります．脳血管撮影でのWillis動脈輪の発達の程度によりますが，交通動脈なので，通常は多少遮断が長くなっても影響は少ないと思われます．後交通動脈瘤でちょっと破裂のリスクのある操作をするときは考えてみてください．

なお，内頚動脈−後交通動脈分岐部瘤では内頚動脈を遮断するときに，内頚動脈を頭蓋底から離す動きをしただけで動脈瘤に牽引力が働き，破裂してしまうなどの事態が起こることもあります．こういった場合はbladeを均等に閉じるのではなく，頭蓋底側に差し込んだbladeを動かさないようにして，clip headを若干回旋させながらoptico-carotid cistern側にあるbladeのみを動かしてclipを閉じる（つもり）という操作も必要になります（図5）．

3 前交通動脈などproximal arteryが2本あるとき

Interhemispheric approachの場合を中心に話します．前交通動脈瘤ではおおむねproximal arteryが2本になります．片側のA1の発達がなければ，中大脳動脈瘤とまったく同じですが，左右差はあっても無視できないA1が反対側にあることもあります．こういった場合には非優

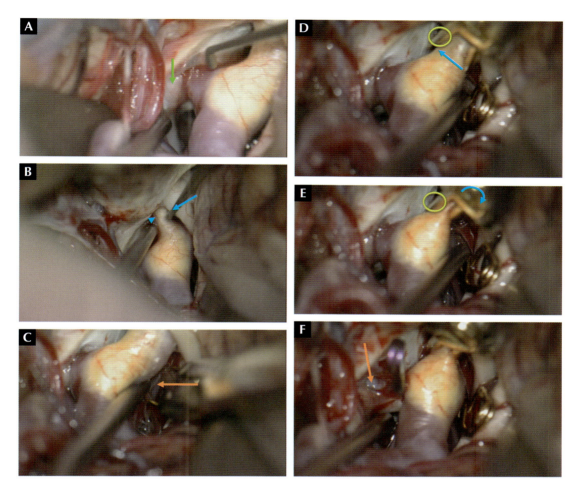

図5｜症例4：動脈瘤が裂けそうになった内頚動脈-後交通動脈瘤 ③

A：動眼神経麻痺で発症した内頚動脈-後交通動脈分岐部動脈瘤．動脈瘤は動眼神経（➡）の下に潜り込んでおり，内頚動脈の頭蓋底から引き離す方向の軽い牽引でminor leakをきたした．このあとは攻める手順を間違えると大出血をきたしかねない．

B：一時遮断が頭蓋内内頚動脈で可能かどうか，剥離子と吸引管で挟み込んで確認している．剥離子は大きく動かせるが（➡），吸引管は支えるくらいのつもりで少し押すだけである（▶）．

C：内頚動脈の遮断だけでは，後交通動脈からのback flowが結構残る場合があるので，内頚動脈の遮断に先んじて後交通動脈にtemporary clipをかけて閉じておいた．

D，E：内頚動脈を遮断するときに，内頚動脈を頭蓋底から離す動きをしただけで動脈瘤に牽引力が働き，破裂してしまうなどの事態が起こることが危惧されている．

F：Permanent clipをapplyした後．牽引力が働いたために動脈瘤に穴が開いている（➡）．なおtemporary clipは内頚動脈，後交通動脈の順で外す．

> **Point** 視神経と内頚動脈の間から確認できたのでこの方向からclipを入れた．P1も発達しているので多少遮断が長くなっても影響はでないと考えた（**C**）．
>
> 内頚動脈のtemporary clipをかけるときにbladeを均等に閉じるのではなく，頭蓋底側に差し込んだblade（〇）を動かさないようにして，clip headを若干回旋させながら（**E**，曲矢印），optico-carotid cistern側にあるbladeのみを動かしてclipを閉じる（**D**，直矢印）という操作をする．

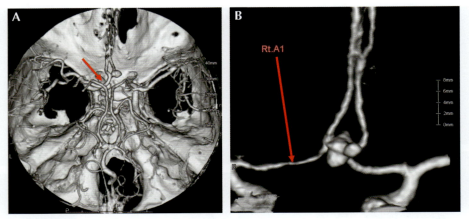

図6｜症例5：前交通動脈瘤でのtemporary clipの使い方

A：前交通動脈瘤の症例（術前画像）．右のA1はhypoplasticであり，左のA1（➡）1本だけがproximal artery．こういった場合は中大脳動脈瘤と同じ考え方ができる．

B：左右のA1が存在するタイプ．こういった場合はproximal arteryが2本になるので，手順としては非優位側のA1をあらかじめ遮断しておき，A2は片側のA1から供給されるようにしておく．そうすれば同じく1本のproximal arteryになることになる．ただし，どれくらい遮断できるかは症例によってだいぶ違うので，注意する．

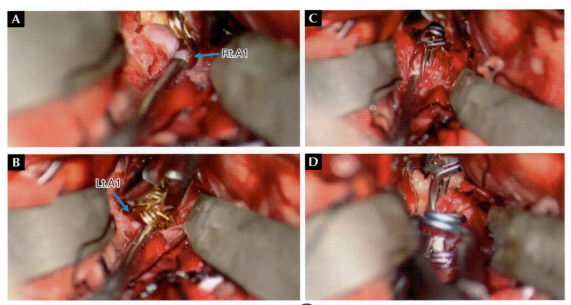

図7｜症例5：前交通動脈瘤でのtemporary clipの使い方 **WEB**④

A：図6Bの前交通動脈瘤の症例（術前画像）．Basal interhemispheric approachで手術している．手順としてはまず非優位側の右のA1（➡）をあらかじめ遮断しておき，A2は片側のA1から供給されるようにしておく．なぜなら破裂の時点で左右のA1をclipするという操作はなかなか困難になるからである．

B：視軸を変えて，左側を攻めている．左のA1が1本のproximal arteryになったので最後の動脈瘤剥離の前に左A1（➡）を遮断する．

C：動脈瘤を剥離していたら破裂が起こったが，十分にproximal flow controlがされているので，軽くsuctionしながらpermanent clipをapplyした．確認後，左A1のtemporary clipを外し，大丈夫だったので右のA1のclipも外した．

D：Multiple combination clipでclosure lineを作っているところ．

位側のA1をあらかじめ遮断しておき，A2は片側のA1のみから供給されるようにしておきます．なぜなら，破裂の時点で左右のA1をclipするという操作はなかなか困難になるからです．よほど遮断が長くならなければこういったかけ方は虚血の心配なくできると思います（図6, 7）．

4 けさがけtemporary clipの使い方

中大脳動脈瘤や前交通動脈瘤でたまに使ったりしますが，母血管と分岐血管の位置関係にもよりますが，末梢と中枢の血管を一度にかけてしまう方法です．Neck付近に攻めることになるので，temporary clipをかけたあとには，さっと動脈瘤を剝離してtentative clipをかけ，動脈瘤全体を剝離し，ついでtemporary clipを外して（あるいはかけ変えて）permanent clipに持ち込むといった操作が必要になります．ちょっと剝離範囲が広げられないときなど，困ったときに行う荒っぽいかけ方なので，あまり一般的

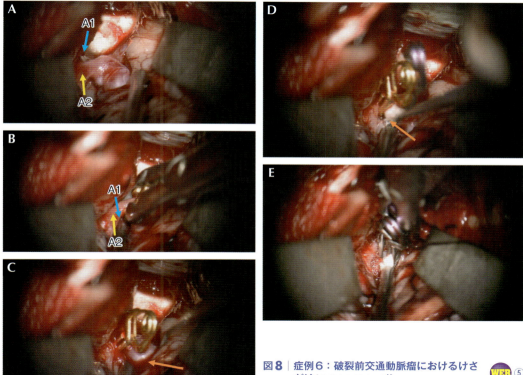

図8 | 症例6：破裂前交通動脈瘤におけるけさがけ temporary clip

- **A**：図7と同じく，basal interhemispheric approachでの手術．左のA1（→）が発達しており，左A2の起始部（→）も確認できる．右のA1はなし．動脈瘤を剝離しないと右A2は確認できない．動脈瘤の右側に見えるのは右A1ではなく，皮質枝の分岐部である．左のA1はA2の外側から剝離するとHeubner反回動脈を損傷するリスクがあるので禁忌である．そこで下からtemporary clipをかけたかったが，穿通枝が分離できなかった．
- **B**：ネックにも余裕があり，うまく穿通枝の出口が確認できるので，左A1左A2を同時に挟むようにしてtemporary clipをかけた．
- **C**：動脈瘤を剝離していたら，右A2の起始部が確認できた．→の部分から破裂が起こったが，右A2からのback flowがあるだけで十分にproximal flow controlがされているので，それほどひどい出血にはならない．
- **D**：軽くsuctionしながらpermanent clipをapplyしたが，→の破裂部分からの出血も止まった．裏側の穿通枝などが保たれていることを確認後，temporary clipを外した．
- **E**：最終的にneck側にもう1本permanent clipを入れて最終型とした．

には考えないほうがいいと思います（図8）．

おわりに

　Temporary clipによる一時遮断は動脈瘤の安全な制圧において，重要な戦略ではありますが，それ自体がリスクをはらむ行為です．しかし遮断という戦略だけでなく，そのapplyの仕方は技術的に注意すべきことがあります．この戦術として失敗がないようにpitfallをよく知り，準備を怠らないことです．Temporary clipの使い方など動脈瘤の制圧にはあなたの考える力が試されています．「追い込まれたtemporary clip」ではなく，「追い込むtemporary clip」にしていく思考のステップを磨いていくことが大切でしょう．

引用文献

1) Samson D, Batjer HH, Bowman G, et al: A clinical study of the parameters and effects of temporary arterial occlusion in the management of intracranial aneurysms. Neurosurgery 34: 22-8, 1994

2 脳動脈瘤術中破裂のレスキューとその予防方法

Key Point
① 脳動脈瘤の破裂に対し，その対応の原則を把握しよう．
② 脳動脈瘤破裂につながる操作を知っておこう．
③ 最後のチャンスを待つ「強い心」を持とう．

はじめに

本節では，動脈瘤を取り巻く重要問題のなかで，残っている術中破裂のレスキューとその予防法について解説します．数々のつらい記憶がよみがえってきて（PTSD？）あまり気乗りがしない題材ですが，大事な問題ですのでちょっと考えてみましょう．

医学には論理になる部分と，論理にならない部分があることは自明のことですが，技術論は特に論理にはならず，しかもその場その場の対応で逸話的なものになってしまいがちです．この本のなかでも何を言っているのか，論理的に筋が通っていない文章にでくわしたかもしれません．解説するのも野暮なのですが，たいがいはしりとり的に話題をつないでいく論法で，学会の質疑応答などで矛先をかわすのに非常に有効な方法です（しばしば「が」が2回重複していたりして耳障りは悪いですね）．これは元の文章を参照可能な形式では，特に科学論文では禁忌の展開方法です．

今回のこの話もまた科学でも何でもありませんので，この「しりとり論法」的展開を（有効に？）使って動脈瘤破裂について逸話をいろいろ提示します．これらを元に若手の先生方に帰納的飛躍をしていただければ幸いです．

破れたら早く終わる動脈瘤手術

実を言うと二十数年前，私にとって動脈瘤手術が他人事だったころは，動脈瘤は破裂すると早く手術が終わって，したがって早く家に帰れるので，動脈瘤はラプチャーしてくれないかなと思っていました．そのころの動脈瘤術者だったオーベンの先生方，ごめんなさい．確かにラプチャー（破裂というよりはラプチャーというほうがパニックに陥った感じを出していて臨場感があります）すると，術者は怒鳴り散らす（人もいる）し，緊迫しますし，患者さんの予後に影響があることもままあるし，あまり良いことはないのですが，決着だけは早くつきますから，他人事で見ている術者その他大勢なんかは，そういった意識を持ってもしょうがないのかなと思います．

そんな周りの先生方（特に脳神経外科には興味があまりない学生さんや研修医の先生）に対する術者の心構えとして，脳神経外科の手術のおもしろさに瞠目していただくためには，きちんとした解説付きの，しっかりした論理展開のある，手際良い手術を見せるようにしないといけません．そういった理屈にかなった手術をすればするほど，術中破裂というのは起こりにくくすることができます．でも動脈瘤手術，特に

破裂動脈瘤の手術では術中破裂をまったくゼロにすることは現在の方法では不可能でしょうから，対処の仕方を知っておかなければいけません．

破裂の対処法1：どのように器械を使うか

それでも破れたときの対処方法には原則がありますので，その場合に応じて頭に入れておきましょう．破裂の対応としては出血をコントロールして，最終的な動脈瘤の永久止血につなげる操作ができる状態にするということです．

1 小さな穴が開いた場合

これは破裂動脈瘤の場合に起こることはまれです．未破裂動脈瘤で周辺血管や脳組織と剥離している段階で起こることがほとんどです．破裂動脈瘤では破裂点から出血したらすぐ穴は大きくなりますので 2 の場合に進んでください．

A. 綿花を持っていって軽く押さえる．血栓が付くまで圧迫止血をする．これで小さな穴なら出血は止まります．ただし破裂した部位局所を再び操作することは再破裂させることなしには不可能です．

B. したがって，剥離の追加が必要であれば一時遮断をしてから行うことが必要になります．

2 大きな穴が開いた場合

左手（細い吸引管）右手（剥離子またはさみ）の状況で破裂したとします．

A. まず右側（助手）の吸引を太いものに替えます（3〜4mm）．

B. 右手を吸引管に持ち替え，double suction にします．はじめは自然に左手（細い吸引管）右手（太い吸引管）の状況にまず持ち込みます．

①左手の細い吸引管だけで出血をコントロールできる場合は，

剥離子やはさみに持ち替えて剥離の追加をし，右手で clip をかけます．

②そうでない状況では，

②-1 剥離が十分に終わっていれば，

このとき右手の太い吸引管で出血は何とか吸引でき，剥離も終わっていて左手で clip をかけられる状況なら，左手で clip をかけにいきます．ただし決して剥離が不十分な状態で無理な clip に移らないように注意します．無理な clip は破裂部位が広がるなど数多くの危険をはらんでいるので，イチかバチかは厳に慎みましょう．

②-2 剥離がもう少し必要な場合には，

再度術野が赤くなっても吸引管を持ち替え，左手（太い吸引管）右手（細い吸引管）にします．左手で足りないときは右手の吸引管も使って吸引しながら，動脈瘤の必要な剥離を行います．

どこに clip をかけるか．可能であれば neck clipping が望ましいのですが，まだ動脈瘤の状況がわからない段階などでは，母血管の遮断や母血管と動脈瘤をたすきがけにするなどの方法を行うオプションもあります．

ポイントサッキングとよく言いますが，ポイントから遠いと効果的でありませんし，近すぎるといろいろな問題が起こってきます．出血点の扱い方の状況を次に見てみます．

破裂の対処法2：出血点の扱い方

破裂点がいったいどのようにして，止血されているのかは論文にも書きました[1]．最近でもしつこく調べ続けていますが，簡単に言うと，破裂点は小さな穴が開いているだけではないということです．また血栓が結構しっかりと外側や内側から押さえているものもあれば，簡単に血栓が剥がれてしまうものもあります．

とにかく大事なことは，動脈瘤を決して圧迫しすぎないことです．時に破裂点付近の動脈瘤はぼろぼろになっていることがあり，破裂点を広げて裂け目がclipでは収拾つかない方向に裂けてしまうことがあるのでよく注意してください．

熟練の医師が助手をしているのでない限りは，あまり助手の吸引を当てにしないことも大事です．破れたときの状況を考えるとどこから出血したのかある程度推測がつきますから，動脈瘤と周辺の構造物，母血管との関係を考えながらポイントサッキングをするのが大事です．とにかく破裂点を広げることになる操作は危険ということを自覚しておきましょう．

またclipをかけている最中に動脈瘤からの出血が起こった場合，先端部からの出血であれば，clipをかけてしまえば出血が止まってやれやれということも多いのですが，clip bladeやネック付近で破れたときにclipをそのまま閉めてしまう操作は破裂部位の拡大に直結します．Clipをかけている最中の出血は，出血部位がはっきりと確認できているのでない限り，そのままclipを閉じてしまわないほうがむしろ安全です．一時遮断に持ち込み，十分に出血部位を確認してからpermanent clipを安全にかけましょう（と言っても，その判断はとても勇気が要るのですが……）．

1 押さえ込まないやり方

通常の場合です．ポイントサッキングは軽く吸い込むようにしてやると，出血圧の強くない中大脳動脈瘤，前交通動脈瘤などでは結構コントロールがききます．吸引圧をうまくコントロールしてやることが重要です．

2 押さえ込んでいい場合

破裂点の下に骨などの硬い組織があって，動脈瘤ごと押さえつけることが可能な場合には有効な方法です．内頚動脈-後交通動脈分岐部動脈瘤などでテントの下の頭蓋底の硬膜に動脈瘤が付着していて，この部分が裂けた場合は動脈瘤を破裂点に向かって頭蓋底側に押し付けてやると，下は硬膜で硬いので，出血のコントロールがつく場合があります．決して破裂点を広げる向きでは動脈瘤は押し付けないでください．ネックにからんで動脈瘤が裂けてしまうというのが最悪の事態です．

3 術者の交代

傍目八目とはよく言ったもので，周りの人はかなり冷静に状況判断が可能です．破裂で自分がパニックになっていると感じ，しかも動脈瘤手術に関し，自分と対等かそれ以上の術者がいたら，さっと替わってもらいましょう．心理的な常として，自分が破いたのではない動脈瘤にはかなり冷静に正確な判断ができるみたいですね．

4 悲しいけれど最後のチャンスを待つ

それでも出血が止まらないことがありますが，すべからく出血は血圧が下がったらすーっと治まってきます．このあらゆる術者に与えられた最後の1回のチャンスを大事にすることで勝負が可能です．しかし破裂している間は抵抗のない外側に血液が出ていますから，脳は高度の虚血になっていることを考えると，迅速な処置が必要になります．血圧が下がっている状態でもたもたしていては絶対にだめです．一時的なトラップでもneck clippingでも構いません．とにかくさっと出血点を止めましょう．あまり時間がかからなければ，麻酔科の先生が迅速に血圧を回復させてくれるはずです．それでもだめだったら，あまり良い結果にはならないという悲しい事態に直面することになります．

症例の紹介

1 右内頚動脈-後交通動脈分岐部動脈瘤（破裂動脈瘤）（図1～3 WEB ⑥）

ポイント：破裂動脈瘤，吸引管による出血の押さえ込み，左手での剥離・クリッピング

2 右中大脳動脈瘤（未破裂）（図4～6 WEB ⑦）

ポイント：未破裂動脈瘤，血管の癒着，動脈瘤の破裂部位の運命の見極め，血行再建

3 前交通動脈瘤（破裂）：basal interhemispheric approach（以前にdistalの前大脳動脈瘤にクリッピングがなされている）（図7～9 WEB ⑧）

ポイント：破裂動脈瘤，吸引管の持ち替え，tentative clipping

破れたら悲しくなる事態

ネックが裂ける，母動脈まで裂けてしまい，修復がきかない，などのいろいろな事態が起こります．こうなったら裂けた場所を縫うか，母血管ごとつぶしてバイパスを建てるか，その場に応じたタフな作業が必要になります[2]．そういった羽目にならないようにするのが一番です．それでも動脈瘤を縫うとか，血行再建を行うとかの処置が必要な場合に，「いざというときの準備を怠るな」，というのは生命保険のコマーシャルどおりです．深部吻合に必要な器材の準備や，練習はしておいたほうが良いですね．こういった練習はまた手術の幅を広げることにもつながります．動脈瘤がネックで破れたときの処置については次節でお見せします．

4 内頚動脈分岐部動脈瘤（未破裂）（図10, 11）

ポイント：ネックでの動脈瘤の破裂，吸引の未熟な操作

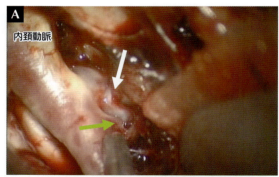

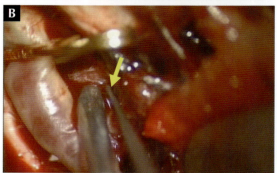

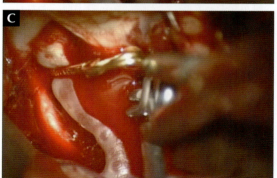

図1｜右内頚動脈-後交通動脈分岐部動脈瘤（破裂）：その1 WEB ⑥

シルビウス裂を剥離して内頚動脈を露出したところ（**A**）．動脈瘤（⇒）はテント下にもぐりこんでいる．→は前脈絡叢動脈の出口である．近位の内頚動脈の動脈硬化は少なく，一時遮断のtemporary clipをかけた．その後，動脈瘤のproximal neckを剥離しているとラプチャーが起きた（**B**，→）．Temporary clipがかかっているのでそれほど大出血にはならないが，まだ剥離が不十分であり，permanent clipを差し込むとかえって出血点が広がって，出血が多くなってしまう（**C**）．

> 剥離の不十分な段階で，無理にクリッピングにいかないこと，往々にして傷口を広げることになる．

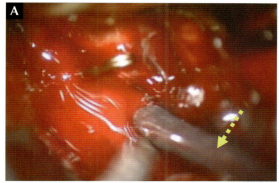

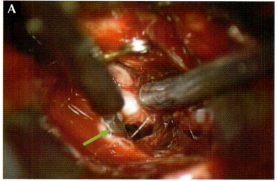

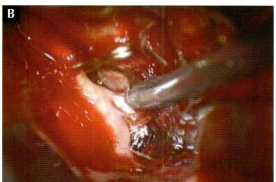

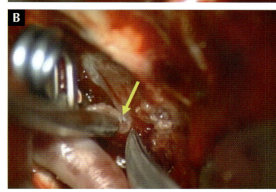

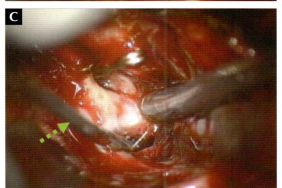

図3 │ 右内頸動脈−後交通動脈分岐部動脈瘤 ⑥
　　　　（破裂）：その3

普通，clipは（右利きの術者の場合は）右手で操作したほうが良いが，右手の吸引管を離したくないため，左手でpermanent clip（━━▶）をかけた（**A**）．そのあと動脈瘤を頭蓋底の組織から剥がすと破裂点（━━▶）が明らかになり，止血も完全であった（**B**）．

> **Point** Clipをかけるのは細かい動作に優れた利き手であることが望ましいが，利き手でない手もある程度訓練しておく必要がある．

図2 │ 右内頸動脈−後交通動脈分岐部動脈瘤 ⑥
　　　　（破裂）：その2

右手の吸引管を太い吸引管（┈┈▶）に持ち替え，double suctionを行う（**A**）．吸引管で動脈瘤の破裂点を押さえ込んでしまうことで，いったん出血はコントロールできる（**B**）．左手の細い吸引管（┈┈▶）で必要な部分の剥離を追加する（**C**）．

> **Point** この症例のように内頸動脈−後交通動脈分岐部動脈瘤などで，破裂点の下に骨などの硬い組織があって，動脈瘤ごと押さえつけることで出血のコントロールが可能なことがある．決して常に可能なわけではなく，破裂部位によっては危険もあることを念頭に置くこと．

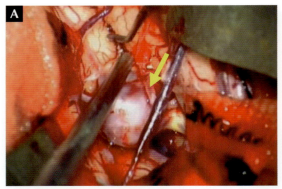
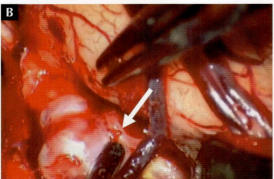
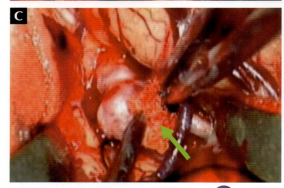

図4｜右中大脳動脈瘤（未破裂）：その1 WEB⑦

前側頭動脈が動脈瘤のドームに長い範囲で癒着している（**A**，→）．動脈瘤からこの血管を剥離していると，動脈瘤から出血が起こった（**B**，⇒）．滅菌ベンシーツ®（→）を当てしばらく圧迫しているとこの出血は止まる（**C**）．

動脈瘤を破かないために（構造的に手術に勝利する）

　最近多くの本を出しておられるのでご存じの方も多いと思いますが，内田樹さんという思想家がいます．この方は武道にも造詣が深いので

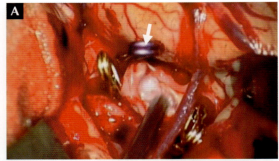
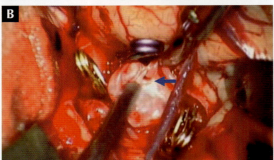
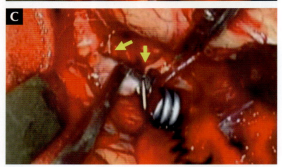

図5｜右中大脳動脈瘤（未破裂）：その2 WEB⑦

A：ドームの一部をpermanent clip（⇒）で縮小させた（この動脈瘤では必ずしも必要な操作ではなかったが）あと，動脈瘤と前側頭動脈を剥離しようとするといったん止血した部分から再出血が起こってしまう．このためtemporary clipで動脈瘤を完全遮断した．
B：血管を剥離しようとすると最も弱い動脈瘤壁が裂けてきて，裂け目はだんだん大きくなり（→），このまま剥離を続けると動脈瘤のネックの方向に進み，収拾がつかなくなる恐れが出てきた．
C：そうこうしているうちにMEPも消失したため，前側頭動脈（→）ごと，動脈瘤の破れた部位を含めるようにしてpermanent clipをかけた．MEPは遮断の解除で改善をみた．

すが，「名人達人というのは未来を先取りしている．したがって構造的に勝ち続ける．これが

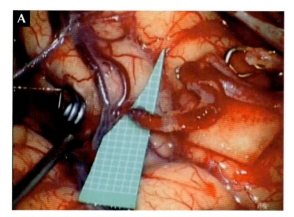

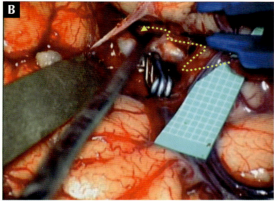

図6｜右中大脳動脈瘤（未破裂）：その3 WEB ⑦

A：前側頭動脈の血流がドプラでも確認できなかったため，側副血行が悪いと判断した．そこで皮弁から浅側頭動脈をさっと剥離し，つぶした前側頭動脈の下流にバイパスを形成した．

B：┅┅▶で示したルートをたどり，前側頭動脈の還流領域をカバーできた．血流再開まで約40分を要したが，幸いに虚血は出現しなかった．

> **Point** 緊急事態には，自分のできることのなかから次に何をすれば被害が最小限になるかを見極め，こだわらないで判断すること．

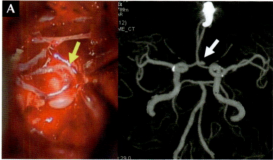

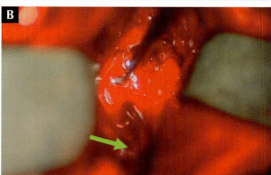

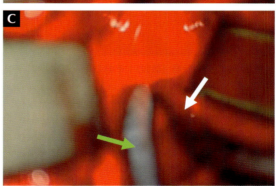

図7｜前交通動脈瘤（破裂）：その1 WEB ⑧

A右：3D-CTAにて⇨で示したのが今回の破裂動脈瘤．Basal interhemispheric approachで進入している．

A左：脳梗塞でチクロピジンを服用しており，出血でいらいらしている（術野が赤くて申し訳ありません）．そのうえ動脈瘤（➡）の上に細い静脈が走っている．これを剥がす操作をしていたら動脈瘤の破裂が起きた．

B：細い吸引管（➡）だけでは出血のコントロールができない．

C：そこで右手に太い吸引管（⇨）を持ってdouble suctionを行う．ちなみに前交通動脈瘤の破裂ではtemporary clipをかけなくても，やや太めの吸引管1本で最終的には吸引が十分なことが多い．

武術の術理ではないか」という発言をされています[3]．きちんと未来を読み切れていれば，うまくできるという事実は手術にもつながることであります．動脈瘤の手術では最終的なclipをかけたかたちをいかに読み切っているかが大切

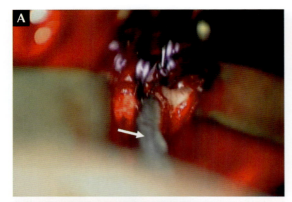

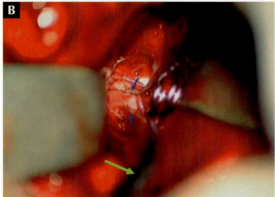

図8｜前交通動脈瘤（破裂）：その2 WEB⑧

太い吸引管だけで何とかコントロールできることがわかったら，いったん出血をさせながら右手と左手の吸引管を持ち替え，左手の太い吸引管（▭▭▶）で出血をコントロールしながら，剥離を追加して破裂点を止めるようにtentative clipをかける（**A**）．これで出血が止まったら細い吸引管（━▶）に持ち替え，ネック（━▶）をきちんと剥離する（**B**）．

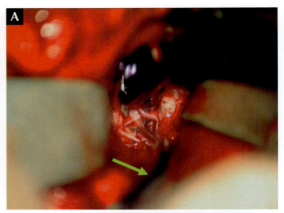

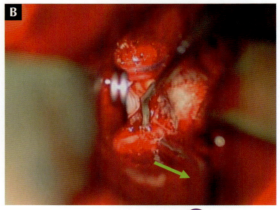

図9｜前交通動脈瘤（破裂）：その3 WEB⑧

あとは動脈瘤が余らないようにneck clippingする（**A**）．最終的に動脈瘤を完全に剥がして止血や穿通枝の障害がないか確認する（**B**）．━▶は細い吸引管．

> **Point** うまく吸引管を持ち替えて，出血がコントロールしやすく，他の操作がしやすい環境を作る．吸引管は左手のほうが良いのが普通である．

なことです．これには私の提唱しているclosure lineの概念（第4章2節，p.79〜）を使っていただいても助けになると思います．

どういった操作が破裂につながったかを分析した論文は多いのですが，そういう操作をせざるを得ないようになった状況というものがあります．サッカーのゴールでも，ゴールにつながったプレーというのはゴールの前の数プレーにさ

かのぼってポイントがあるわけです．

例えば前の段階での剥離が不十分だったとか，そもそもアプローチの方向が悪く，動脈瘤をラプチャーさせざるを得ない状況であったということもあります．そういった遠因を考えてやることは，予防を考えるうえでたいへん大切と思います．手術は「計画的に」，というのはノンバンクの金融機関のコマーシャルどおりですね．

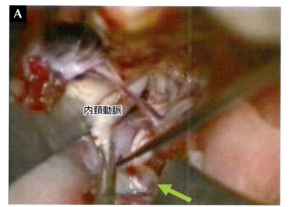

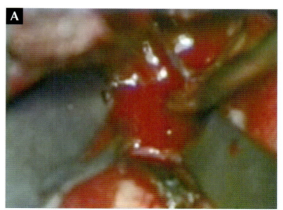

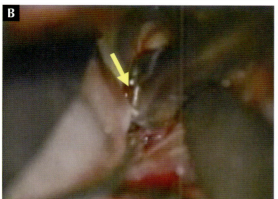

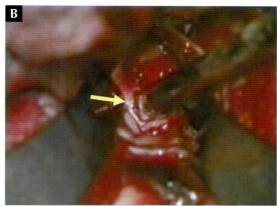

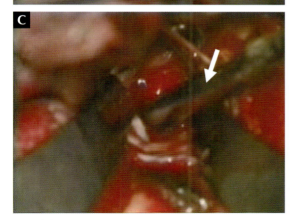

図11｜内頚動脈分岐部動脈瘤（未破裂）：その2

出血を吸引管で押さえ込もうとすればするほど出血はなお著しくなった（**A**）．一時遮断を内頚動脈にかけると，出血はある程度収束したが，ネックの部分でcleftのように動脈瘤が裂けているのがわかる（**B**，━▶）．結局，全遮断して動脈瘤頚部を3針縫合し，clipをかけ，事なきを得た．

> **Point** 動脈瘤の止血をするときに破裂点を広げる方向で押し付けると，とんでもない状況になってしまう．慌てずによく考え，最適の出血のコントロール方法を模索しよう．

図10｜内頚動脈分岐部動脈瘤（未破裂）：その1

A：内頚動脈分岐部に動脈瘤（未破裂）が存在する（━▶）．動脈瘤の頚部は薄く，ドームには動脈硬化の部分がある．内頚動脈には動脈硬化がある．

B：Clipをapplyしたところ締め切っていない段階で出血が起きた（━▶）．

C：太い吸引管に持ち替え（⇨），押さえ込むようにして出血のコントロールを試みている．内頚動脈瘤の破裂は最も出血が多く，一時遮断を行わないと2本の吸引管でも出血をコントロールできないことも多い．

破れてしまったときに，動脈瘤のみならず周辺血管・組織の剥離が不十分だと，当然いろいろな慌てた操作で動脈瘤の裂け目は拡大するかもしれません．周辺血管は十分に剥離しておきましょう．また早めのtemporary clipの使用も役に立ちます．圧を下げ，一時clipの使用で動

脈瘤と周辺組織を早く自由にしてやると，不用意な破裂を防ぐことができます．しかし，temporary clipをかけるときには後の操作をこれとこれをやると決めて，だいたい5分以内，長くても10分以内に必要な操作が終了できるように十分に計画を立てたうえで行います．いずれにしても，きちんと手順が読めている手術は，破裂のリスクも少なくすることができるわけです．

おわりに

最後になりますが，破れたときの心構えというのも大事です．上山博康先生は動脈瘤が破れても，「最後には死ぬのは俺じゃないと開き直れ」とわれわれを指導してくれました．動脈瘤術者は強い冷静な心を持っていることも必要ですね．それではどうしたら強い冷静な心が持てるのか，これはある程度鍛錬は可能ですが（例えば「虎の穴」に入るとか……．でも虎の穴を抜けるのはなかなかたいへんで，タイガーマスクになるしかありません），結局はそういった資質を持った人が厳しい動脈瘤など，ぎりぎりのところでやる修羅場の出血性血管障害をこなせるような術者に育つのかもしれません．そんな資質はないほうが長生きできそうですけど．

ほとんどの手術は構造的な勝利に持ち込めることが多いので，理論的によく考えて手術をしましょう．そうすれば寿命が縮まらなくてすみますしね．

参考文献

1) Ishikawa T, Nakayama N, Yoshimoto T, et al: How does spontaneous hemostasis occur in ruptured cerebral aneurysms? : Preliminary investigation on 247 clipping surgeries. Surg Neurol 66: 269-76, 2006
2) 石川達哉，上山博康，数又　研，他：頚部で裂けやすい動脈瘤，頚部で裂けた時の処置（動脈瘤手術のpitfall）．脳卒中の外科 30: 153-8, 2002
3) 内田　樹：死と身体．コミュニケーションの磁場．医学書院，東京，2004

3 ちょっと難しい動脈瘤の手術と思わぬトラブルへの対応
~Suction-decompression法, 動脈瘤の縫合などの技術~

> **Key Point**
> ① 以前にかけたclipは, 手順を守って慎重に外す.
> ② 術中破裂では, 余計な操作は避け, 破裂部位を見極める. 頚部付近の断裂では縫合が有効である.

はじめに

本節では, ちょっと難しい動脈瘤についてお話ししようと思います. とても難しい動脈瘤に関してではありません. とても難しい動脈瘤は自分で抱え込まないで, できる先生のところにご紹介するのが最も適切な方法です. やたらプライドを持たずに, 自分の器というものをよくわきまえておくことも, 外科医にとっては大切なことです.

ここでは症例報告のようなかたちで, 難しい動脈瘤に必要な手練手管をご紹介していきます.

再発大型内頚動脈瘤

昔のclipは, 外して自由度を高めてから新たなclipをかけることが望ましいです. というか, 外さないと動脈瘤の剝離もできませんし, 良いclipもかけることができない局面が多いのも確かです.

確かに, 昔のclipを外すのは恐ろしいのですが, 手順を守ってやればそれほど大変なことにはなりません. ただ手順を知らないで乱暴なことをすると, とんでもない結果に陥ってしまうということはご了解ください.

1 昔のclipを外す手順

① 近位の親動脈を確実に確保する.
② この時点で, 動脈瘤をできる限り周辺の癒着からフリーにする. なお, clipがある状態では動脈瘤を完全にフリーにすることは難しい.
③ 鋭的な操作でclip headをむき出す.
④ 鋭なはさみやメスにて, clip bladeをつるりと剝く.
⑤ Bladeのクロスする場所の癒着した膜を剝がす.
⑥ Clip headをつまんで軽く (少しだけ) 開き, 残った癒着を解除し, clipがフリーになった手応えを感じる. フリーにならなければ癒着が残っているので, それを解除するための操作を続ける.
⑦ Clip bladeの方向に沿ったかたちで少しだけbladeを開きながら抜き去る. この際には, 不安があれば一時遮断の下に行ってもよい.

2 症例1

1) これは難敵だ, と覚悟して手術に臨んだ (図1)

15年前に左の動眼神経麻痺で発症し, 他院にて開頭手術を受け, その後順調に回復しましたが, 頭部外傷のため偶然にCTを撮ったところ, 動脈瘤の再発が発見され, 当施設に紹介されました. 左の内頚動脈の後交通動脈分岐後の部分が動脈瘤化しています (図1). 前脈絡叢動脈は

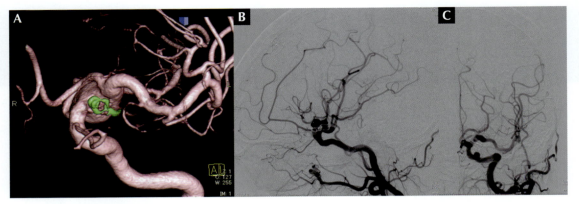

図1│症例1：術前，術後画像

A：術前の3D-DSAによる左内頚動脈撮影．左の内頚動脈の後交通動脈分岐後の部分が動脈瘤化しており，前脈絡叢動脈は動脈瘤のネックから分岐していた．動脈瘤の上に，以前にかけたclipが認められる．
B：術後の左内頚動脈撮影側面像，**C**：正面像．動脈瘤は消失しており，後交通動脈・前脈絡叢動脈も温存されている．

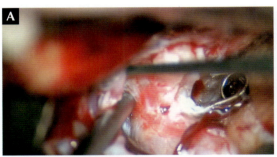

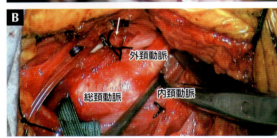

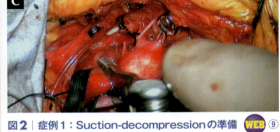

図2│症例1：Suction-decompressionの準備 🌐⑨

A：Distal trans-sylvian approachを行い，内頚動脈に達するが，clip headは見えるものの，その周囲の内頚動脈や動脈瘤は，結合織で周辺組織と強い癒着がある．
B：頚部を切開し，総頚動脈，外頚動脈を確保し，内頚動脈を確認，上甲状腺動脈（⇨）を長く剥離し，5-0の小児用フィーディングチューブを少しだけ総頚動脈の血管内腔に顔を出すように挿入し，しっかりと糸で固定した．
C：この状態で総頚動脈と外頚動脈を閉鎖すると，内頚動脈側のみに経路が残る．上甲状腺動脈のカテーテルに陰圧を加えて血液を吸引すると，内頚動脈の圧を下げることが可能であり，この時点ではシミュレーションを行っているところである．

動脈瘤のネックから分岐している所見もありました．Coil塞栓術は不可能と判断され，開頭手術を行うことになりました．

　この症例は15mmの大型動脈瘤であること，以前手術された再発動脈瘤であることという二重の困難な点を持っています．自然歴の悪さとともに治療の難しさを患者さんと家族に説明しましたが，治療に同意されたために，開頭手術を行うこととしました．

2）頚部確保で安心する，suction-decompressionの準備をする（図2）

　浅側頭動脈は頭頂枝のみ残っていましたので，いちおう剥離しておきました．開頭を行い，distal trans-sylvian approachにて動脈瘤に向かいました．Clip headは見えましたが，その周囲の内頚動脈や動脈瘤は結合織で周辺組織と癒着し

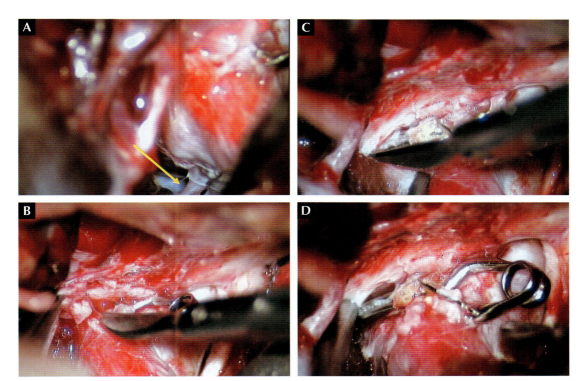

図3│症例1:剥離操作 WEB ⑨

A:前脈絡叢動脈（→）の分岐部の剥離と確認を遠位側から行う.
B:テント縁付近で動脈瘤と周辺の肉芽組織の癒着を剥がす.
C:Bladeの上を鋭的に切開していくようにすると, bladeがつるりと剥けてくる. Bladeの両側で同じ操作を行う.
D:この症例では, 接着剤と思われる構造物がbladeのクロスする部分に癒着していた.

> **Point** 一番厄介なのはbladeのクロスする部分. 特に丁寧に剥離を行う.

ていました.

そこで頸部を切開し, 総頸動脈, 外頸動脈を確保し, 内頸動脈を確認しました. 上甲状腺動脈を長く剥離し, 5-0（4-0でも可）の小児用フィーディングチューブを少しだけ総頸動脈の血管内腔に顔を出すように挿入しました. このチューブはしっかりと糸で固定しておきます.

このチューブを使う理由は, 陰圧をかけて吸引しても内腔がつぶれてしまうことがないためです. この状態で総頸動脈と外頸動脈を閉鎖すると, 内頸動脈側のみに経路が残るので, 上甲状腺動脈のカテーテルに陰圧を加えて血液を吸引すると, 内頸動脈の圧を下げることが可能です. これでかなり安心して動脈瘤操作に向かえるようになります.

この時点でしっかりと準備しておくと, ためらいなく, 必要な操作に瞬時に移れます. 必要になったらやろうと思っていると, 煮詰まってしまい, 冷静な判断力を必要とされるような場面になるとつい必要な手順でも怠ってしまいがちになります.

3）剥離して昔のclipを外す（図3, 4）

まず, 前脈絡叢動脈の分岐部の剥離と確認を遠位側から行いました. 次いで, テント縁付近で動脈瘤との癒着を剥がしていきました. 続いて, bladeの上を鋭的に切開していくようにす

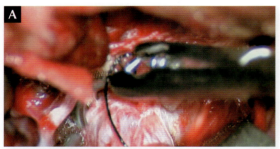
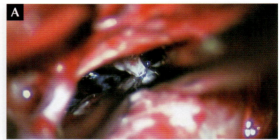
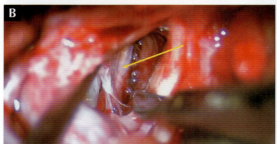
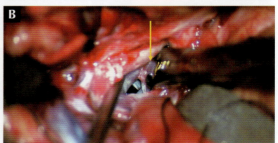
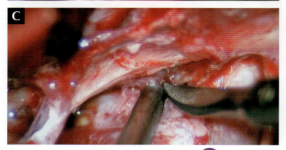
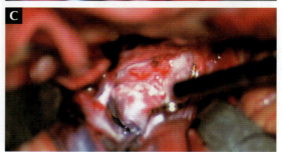

図4 | 症例1：昔のclipの抜去と剝離 WEB ⑨

A：Clipの抜去．
B：Optico-carotid spaceから後交通動脈（➡）と穿通枝を確認．
C：動脈瘤と頭蓋底硬膜の間の厚い癒着を剝離する．適宜一時遮断をして動脈瘤内圧を下げ，安全な状況の下で行っているが，壁が厚く，剝離はそれほど恐ろしくない．

図5 | 症例1：Suction-decompression WEB ⑨

A：頭蓋底から動脈瘤を完全にフリーにする．
B：次いで，suction-decompression法を行うために，外頸動脈を遮断した後に後交通動脈（➡）にclipをかけて遮断する．
C：続いて総頸動脈を遮断し，前脈絡叢動脈の遠位で内頸動脈を一時遮断する．

> **Point**　少しだけclip bladeを開いた状態で，clipの方向に沿って滑らせるようにしてclipを抜く（A）．

ると，bladeがつるりと剝けてきます．bladeの両側で同じ操作を行います．一番厄介なのはbladeのクロスする部分ですが，ここも丁寧に剝離を行います．Clipがカクンとフリーになる瞬間がわかることもあります．少しだけclip bladeを開いた状態で，clipの方向に沿って滑ら

せるようにしてclipを抜きます．抵抗が強い場合はけっして無理は禁物です．

4）Clipのない動脈瘤の剝離を進める（図4）

その後は適宜一時遮断をして動脈瘤内圧を下げ，安全な状況の下で周辺構造の剝離確認にかかります．Optico-carotid spaceから後交通動脈と穿通枝を確認しています．次いで，動脈瘤と頭蓋底硬膜の間の厚い癒着を剝離していきます．壁が厚くなっているので，剝離はそれほど恐ろしくはありません．

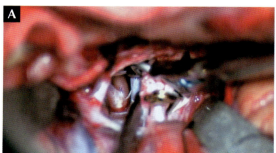
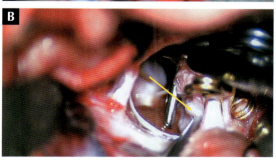
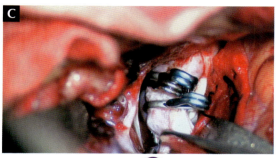

図6｜症例1：クリッピング WEB ⑨

A：この状態で上甲状腺動脈に挿入したカテーテルから陰圧で血液を吸引すると，動脈瘤はcollapseし，もともとの内頸動脈の形などが同定可能になる．そこで直の有窓clipを用いて，まず後交通動脈を温存するようにclipをかけた．

B：続いて，前脈絡叢動脈（→）をしっかり確認して，起始部にゆとりを持たせながらL字の有窓clipを使って動脈瘤の本体を閉鎖した．

C：その後にカテーテルからヘパリン生食を注入し，順に遠位から遮断を解除した．

5）Suction-decompressionを行うと，もとの動脈の形が明らかになる（図5，6）

最後の硬い膜を切断して動脈瘤を完全にフリーにします．次いでsuction-decompression法を行うために，外頸動脈を遮断します．次いで，後交通動脈にclipをかけて遮断します．続いて総頸動脈を遮断した後で，前脈絡叢動脈の遠位で内頸動脈を一時遮断します．これにより，眼動脈を除いて内頸動脈は孤立したかたちになります．この状態で上甲状腺動脈に挿入したカテーテルから陰圧で血液を吸引すると，動脈瘤はcollapseします．このcollapseした状態では，もともとの内頸動脈の形などが同定可能になります．これはおそらく弾性板の有無によるのだと思います．

6）Clipをかける（図6）

そこで直の有窓clipを用いて，まず後交通動脈を温存するようにclipをかけます．続いて前脈絡叢動脈をしっかり確認して起始部にゆとりを持たせながらL字の有窓clipを使って動脈瘤の本体を閉鎖します．その後にカテーテルからヘパリン生食を注入し，順に遠位から遮断を解除します．

ドプラ血流計やICG蛍光血管撮影を行って，穿通枝の温存も確認します．MEPに変化がないことを確認し，閉頭に移ります．

7）術　後

術後は特に神経学的な陽性所見はなく，順調な回復をしました．術後の血管撮影では後交通動脈の起始部に，予想どおり少し拡大した部分が残っておりますが，動脈瘤は消失しました．

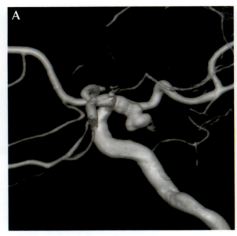 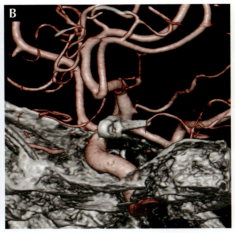

図7｜症例2：術前，術後画像
A：術前の左内頸動脈撮影の3D-DSA像を示す．後交通動脈分岐部に下向きの動脈瘤を認める．
B：術1週間後の左内頸動脈撮影の3D-DSA像を示す．後交通動脈分岐部の動脈瘤はclipにより消失しており，再発はない．後交通動脈にも狭窄などは認めない．

ネックが裂けた動脈瘤の手術

　ネックまたはその近傍で動脈瘤が裂けてしまうというのは，クリッピング手術のうえで最も避けるべき事態であるというのは言うまでもありません．前節でも，頸部での動脈瘤の断裂がいかにおそろしい事態かを書きました．本節では，それに対する対処法を書いておこうと思います．1番には「動脈瘤の剥離」の項（第4章1節，p.72〜）や，前節で書いたように予防法を身につけておくこと．2番目には救済のための手段と道具を用意しておくことです．

　救済のための状況づくりとしては，まずは完全にあるいはほとんど血の出ない状況に持ち込んでしまうことが大事です．焦って悪いことを追加しないようにします．血の出ない状況は血圧が極端に下がった状況も含みますが，このワンチャンスの間に何ができるかをひたすら考えることです．走馬灯のようにめぐる思案のなかに，この原稿が参考になるのであれば，それは

はなはだ幸いであります．
　それでは2例目です．

1 症例2

1）動脈瘤を甘く見てしまっていたかもしれない

　動眼神経麻痺で発症した左の内頸動脈−後交通動脈分岐部の動脈瘤です（図7）．大きさもそれほどではなく，たいして難しい動脈瘤とは思っておりませんでした．

2）実のところ，思わぬ破裂でした（図8，9）

　Distal trans-sylvian approachにて前頭葉と側頭葉を完全にフリーにします．内頸動脈の上を静脈が横切っています．手はずどおりdistal neck側の前脈絡叢動脈を確認し，次いで背後の穿通枝を確認・剥離します．後交通動脈は内頸動脈を頭蓋底側に圧迫すると後ろ側に確認できます．続いてproximal neckに入り剥離すると，動脈瘤からの出血が起こります．内頸動脈に近位と遠位で一時的にtemporary clipをかけますが，後交通動脈の閉鎖が不十分なため，出血が収まりません．動眼神経麻痺だけの内頸動脈瘤です．

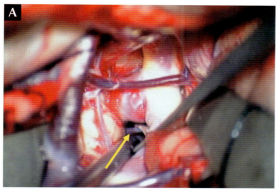
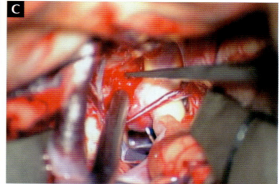

図8│症例2：動脈瘤の破裂 🔵⑩

A：Distal trans-sylvian approachにて前頭葉と側頭葉を完全にフリーにした．内頚動脈の上を静脈が横切っている（➡）．Distal neck側の前脈絡叢動脈を確認し，次いで背後の穿通枝を確認・剥離する．

B：後交通動脈（➡）は内頚動脈を頭蓋底側に圧迫すると後ろ側に確認できた．

C：続いてproximal neckに入り剥離すると，動脈瘤からの出血が起こった．

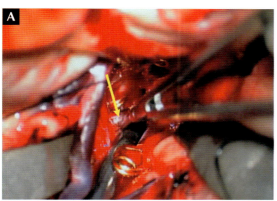
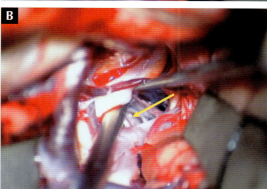
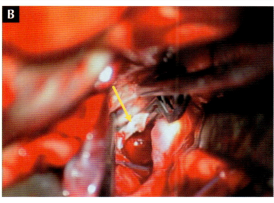

図9│症例2：一時遮断と完全遮断 🔵⑩

A：出血が著しくなったため，内頚動脈に近位と遠位で一時遮断をかけた．後交通動脈にもclipをかけたが，剥離，止血とも不十分である．破裂部位がネックの剥離に伴って拡大する可能性があるために，動脈瘤を引き裂く力を軽減するためにあえて動脈瘤を切断した（➡）．

B：一時的にclipをかけることで止血されたが，一部壁の裂けた部分が完全にclipに挟みきれていない（➡）．

C：このため，完全に後交通動脈を剥離し，完全遮断をかけてやると，動脈硬化性変化のある後交通動脈の上で，ネック近くに動脈瘤壁の裂け目が確認できる（➡）．

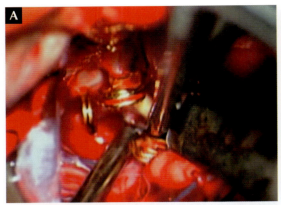
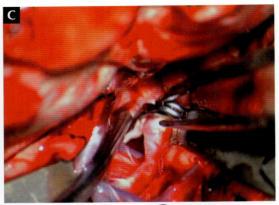
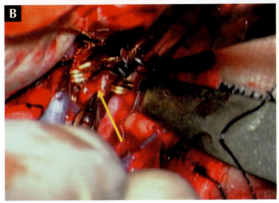

図10｜症例2：クリッピング WEB⑩

A：10-0ナイロン糸で裂け目を縫合し，1回だけしばった．
B：その糸を左手に持ったSSピンでつまんで引っ張り上げながら，clipをかけた（→）．
C：これによって裂け目を完全にbladeの中に含めることができた．

思わぬ破裂でした．何とか脳虚血は防ぎたいという気持ちが強く，焦ってしまう自分を自覚します．

3）気持ちのギアを切り替えて動脈瘤制圧にかかる（図9）

ぐっと気持ちのギアを切り替えます．

破裂部位がネックの剥離に伴って拡大する可能性があるために，動脈瘤を引き裂く力を軽減するためにあえて動脈瘤を切断して，頭蓋底から剥離します．一時的にclipをかけることで止血されますが，一部，壁の裂けた部分が完全にclipに挟みきれていないために，このままでは術後出血が起こる可能性があることなどが考えられました．

このため，完全に後交通動脈を剥離し，完全遮断をかけてやると，やはり動脈硬化性変化のある後交通動脈の上で，ネック近くに動脈瘤壁の裂け目が確認できます．

4）裂け目を縫って，糸を引っ張り上げてclipをかける（図10）

このため，単純なクリッピングでは裂けた部位を完全にclipの中に収めるのは難しいと判断し，10-0ナイロン糸で裂け目を縫合し，1回だけしばってその糸をつまんで引っ張り上げながら，clipをかけました．これによって裂け目を完全にbladeの中に含めることができました．

遮断時間は15分になりましたが，幸い虚血症状も拡散強調画像（diffusion-weighted image：DWI）での脳梗塞もなく，患者さんはすぐに回復しました．動脈瘤の局所再発も心配したのですが，術後の3D-DSAも問題なく（図7B），今のところ経過は順調です．

2 肝心なこと

術中破裂の場合には，前節とも重複しますが，
① 破裂部位を大きくしない（むやみに動脈瘤を圧迫したり，剥離しようとしない）．
② 破裂部位を見極める．
③ Clip blade に含めることのできない部分は縫合処置を考える．

ということが大切だと思います．メンタルな面では，熱くならないということが大事でしょう．

血管縫合の技術はこういったネックの断裂などには必須な方法です．深部吻合の器械はかならず用意して，できればその操作を練習しておくことが望ましいと考えます．またその際には，出血が多い場合は絶対に無理ですので，完全遮断を実現できるような術野を作り上げることが大事だと言えます．

いつも動脈瘤に対しては甘く見ない態度が肝心でしょう．Clip に際しては，中大脳動脈瘤ではレスキューはそれほど難関にはなりませんが，内頚動脈瘤はどんなものであれ，甘く見てはいけません．でもいざというときは開き直って対処しましょう．

今回お見せした症例の，こういった対応の方法はしょせん逸話的なものではありますが，引き出しの底にしまってあると思いがけなくあなたを助けてくれることがあるかもしれません．常に敵を作らない戦略と，敵に勝てる戦術を身につけることを大事にしましょう．そう言えば「無敵」というのは，一番強いことではなくて，誰も敵にしない状況のことを指すのだそうですね．

参考文献

1) 石川達哉，上山博康，数又 研，他：頚部で裂けやすい動脈瘤，頚部で裂けた時の処置（動脈瘤手術のpitfall）．脳卒中の外科 30: 153-8, 2002
2) 石川達哉，上山博康，瀧澤克己，他：以前にかけたClipを外すテクニック（手術手技）．脳卒中の外科 33: 132-4, 2005

4 その穿通枝は損傷せずに剥がせますか？ あるいは動脈瘤ごと穿通枝を救いますか？

> **Key Point**
> ①リカバリーの方法は，きわめて理論的で基本的な技術の上に生まれてくる．
> ②身体にしみついた基本がしっかりとできていれば，リカバリーのアイデアは自然に身体からでてきて，あなたを救ってくれる．

原則は暴走するが基本は暴走しない

いろいろ駄文を書き散らしていると，どこに何を書いたのか，それともまだどこにも書いていないのか，さっぱり覚束なくなってしまいます．この症例をどこかに使ったのか，どこにも使っていないのかくらいはそれでも心当たりがありますが，付随する小ネタはさっぱり記憶に残っていません．重複があればなにとぞお許しください，といったところから今日のお話を始めます．

さて私にとっては学術的なエビデンスなどより，小ネタを使って述べる自分の意見が一番重要です．でも人間がきちんと意見を持っていることの数なんて限りがあります．大事なことは繰り返し聞いたほうがよいけれど，逆に小言だったら繰り返し聞くと，反発したくなるのが世の常です．世の中すべて逆もまた真なりという言葉がありますが，畢竟，思えばバランスがすべてです．バランスも時代によって変わるので，それらを微妙に調整していかないと，有名な投資家や政治家のように，思わぬところでハードルを下げられ，転落する，なんてことが起こってしまいます．またバランスを無視して原理原則ばかり語っていると，とんでもなく視野狭窄の危険な思想に化けてしまうのは，政治信条など世にたくさんの例があります．この世知辛い世の中，ブレない危険な輩はいっぱいいます．でも融通無碍にしているとこれもまたダブルスタンダードやら，あいつはブレる奴だなど，さまざまなことを言われて潰されます．

ということで，基本と原則の話につながってきます．辞書では基本とは「判断・行動・方法などのよりどころとなる大もと」のことです．原則とは「多くの場合に共通に適用される基本的なきまり・法則」だそうです．わかりやすく言えば，原則が思想的・概念的な要素が強いのに，基本は行動の大もとだけに，身体の動きに結びついたものであると理解していただければいいのかもしれないです．ちなみに，原則は暴走するけど，基本は決して暴走できません．リカバリーの方法とは大概は「きわめて理論的で，基本に忠実な手法」であるものです．

さて本題に入りましょう．動脈瘤はときに周辺の組織，特に血管と癒着している場合があります．軟膜の中に動脈瘤が埋もれている場合もありますが，脳動脈瘤がおそろしいばかりに，しばしばsubpialに入って動脈瘤に脳組織を付けて剥離することも行われています．ただ脳は本来動脈瘤よりも大切なものですから，傷つけ

ないようにするというのは原則です．脳を破壊から守るためにわれわれは手術を行っているのであって，その際に安易に脳を破壊することは原則に反するということになるわけです．

これに対し，基本は丁寧かつ安全な剥離をして，自分の使っている器具と技術の範囲で，原則からあまり離れない範囲の最小限の侵襲で完遂することです．つまりsubpialに入る方法も，時と場合によって有効であるし，そもそも動脈瘤と軟膜が強く癒着して剥離が困難なために結果的にそうなることもあるということです．軟膜ならまだいいのですが相手が穿通枝や動脈などの場合は，特にそれが重要なものであるときに，話はますます厄介になります．

失敗の経験だけでは予防策は書けませんので，本節では行き詰まった状況を打開するための，あるいは失敗一歩手前の局面での判断の難しい状況を打開する一手も広義のリカバリーと考えて，解説をさせていただこうと思います．

初心者のための簡単なリカバリーのすすめ

さてリカバリーというと，とても難しいことのように考えられるかもしれませんが，実際は初心者から熟練者まで局面局面で小さなリカバリーを繰り返しています．

まずfissureの開放のときにはさみで細い静脈に穴を開けてしまい，血が出たらどうするか，を考えましょう．

基本は「静脈に開いた穴を塞ぐ」ということです．「止血のスポンジを置いて圧迫する」という答えは，そこをもう触らなくてもよい場合は正解ですが，剥離に重要なポイントの場合は，スポンジが剥離する面をわからなくしてしまうので不正解です．凝固するのは完全に切断されていた場合のみにアクセプトできる窮余の策で

す．だいたいは穴が開くと，周辺組織からの張力が穴を広げる方向に働くので，けっこう出血します．綿花で血をさばきながら剥離を進めると，穴が閉じる方向に向かうので，あとはスポンジを置くか，置かなくても血は止まってしまいます（図1）．血をさばく吸引器の使い方を修練する必要はありますけど．太めの静脈に開いた小さな穴なら剥離後に穴の部分だけ凝固して塞いでしまってもいいですね．

それでは剥離の最中に，軟膜が傷んだら，どうするか．

基本は「正しい剥離面に戻る」ということです．よく見ようとしてその近くを引っ張ると，ズルズルと軟膜傷害は広がります．ですから少し離れた正常の境界がわかるところからやり直して，正しい面につなげていく，というのが正しいリカバリーです．その際の手がかりとなる正しい面は，血管（特に動脈）の周辺で最も明らかである，というのは知っておくべき知識ですし，こういった場所をうまく見つけるように，はさみや脳べらがうまく使えないといけません．

さらにこういったリカバリーを不要にするためには「最初のとりかかりのあたりで，今手術

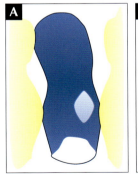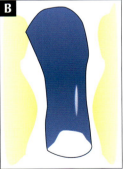

図1│静脈からの出血時の対応

両方の脳組織に牽引されている静脈に穴が開いた場合，静脈の穴は脳組織に引っ張られて大きくなる（**A**）．ここで静脈を脳組織から剥離すると，穴はスリット状になり，止血しやすくなる（**B**）．

している患者のくも膜や軟膜の硬さをよく知り，最適の牽引とはさみの使い方ができるようにする」のが基本です．

リカバリーは正確な知識と，なぜそうなったのだろうかと考えること，そして基本的な技術の上に生まれてきます．漫然と見ていてもリカバリーができるようにはなりません．意味を考え続けることです．

動脈瘤に癒着した穿通枝の剥離（打開策とリカバリー）

さてもう少しアドバンスした操作について説明しましょう．動脈瘤にくっついている穿通枝（またはある程度の太さの血管の場合もあるが，基本的には同一）の剥がし方で，以下の3段階があります．
① 簡単に剥がせる．
② 剥がせるが技術的に難しい．
③ 動脈瘤あるいは血管の損傷なしに剥がすことは無理．

②か③かは解剖学的事実とともに外科医の技術力も関連します．③のなかには解剖学的に無理ということもありますが，これは後付けでしかわからないのがホントのところでしょう．

穿通枝の剥離は以下の2つの基本的操作から成り立っています．
① くっついている部分の両側から少しずつ剥離する．動脈瘤の近位側はほぼ，遠位側には必然的に隙間があります．血管の両サイドにくっついている膜があります．
② この両サイドの膜に鈍的剥離でスペースを作って，切断すべき部分を明らかにする．その後で鋭的に切断する．

鈍的剥離は最小限の微細な動きと力で，剥離を前進させます．剥離子の使い方には剥離子の形と，支点の置き方によって，①小さな移動で大きく動かす，②大きな移動を小さな移動に変える（微妙な調整がしやすくなる），③回転の運動を距離の移動に変える，などのことが可能なので使い分けます．

私は少し曲がった剥離子の曲がりの部分をテコのように使って剥離することが多いです（図2）．剥離子はやわらかく持って，受ける力を感じやすく把持している必要があります．

深部になればなるほどきわめて微細な集中力を要する作業ですので，感覚的にはじっと海に潜って，息を止めて操作を行うという感覚になります．何度も息継ぎが必要になるようでは，作業はまったくはかどりません．集中力が必要になりますね．

穿通枝と動脈瘤を剥離する操作では，なんとか剥がし終わっても，機械的なスパズムにより，穿通枝に元気がなくなることがあります．その場合には大概はパパベリン塩酸塩の綿花を当てておくと回復します．でも動脈瘤を怖がるあまりに，往々にして穿通枝側に入り，穴が開いてしまうこともあります．その場合は圧迫止血くらいしかすることはありませんし，穿通枝が閉塞してしまうリスクはきわめて高いということになります．他の教科書にもすでに書いたのですが，動脈瘤から穿通枝を剥がそうとして出血が起こり，穿通枝梗塞をきたしたという苦い思い出もあります．

穿通枝にもその閉塞が起こった場合の症状がどのようになるのかは穿通枝の種類や太さによっても異なるため，優先順位をはっきりしておく必要があります．穿通枝によっては閉塞してもまったく無症状で終わることもあります．「穿通枝が大事か，動脈瘤が大事か，穿通枝に決まっています」というのは原則ですが，穿通枝

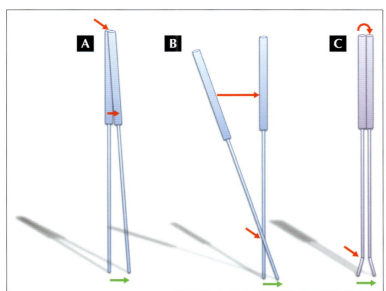

図2 | いろいろな剥離子の使い方

A：小さな移動で大きく動かす．
B：大きな移動を小さな移動に変える（微妙な調整がしやすくなる）．
C：回転の運動を距離の移動に変える．

をおそれるあまり，動脈瘤を十分に止血できないのは困ります．MEP や ICG videoangiography（VAG）は判断材料を与えてくれるので貴重ですが，いかなる場合でも可能・正確であるわけではないということも頭に入れて判断する必要があります．基本は可及的に収集可能なすべての力を結集して，できるかできないかを戦略的に判断する，ということでしょう．別の術者ならできるかもしれない，血管内治療なら可能かもしれない，この器械があればできるかもしれない，といったようなことを考えます．むろん現実的な範囲での話ですが．

1 しつこい剥離により局面打開した（症例1）

とにかくしつこく手を動かして剥離することは必要です．ただ左手で支えを作って，じっくりと力をかけて剥離しました．速い動きではなく，ローギアでゆっくりと，反作用を感じながら力をかけてやるということがとても大切です．症例1はしつこい剥離を行いました（図3）．

2 意図的に動脈瘤を切ることにより局面打開を図った（症例2）

症例2は戦略を立てるうえではそれほど難しくはないかもしれません（図4）．穿通枝を付けたままクリッピングは可能ですし，はっきり言って動脈瘤を切り取らなくても ICG-VAG で血流が保たれていれば，それで良しとすることもできるでしょう．ただ，穿通枝を剥がさない状態でベストの最終形をクリッピングで実現できたかどうかは疑問があります．

3 結果的に動脈瘤を切ることで局面打開したリカバリー（症例3）

症例3では，前脈絡叢動脈をきちんと剥離することが可能であったのかもしれません（図5）．でも損傷してしまうリスクも高かったと考えざるを得ません．いまだに考え続けているのですが，クリッピング後に剥離するか，そもそも剥離しないでクリッピングに持ち込むという戦略もありますが，それらの方法でうまくいくイメージが見えてきません．この症例では動脈瘤を切って穿通枝を助けましたが，その方策が瞬時の判

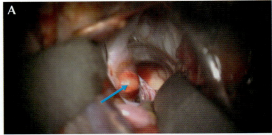
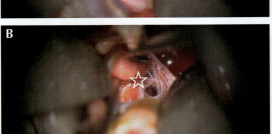
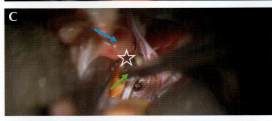
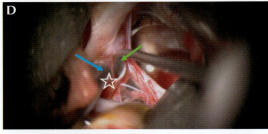
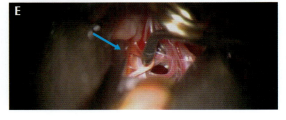
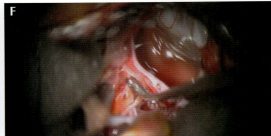
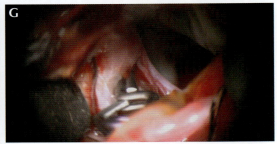

図3｜症例1：破裂内頚動脈－前脈絡叢動脈分岐部動脈瘤 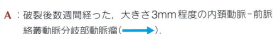⑪

A：破裂後数週間経った，大きさ3mm程度の内頚動脈－前脈絡叢動脈分岐部動脈瘤（→）．
B：動脈瘤のドームに前脈絡叢動脈の1本は強く癒着している（☆）．
C：穿通枝の遠位部から剥離子でゆっくり→の方向へ剥離．
D：穿通枝の近位部（ネック部分のすき間）から剥離子でゆっくり→の方向へ剥離．
E：癒着が開放されたところ．曲がりの剥離子をうまく回転させて微妙な剥離に使う．実はさらに微細な枝が穿通枝から出ていて，剥離の際にその枝からわずかに血が滲んだ．
F：穿通枝の分離を終了させたところ．
G：穿通枝を残してクリッピングが終了した．

断でできたのも，症例2（図4）の意図的に動脈瘤を切ったという経験があったからかもしれません．この症例の場合には前脈絡叢動脈の近傍の動脈瘤ドームに開いた穴がヒントになり，また動脈瘤を切る場所の取りかかりにもなりました．

結果的にはこの症例3ではあらかじめ後交通動脈も遮断していたので，破裂時に簡単に完全遮断に持ち込め，慌てずに次の一手を打てたということでしょう．最終的に何をやるか，イメージを作りながら，次の手を打て，ということが教訓となった症例でした．

でも白状すると，症例3はあまり考えないで

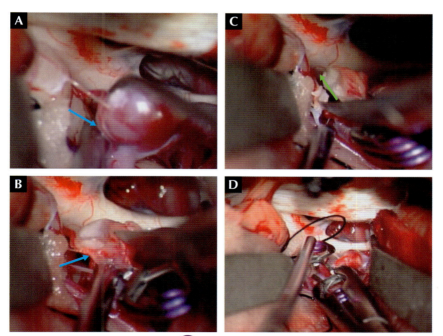

図4｜症例2：未破裂前交通動脈瘤 WEB ⑫

A：動脈瘤のドームに反回動脈と思われる穿通枝（──▶）は強く癒着していた．
B：ネックには余裕があったので，暫定的にネッククリッピングを行ったが，理想的な形態ではなく，穿通枝にも屈曲が生じた．動脈瘤を穿刺し，癒着した穿通枝（──▶）との関連を明らかにした．
C：──▶の方向に穿通枝を付けたまま，動脈瘤を離断した．
D：動脈瘤をフリーにしたうえで，望ましい方向にクリップをかけ替えて完全に動脈瘤を消失させた．

手が動いていました．何かが乗り移ったようなトランス状態とかいうあれです．一気に放出されたカテコールアミンのせいか，手はけっこう震えていましたが……．

おわりに

最後にもう一度念を押します．

原則の暴走を防ぐためにも，今の技術で取り返しのつかない冒険はするな．つまり体の動きの限界を知り，基本に立ち返ること．どうしても冒険せざるを得ないときも，なるべくリスクは下げること．

自分の身体にしみついた基本がきちんとしていれば，きっと良いリカバリーのアイデアが（考えるよりも先に），身体から出てきてあなたを助けてくれます．基本というのはおそらく無意識のうちに取れる身体の動きだからですね．たぶん，ですけれど．

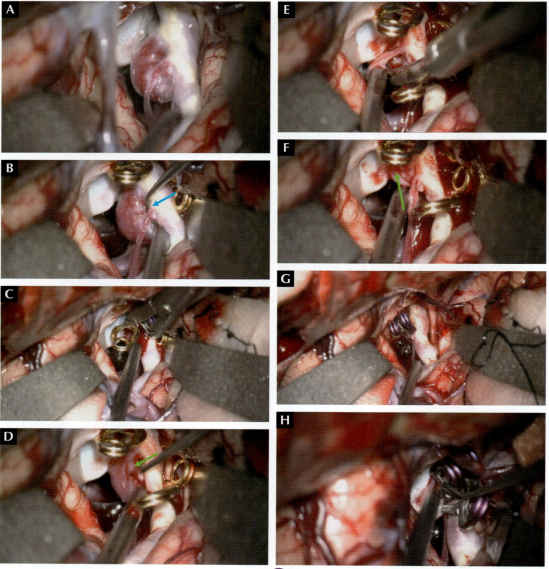

図5｜症例3：未破裂内頸動脈−後交通動脈分岐部動脈瘤 🔵⑬

- **A**：動脈瘤は前脈絡叢動脈を後ろから圧迫するように成長しており，動脈瘤ドームの壁もきわめて薄く，血管との境界は安全に剥離可能かどうか微妙であった．動脈瘤をおそれるあまり血管のほうを傷害してしまうと取り返しの付かないことになる．
- **B**：後交通動脈および内頸動脈に一時遮断を行い，頸部を剥離するとクリップのブレードの入るすき間ができた（──▶）ので，ネックをクリップしたうえで穿通枝を剥がすことを考慮していた．
- **C**：ところがクリップを挿入すると，剥離のスペースが足りずにドームに穴が開いた．
- **D**：内頸動脈の遠位部も遮断を追加し，よく観察すると，動脈瘤の前脈絡叢動脈の近傍に穴が開いていた（──▶）．穿通枝自体は大丈夫であった．
- **E，F**：この穴を手がかりに，前脈絡叢動脈の両側の動脈瘤ドームを血管に沿って切断し，動脈瘤を──▶の方向にたくし込んだ．
- **G**：切開部はネック近傍まで及んでいたが，2本のクリップでなんとかネックをクリッピングできた．
- **H**：前脈絡叢動脈にあった小さな動脈瘤にもクリップをかけ終了．内頸動脈遮断中MEPの波形は完全に消失したが，遮断終了後回復した．術後数時間軽い麻痺があったが，臨床的に後遺症などは残さなかった．手術後3年経過したが，動脈瘤の再発などは認めていない．

5 椎骨脳底動脈瘤手術のトラブルシューティング

> **Key Point**
> ① VBA動脈瘤では，トラブル予防の泥臭い努力こそ最も貴重なものである．
> ② Temporary clipなど抜き差しの操作回数が多くなる場合は，広い間口をとっておき，あえて長めのクリップを使うのも手である．

はじめに

椎骨脳底動脈瘤（vertebrobasilar artery〔VBA〕aneurysm）については，血管内治療にまわることが多くなり，開頭手術で行う機会は激減しました．しかもそういった事情から，手術自体が不慣れなうえにトラブルが発生するような場合は，リカバリーが不可能なこともあります．脳底動脈瘤（basilar artery〔BA〕aneurysm）へのアプローチでは一般にとても深くて狭い術野しか得られず，できる操作には限界があります．椎骨動脈では開頭の工夫で術野を浅くすることができますが，脳神経や脳幹など動かせないものが邪魔をします．深さと間口の広さの制限から，動脈瘤のネックが裂けたときなどは縫合による対処も難しいことが多く，穿通枝の損傷が起きたときでも，取りうる対処方法は制限されます．

よって動脈瘤や血管の損傷が起きた場合には，テーブルデスだけは避けようと，何とか止血だけして帰ってくるというようなことだってあり得ます．したがって，トラブルシューティングとは「お祈り」のパワーを強力にするために超能力を身につけること，あるいは術後にいろいろな方面に言い訳をうまくする技術だ，なんて話になってもしかたがありません（お祈りのパワーが強い人や，言い訳上手でトラブルにならない人もいるので，ぜひ一度そういったノウハウを聞きたいものです）．

さてこの領域の動脈瘤で，多くのトラブルの実例を挙げて，すごく充実したシューティングの方法を書けるとしたら，よほど不注意だがそれでも解決能力がものすごく高い術者か，あるいは（ある一定の割合でトラブルは生じるので）ものすごい数の手術をこなしている術者ということになります．

幸いなことに私には深刻なトラブルの経験は少ないし，会心のリカバリーの経験はもっと少ないです．今後さらに，こういったトラブルシューティングにはお目にかかる機会も減ってくるはずですが，本節では私の少ない経験から，今後も割と起こりうるだろうあまり深刻でないトラブルを材料に，主にその予防策について傷口を広げない早い段階での対応も含めて紹介します．こういったことを知っておくことは引き出しを増やすという意味で，何かのときに役に立つ可能性があります．

動脈瘤が破裂したとき

一時遮断の限界時間は内頸動脈（internal carotid artery：ICA）系で10分，BAなど後頭蓋窩で5分が経験的な数値として昔から言われて

きました．モニタリングの発達した現在では，前方循環であれば運動誘発電位（motor evoked potential：MEP）をある程度虚血耐性の指標とできますが，VBA動脈系の場合，MEPを指標とすることは必ずしも万能ではありません．とすればやはり5分前後の短い遮断で事を終えるに越したことはありません．

5分という時間は，計画された遮断においては短い時間ではありませんが，たくさんやるべきことが残っている状態では決して十分な時間ではありません．破裂している場合などでは，作業の途中で遮断を開放することは難しいです．そんなわけで，permanentな処置にすぐ持ち込むことができない場合には，tentative clippingなどで出血をコントロールできる状況にして遮断を開放して，最終的なクリッピングに持ち込みます．

一つだけ破裂が起きてよいことはtentative clippingが可能であれば，掛けたクリップのおかげで動脈瘤がつぶれて，狭い術野に結構なスペースが生まれることです．動脈瘤の裏を見るためのスペースが生まれるのです．「災い転じて福となす」というくらいの気持ちでいければ大丈夫でしょう．

私は後交通動脈（posterior communicating artery：Pcom）がP1からもげたなどの事態も最終局面で経験したことがあります．そういった場合，縫合ができれば万々歳で，実際には止血のために永久にクリップで親血管ごと遮断せざるを得ない場合もあります．あとは側副血行の程度によって運命が決まってきます．

同様にICAや中大脳動脈（middle cerebral artery：MCA）の動脈瘤では，もし万が一親血管を犠牲にする事態が起こっても，再建すべき血管の末梢は自分からみて動脈瘤より手前に上がってくるので，血行再建はそれほど難しくはありません．そうは言うものの後大脳動脈（posterior cerebral artery：PCA），上小脳動脈（superior cerebellar artery：SCA）は深く（唯一，後下小脳動脈〔posterior inferior cerebellar artery：PICA〕だけは自分に向かって上がってくる），その末梢は一般的なアプローチでは手の届かないことがほとんどです．よほどの技量がなければ，いざというときのバイパスでの救済というのは困難であることをわきまえておくのも大切です．

予防のために

1）BAの位置とclip applyの方向をきちんとシミュレーションしておく

どこにBAがあるか，動脈瘤を扱うのとBAに向かうのでは視軸を変えてやる必要があることも多いので，temporary clipをかけるためのシミュレーションをしてその位置を覚えておく，というのはいざというときの準備のためにぜひとも必要です．最近では顕微鏡にその位置を記憶させておけるようになりました．

動脈瘤に穴が開いた場合など，その被害が大きくならないように，temporary clipを有効に用いながら，修羅場にしないようなかたちで収束させていきます（図1，WEB⑭）．

なおBAに一時遮断を加えれば，吸引管一本で出血をコントロールできることが多いですが，Pcomその他の側副血行の状況に応じて遮断を追加できる血管がないかどうか，また遠位のPCAやSCAなどの遮断も考慮します．はじめからBAの確保が無理な症例では，血管内治療との役割分担をよく考えてみるのも重要です．

2）Proximal BAを確保する（posterior clinoidectomy）

BA-tip，BA-SCA動脈瘤ではProximal BAの確

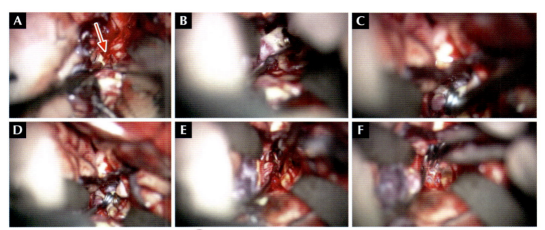

図1｜症例1：未破裂BA-tip動脈瘤 WEB⑭

A：Anterior temporal approachの際に，細い分枝ではあったが，anterior temporal arteryの引き抜け損傷が起きた．そのため引き抜けた部分（→）を縫合によって止血している．
B：BA動脈瘤の処置にて穿通枝の剥離．一時遮断にて圧を下げることで穿通枝の剥離が容易になる．
C：クリップをかけたあとの操作でドームに孔が開き，クリップが不完全なため出血が起こる．
D：Temporary clipをうまく使いながら，出血でパニックにならないようにしつつ，最終的なクリップに持ち込む．出血が起こる操作はtemporary clipをかけた状態で行い，術野が見えなくなったりするのを避ける．
E：Temporary clipがかかっていると，出血のコントロールが容易で，左手の吸引管だけで扱うことができる．
F：最終的には穿通枝の確認を怠らない．

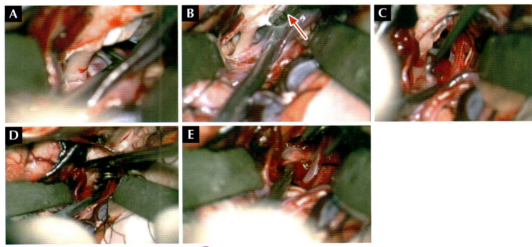

図2｜症例2：未破裂BA-SCA動脈瘤 WEB⑮

A：BAの近位が低く，temporary clipをBAに挿入する方向とスペースが確保できない．
B：SONOPET（→）にてposterior clinoidを削除する．
C：動脈瘤とPCAが癒着しており，剥離によって破裂が起こる．無用な操作は避け，動脈瘤に開いた穴が大きくならないようにする．
D：クリップはposterior clinoidの削除により，挿入するスペースができた．視軸を変え，なんとかBAにtemporary clipを置いた．
E：そうなると1本の吸引管で出血がコントロールできるので，剥離を進め，クリップに持ち込む．

保が何よりも優先されます．もともと確保がpterionalやanterior temporal arteryでは不可能という場合は，アプローチ選択やmodality選択を考えないといけませんが，開けてみたら少し下にスペースが足りないという場合は，posterior clinoidを削除します（図2，WEB⑮）．

方法は細いメスで硬膜を切り，剥離子で硬膜を剥がして骨を出し，ドリルやスカルペルで削除を行います．いずれにせよ大事な構造物の間での操作なので器具の出し入れには細心の注意を払います．スカルペルがあると少し気持ちが楽です．海綿静脈洞からの出血があるのでフィブリングルーやサージセル®コットンなどをうまく使う必要があります（図2，WEB⑮）．

ドリルで何か起こったときには被害に応じてできるだけのことをするしかないですが，何も起こらないようにするのが手っ取り早いです．

3）VAを両側で，あるいは動脈瘤の近位と遠位で確保する

VAでは近位のVAの遮断では不十分なことも多く，逆流で出血が止まらないときもあります．その場合には遠位あるいは対側のVAも遮断します．対側のVAはどこから見たら確保可能なのかは，あらかじめ術前に血管撮影をよく読んでおく必要があります．意図的な一時遮断をする場合には動脈瘤をtrapするかたちで遮断し操作すると良いです．また特殊な場合に限定されますが，頭蓋外でVAを確保しておくという方法もあります．

穿通枝のトラブル

1 穿通枝がドームに癒着している

これはもうゆっくりと丁寧にやるしかありません．いざというときにはBAへの一時遮断をかけて動脈瘤の圧を下げながら行います．剥離子の入るスペースも操作できる距離も格段に短いので，先の少し曲がった剥離子の回転などの操作を行うことで，限られた距離で有効な剥離ができるような準備を常に整えておくべきです．

2 Clip applierによるICAからの穿通枝の障害

BAの動脈瘤ではICAの裏にclip applierを入れて操作を行う必要があります．Applierのクリップ把持部分はけっこう大きく，また金属のgapがあるため，ここで前脈絡叢動脈の出口を損傷するという事態は私も見たことがあります．どうしてもクリップを掛ける瞬間には動脈瘤のほうに意識が集中してしまうため，トラブルを招きやすくなります．万が一損傷が起こった場合には損傷の程度を把握し，以下の①～③のいずれかの行動を取ります．

①小さな穴であれば綿片をあて，じっと押さえて，祈ります．

②大きな穴であれば，縫合の準備をしつつ，祈りながら押さえ，どうなるかを見ます．止まらなければクリップで閉鎖することもありますが，穿通枝の血流を維持しながらの閉鎖は事実上困難です．

③ちぎれた場合には回復は不可能なので，凝固止血を行い，祈ります．

いずれの場合にも脳梗塞が当該領域に出現する可能性は高く，その結果はシリアスになることが多いです．

3 下位脳神経の損傷

同じくVAの動脈瘤では下位脳神経に関して同じような損傷が起こり得ます．ピーンと張った状態で遊びのない神経は些細な操作で障害を受けます．動脈瘤が破裂して，血だらけの術野でクリップを掛けにいかざるを得ないような場合は特にそうなります．こうなると損傷からの回復はまず不可能で，最良でも神経をフィブリ

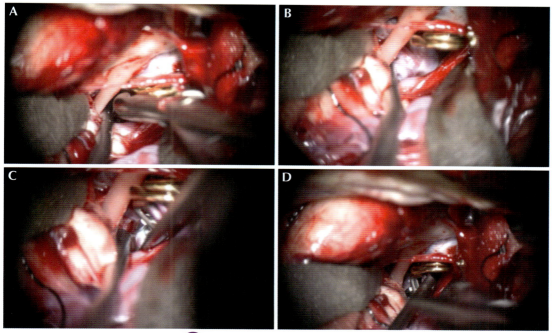

図3｜症例3：破裂BA-SCA動脈瘤 WEB⑯

A：Temporary clipをapplyするときに長いtemporary clipを使ったもの．そうするとICAの裏側の穿通枝の林の中でclip applierを操作するのを避けることができる．
B：動脈瘤へのアタックのために視軸を変えたところ．Temporary clipの挿入・脱着には別の視軸が必要なことに注意する．
C：クリッピング後，両サイドから裏側を確認している．
D：視軸を変えて，temporary clipの脱着を行う．クリップのheadの位置（高低）に差があるのに注目したい．
＊トラブル例ではない．

ン糊などで引っ付けてお祈りするしかありません．

4 予防のために

Temporary clipなど抜き差しの操作回数が多くなりやすい場合には特にそうですが，clip applierの先端部分をICAの裏側や下位脳神経の林の中に入れなくてもすむように，あえて長めのクリップを使うのも一つの手です．できる限り操作が自由にできるよう広い間口をとることが望ましいです（図3，WEB⑯）．

剥離で穿通枝がスパズムを起こしたときにはパパベリン塩酸塩を浸した綿片を置いて，スパズムの解消を待ちます．ICAを移動できる距離が増えれば，こういったトラブルは減少しうる

かもしれません．可動性を高めるために前床突起を削除し，ICAを硬膜輪から開放します．

Anterior temporal arteryの引き抜け損傷

BAの先端部の動脈瘤にはanterior temporal approachが使われることが多く，解剖学的な理由や血管の側頭葉からの剥離が不十分だと，いよいよ重要な局面に差し掛かってICAやM1の移動距離が多くなり，anterior temporal arteryの出口が引き抜けることがあります．

縫合などの処置で回復できることも多いですが，anterior temporal arteryが閉塞したり，場合によってはM1の解離を引き起こしたりして，

最悪MCA領域全体へのトラブルに発展する可能性もあります．

Anterior temporal arteryの出口であれば縫合は容易なので，圧迫だけで解決しないときは縫合を考慮します (WEB⑭)．

縫合での再建が困難な場合は，灌流領域を評価して，STAを使ったバイパスや in situ のバイパスを考慮します．

予防のために

何よりもアプローチの段階できちんと剥離して，動脈に遊びをつけておくことが必要です．細かい枝に関しては切断もやむを得ないことがあります．静脈とAnsaなどを形成している場合もありますが，risk-benefitを見極め，そのためにスペースができないと判断された場合は，最初から静脈を切断したり，transpositionをさせたりするなどの処置をしておくほうが無難です．とにかく手前で何かが起こらないように，時には弱拡大にして全体を見回すことも特に必要になります．

おわりに

最後にもう一度強調します．VBA動脈瘤では華麗なトラブルシュートより，泥臭いトラブル予防の懸命な努力こそ最も貴重なものです．

第6章 脳血行再建術
テーラーメイド治療のリクツとワザ

1 STA-MCAバイパスの手術戦略と手術戦術

Key Point

①STA-MCAバイパスにおいては，手術適応を十分検討することが大切．
②脳血行再建術成功のポイントは，術野をきちんと作ること．
③Recipient arteryの1本はバイパスの初心者に与えるなど，実際のバイパスで場を作る経験が重要．

はじめに

虚血性脳血管障害に対する脳血行再建術は，手術の細かいテクニックなどもちろん必要ですが，まず手術適応が大切になります．

頸動脈内膜剥離術（carotid endarterectomy：CEA）と頸動脈ステント留置術（carotid artery stenting：CAS）に関しては，エビデンスとしてNASCET，ECST，SAPPHIREなどがありますが，バイパスに対しては，われわれの世代ではBarnett Studyにガツンと否定されたのが大きくて，患者さんにも本当に自信を持って手術適応を説明できない時期がありました．ただその後，日本発の成果として，JET Studyの結果が出て，エビデンスが出てきたのは喜ばしいことです．

その後COSSでまたガツンときましたけど．エビデンスを実際に実践するには，patient-basedでstrategyを考えなければなりません．JET StudyでもInclusion criteriaは非常に厳密でした．ただ，テクニカルな縛りはそんなにありませんでした．バイパスにおいては，適応はきちんとありますが，技術はまだCEAのようには標準化されておらず，これから技術的な観点も入れてエビデンスを高めていく必要があります．

STA-MCAバイパスの論点

浅側頭動脈−中大脳動脈（superficial temporal artery−middle cerebral artery：STA-MCA）バイパスにはいろいろな論点があります．いまだにダブルバイパスで流量を多くするのがいいのか，それともシングルバイパスで十分なのか，議論があるところです．それから，M2-3につなぐのか，皮質につなぐのかも議論があります．問題なのは，バイパスの流量を術者は厳密にはコントロールできないということです．これを私たちはわきまえていないといけません．また，若い人に経験させるバイパスというのをどのように考えたらいいのかということも考えなければいけなくなってきました．

あとは，開頭の大きさとレシピエントの決め方をどうするかという論点もあります．大きな開頭，つまり浅側頭動脈のブランチの上にちょっとだけ開けてtarget bypassにするか，それとも術中の観察に基づいてレシピエントを決定するかどうかです．バイパスの還流領域も完全にはコントロールできません．

治療効果という面でも，バイパスの目的は基本的に再発予防とされていますが，臨床をやっていると，実際にはバイパスをやってすごく元

気になった人もいます．症状改善を期待したバイパスができるかどうかも今後，考えていってよいでしょう．

STA-MCAバイパスの手術戦略

私としては，バイパスに対して根拠のないこだわりがあります．とにかく，考えうるベストパフォーマンスのバイパスを作ろうと思っています．そこでrecipient arteryの1本はなるべく太くします．浅側頭動脈にマッチする限りにおいて中枢側，つまりM2-3です．これには圧較差だけではなく，口径も流量に影響していると思うのがその理由です．

戦術の項でも述べますが，切り口は最大限広くし，菱形に切っています．流量の多いバイパスは血栓が生じにくくて，閉塞も起こりにくいのではないでしょうか．ちょっとしたトラブルに対しても，やはり切り口の広いバイパスのほうがいいだろうと思います．浅側頭動脈が2本使える場合はダブルバイパスにします．2本必要な場合は，エキスパートが2本とも縫ったほうがいいのですが，そうでもない場合はrecipient arteryの1本はバイパスの初心者に与えるのもいいでしょう．これは，実際のバイパスで場を作る経験が縫合の練習とともに重要であるためです．これは将来の脳神経外科を見据えた戦略です．

理想的なバイパスの術後の経過は，もちろん症状の再発がないほうがよいはずです．必要な脳血流が確保されたと言うと，内科の先生などからは「手術が脳の代謝を下げた」と言われたりしますが，手術によってfunctionalにも改善されて，バイパスがpatentであって太くなるようであれば，反論をおっしゃる人たちも納得してくれるのかなと思ったりもします．

STA-MCAバイパスの流れ

STA-MCAバイパスの流れを図1，2に示しました．手術適応を十分検討すること，ここが一番のポイントだと思います．抗血小板薬は原則として中止しませんが，でも複数あるいは強力な抗血小板薬が投与されている場合は，変更・一部中止を考慮したほうがよいかもしれません．

浅側頭動脈の剥離をして，中大脳動脈瘤と同じように開頭して，sylvian fissureを開放します．MCA-occlusionでは，見える場合は詰まっている部分の状態を見にいきます．

基本的には，一方はM2-3をレシピエントにして吻合します．その後で，1本目の灌流領域を浅側頭動脈のもう1本の（つなぐ前の）枝から生食を入れて調べます．その灌流領域以外の領域の血管にもう1本のバイパスを行います．灌流範囲をできるだけコントロールしたいというねらいです．

あと，萎縮した脳では，くも膜形成をして閉創し，バイパスの開存をしつこく確認します．これは慢性硬膜下血腫やトラブルを避ける目的です．

症例1：ICA-occlusion

内頚動脈狭窄（internal carotid artery〔ICA〕-occlusion）の症例です．67歳，男性で，右麻痺を症状とした一過性脳虚血発作（transient ischemic attack：TIA）を繰り返していて，脳萎縮も強い症例です（図3）．当施設ではPETを中心に診断しているのですが，Diamox®の反応性も悪く，酸素摂取率（oxygen extraction fraction：OEF）も上がっています（図4）．バイパスの絶対的な適応です．

ここでは私のバイパスの一般的な方法をご紹介します．Frontal branchを裏剥きにして，開

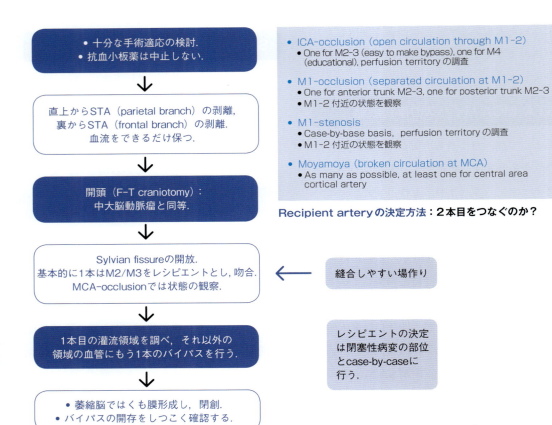

図1 | STA-MCAバイパスの流れ

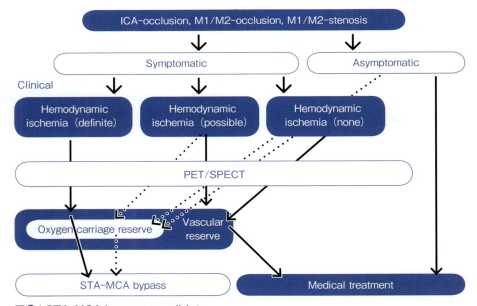

図2 | STA-MCA bypass candidate

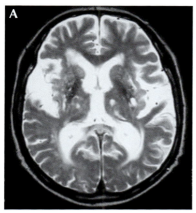
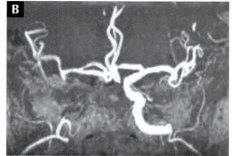

図3 | 症例1：術前画像

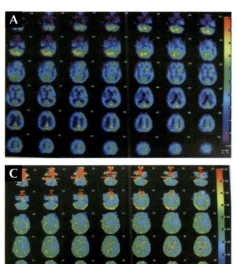
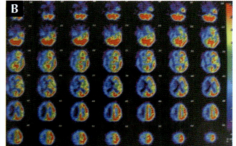

図4 | PET
A：CBF（rest）
B：CBF（with Diamox®）
C：OEF

頭は中大脳動脈瘤と同じくらいのfront temporal craniotomyにします．硬膜を開けてsylvian fissureを開放します．Sylvian fissureを開けて，つなぎやすい場を作ってそこにまず1本，バイパスを置きます．下に敷いているのはゼルフォーム®です（図5）．ピオクタニン色素で色を付けます．いかに視認するかが大事です．視認できると針を通す位置の目標になります．この操作は，cortexの細い血管などをつなぐときはより大切になります．

あとは，内膜を確かめてきちんきちんと縫っていくことに尽きます（図6）．縫合の最後の段階では，待ち針方式も使って縫合します（図7）．すべての局面でいかに確実にゆっくり手を動かすかが大事です．そうすると後戻りも事故もありません．早くやろうなんて思わないことです．ゆっくり手を動かしてもだいたい20分ぐらいで縫合は終了できます．奇をてらったりするのではなく，教わった方法で基本に忠実にやるのが一番の近道だと思います．

1本つなぎ終わり，M4 bypassに結構太い浅側頭動脈が入ったので，あと1本は若い人にやってもらうことにしました．図8はカニュレーションして灌流領域を見ているところです．水を入れてみると，だいたいこのブランチがどれくら

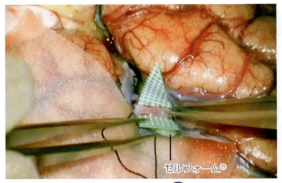

> **Point** 浅く，semiwetで無血の，バイパスのための場を作る．硬膜を開けてsylvian fissureを開放し，ICA-occlusionの場合はsylvian fissureを開けて，つなぎやすい場を作ってそこにまず1本，バイパスを置く．ゼルフォーム®を敷きピオクタニン色素で色を付ける．針を通す位置の目標になるため，いかに視認するかが大事．

図5 | バイパスのための場を作る **WEB** ①

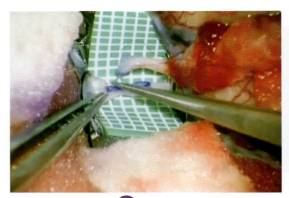

図6 | Stay-suture **WEB** ①

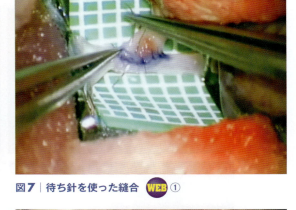

図7 | 待ち針を使った縫合 **WEB** ①

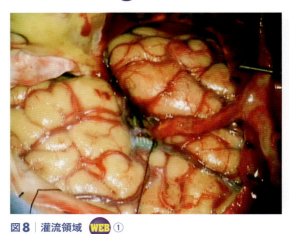

図8 | 灌流領域 **WEB** ①
浅側頭動脈のもう1本にカニュレーションし，そこから生食を入れて1本目のバイパスの灌流領域を見ている．

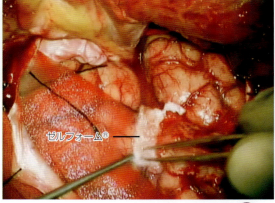

図9 | ゼルフォーム®とフィブリン糊によるくも膜形成 **WEB** ①

いの力があるか，どれくらいの灌流範囲があるかがわかります．この症例のように動脈硬化性変化で脳萎縮の強い人は，くも膜形成をしたほうがよいだろうと考えました（図9）．ゼルフォーム®を薄く切り，それにフィブリン糊のほうを染ませておいて，ペタペタと貼ります．あとは，水漏れがないようにして（図10），筋肉で覆って終わりです．

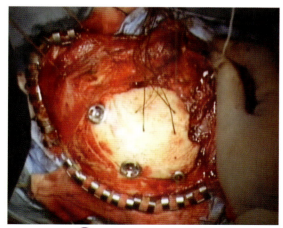

図10｜閉創 WEB ①

閉創時までバイパスの開存をしつこく確認する．

術後は発作がなくなり，Diamox®も反応が良くなって，OEFも下がり，非常に良い経過です（図11）．

症例2：両側ICA-occlusion

78歳，男性の症例です．私が常日ごろ，絶対にバイパスをしたほうがよいと思っているものに，両側のICA-occlusionがあります．

患者は78歳とかなり高齢で，左不全片麻痺で発症し，再発もあって徐々に認知機能低下も進んできました．両側の内頚動脈が詰まって椎骨動脈から血流が来ている状態です（図12）．左半球はいいのですが，右半球と両側のfrontalに脳血流量（cerebral blood flow：CBF）低下があります．OEFも右側のfrontalで明らかに上がっているので，バイパスを行いました（図13）．ところが，術後は少し過灌流になり，その後部分てんかんも続いて，過灌流の状態が1カ月くらい続きました（図14）．この年齢ですので，日常生活動作（activities of daily living：ADL）はかなり悪くなってしまいました．バイパスは太いものがしっかり入り，脳梗塞が新たにできているわけではありませんが，バイパスがあまりいいことをしなかったという症例です（図15）．

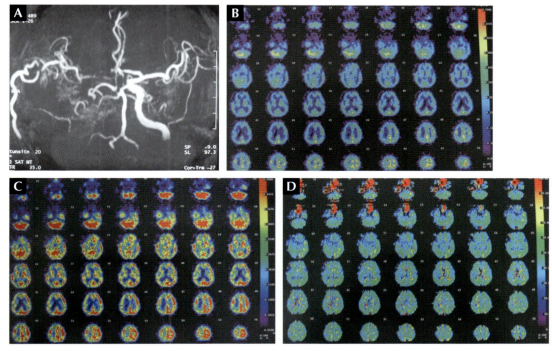

図11｜術後画像

A：MRA．**B**：CBF（rest）．**C**：CBF（with Diamox®）．**D**：OEF

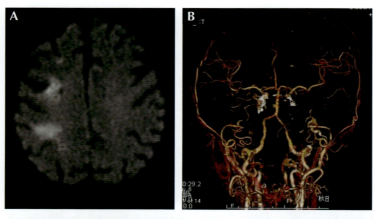

図12｜症例2：術前画像
A：術前MRI（DWI），B：3D-CTA

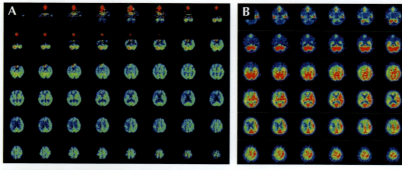

図13｜術前PET
A：CBF（rest）
B：CBF（with CO_2）
C：OEF

　この症例は浅側頭動脈がとても太く，M2につなぎましたが，細めのdistalの血管につないでいれば過灌流が防げたかどうか，そのへんはわかりません．ただそれをコントロールできないのは悔しいことです．術中にある程度フローの量を予測できるとか，あるいは変えるような手段が今後出てくればよいと思います．なおこのケースは，1本しかバイパスしていません．
　この症例では，バイパス後，CBFは良くなっています（図16）．でも，それがこの患者の幸せにはつながっていないという点で，反省すべき症例だと思っています．これはバイパスの戦略的な問題として考えていただければと思います．

STA-MCAバイパスの手術戦術

　最後に，上記のバイパスの流れなどに若干重なってしまいますが，局所戦のやり方，つまり戦術について語りたいと思います．
　STA-MCAバイパス自体はそれほど高度な技術を要する手術手技ではありません．しかし，バイパスの完成には一定時間の血流遮断が必要になるので，常に脳虚血の発生のリスクを孕むことになります．気分としては肉を切らせて骨を断つ，ということになるわけです．一般に，

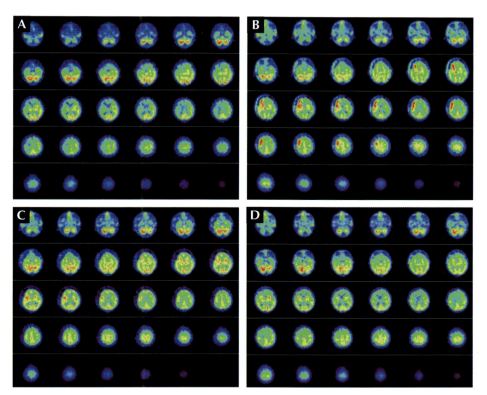

図14 | SPECT画像の変化

A：術前，**B**：術後1日目，**C**：術後10日目，**D**：術後55日目

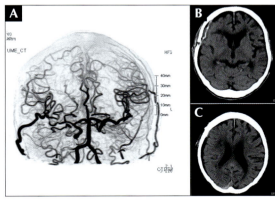

図15 | 術後3D-CTA（A）と単純CT（B，C）

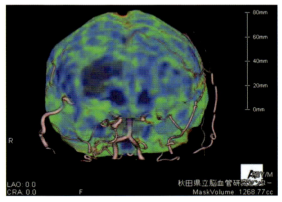

図16 | 術後perfusion CT（CBF）

20〜30分以下の遮断であれば何事も起こらないのが普通ですが（でも中心溝付近にも灌流しているM2-3にバイパスするときはMEPがたまに消えることがあり，嫌なものです），短時間の遮断ですますためには，スピードの早い動きが必要なわけではなく，むしろ吻合操作の着実な実施を妨げるような事件が起こらない環境（いわゆる「場」）を作り，正確な針さばき・糸さばきをゆっくり行うことがより大切です．

1.「場」作り

①バイパスの手技をするにあたっては，きちんとした周辺環境を整えておきましょう．吻合

操作の途中で一時的に針糸を置いたり，いらない糸針を捨てておく作業台をゼラチンシートなどで周辺に配置しましょう．この台を利用することで，針の角度を微妙に変えながら持つなどの操作もできます．

②水はけが良く，血が流れ込まない環境も大切です．脳脊髄液のあふれた状態では糸をつかむ操作がたいへんに難しく，またドライな術野でも糸が周辺の組織に張り付きます．持続吸引で細いチューブを脳表やシルビウス裂内に配置すると良いのですが，途中で吸引チューブが抜けるなどの事態が起こると余計な時間を食うので，配置には注意が必要です．血の流れ込みは2本目のバイパスのときに起きることが多いようです．周辺の止血を十分に行い，なおかつ出血が持続するときはガーゼや綿花に吸わせて，そのガーゼや綿花を定期的に交換します．血糊は術野を見えなくし，糸がくっついたり切れたりなど，いろいろなトラブルを生む原因となりますので，術野は常にきれいに保てるように工夫しましょう．

2. 顕微鏡との操作の連動をさせる

マイクロの操作は，以下のことに気をつけて行ってください．

①最大強拡大にして吻合する場所は視野の中心に置きます．

②最小倍率にしてもなお顕微鏡の術野に入らない場所の外に，針糸・針糸を置く台やその他縫合に必要なものを出さない．

③倍率を適宜変えて，リズム良くバイパスの手技を行います．低倍率で周辺の操作を行い，針をつかみ，高倍率に上げながら針を吻合部まで持っていきます．高倍率でよく見て血管に針を通し，針を抜きながら低倍率に戻し，針を所定の置き台に置き，その後さっと中間倍率に戻し，糸を結ぶ，切る，の操作を行います．低倍率にしてさらに針を持つ，以下繰り返しになります．リズムが大事ですが，いつでも手を静止できるように身体の力，重心を配分してやると，ゆっくり動作を割ることができるようになります．

3. 縫合の仕方

ドナーは60°になるように裁断し，その切り口と同じ長さをfish mouth状に切り口を入れます．これによって，最大の面積の菱形の開口部を形成できます．Arteriotomyの長さが合っていることも良いバイパスの形成には必須です．ピオクタニンによるドナー側の着色は裁断後に行いますが，レシピエント側はドナーの切り口に実際に長さを合わせてピオクタニンをarteriotomyの予定線に塗ります．このことにより血管を切る目標ができますし，arteriotomyの長さも合致します（図17）．

バイパスはstay-sutureを置いたら，そのドナーの鈍角側の脇から（ここが最も大事な部分なので，この1針だけはやや詰めた距離で）内膜同士がきちんと向き合うように縫います．この縫合で内膜を合わせてしまうと，それ以降は自然と内膜同士が向き合う形になり，楽に縫っていけます．あまりレシピエント側の縫い代を厚くせず，幅を一定にするのも，きれいなバイパスのコツです（図18）．

4. 遮断解除で血が漏れる（縫合不全）ときの対処

漏れがないように完璧に縫い終わってから遮断を解除するのが原則ですが，完璧に縫えていないこともあり，遮断を解除すると血液の漏出が見られる場合もあります．血栓ができる元になりますから，不用意な凝固や，止血のための綿を巻きつけるのは避けましょう．

まずは出血の場所や程度をよく観察しましょ

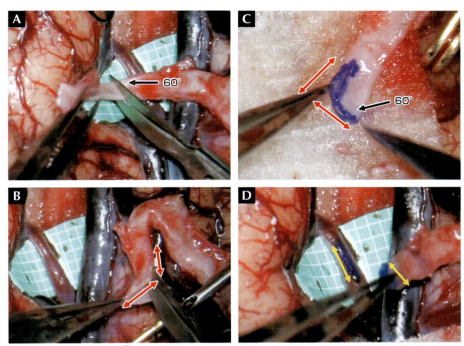

図17 縫合の仕方① WEB ②・③

A：長さと向きを合わせて，ドナーは60°になるように裁断する．
B：その切り口と同じ長さをfish mouth状に切り口を入れる（⟷）．これによって最大の面積の菱形の開口部を形成できる．
C：ピオクタニンによるドナー側の着色を裁断後に行う．切り口（⟷）は大きな菱形になる．
D：レシピエント側はドナーの切り口に実際に長さを合わせて（⟷）ピオクタニンをarteriotomyの予定線に塗る．

> **Point** ピオクタニンによるドナー側の着色は，外膜側に少しだけ塗るように付けるのがコツである．

う．一番縫いにくく，不完全になりやすいのは，最も大事だと述べたstay-sutureの脇です．漏れの程度に応じて，再遮断してすばやく再縫合しますが，何とかなりそうなときは再遮断はせず，左手は吸引器を持ったまま2回針を通しZ縫合にすると，引っ張るのと同時に止血されますので，有効な方法です．

また，吻合部からの出血ではなく浅側頭動脈の小さな穴からの漏れであることもあり，弱い出力での凝固ですむことも多いのですが，数回の凝固だけでは止血できない場合は縫合もためらわずに行いましょう．

5．バイパスが通っていないときの対処

まれにバイパスの血流が得られていない事態が生じることがあり，頭が白くなってしまうような最も深刻なトラブルと言えるでしょう．

確認事項は以下のとおりで，順を追ってやってみましょう．

①まず吻合部に白色血栓が付いていないかどうか確認します．血栓が付着しているときはピンセットで軽く揉んでみますが，ごく一部の例外を除き，この操作だけで解決することは

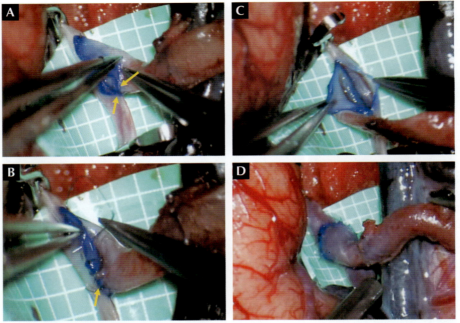

図18｜縫合の仕方② WEB④

A：バイパスはstay-sutureの，ドナーの鈍角側の脇（）から，この1針だけはやや詰めた距離で，内膜同士がきちんと向き合うように縫う．
B：この縫合で内膜を合わせてしまうと，それ以降は自然と内膜同士が向き合う形になり，楽に縫っていける．
C：一面を縫い終わって反対面を確認し，裏縫いがないことを確かめる．
D：浅側頭動脈の開口部を大きく取り，レシピエント側の縫い代を厚くなりすぎないようにすると，開口部が広がった良いバイパスが実現できる．

ありません．縫い直しが必要になることも多く，こうなると状況はかなり悪いと言わざるを得ません．

②浅側頭動脈を剥離した最も近位（耳介の前）にて筋肉や周囲の硬い組織で押さえつけられたり，捻じれたりしていないかを確認します．パパベリン塩酸塩を浸した綿花を浅側頭動脈の上に置いてしばらく待つのも有効なときがあります．単なる攣縮の場合はこういった操作を行うことで，浅側頭動脈の再開通が得られることも多いです．

③浅側頭動脈の解離病変などでどうしても開通しないときは病変部分を切除し，浅側頭動脈の断端同士の端端吻合を行いますが，病変部がどこなのかはよく判断できないこともあり，経験が必要です．

くわしい技術は他の論文[1]や次節にも書いたので参考にしていただければ幸いです．

さあ，明日からSTA-MCAバイパスの練習をして，エビデンスが実現できるように頑張りましょう．またエビデンスを乗り越えるような臨床研究も出てくるといいですね．

参考文献

1) 石川達哉，師井淳太，玉川紀之，他：練習できないバイパス手術のコツ：上手な「場」の作成やその他のトラブルシューティング．脳卒中の外科 38: 77-82, 2010
2) 石川達哉：脳血行再建術（STA-MCAバイパス）の手術戦略．脳外速報 19: 732-43, 2009

2 さくっとつながるバイパス術

Key Point
①適切なrecipientを選択するためによく観察し，かつ考える．
②血管の内膜同士がきちんと向き合うように縫合する．

はじめに

「職人は，小賢しい言葉を軽蔑している．

技術は，言葉の中には棲みつくことができないと信じている．」

これは平川克美さんの『復路の哲学』のなかにあった言葉です[1]．職人であり作家でもある小関智弘さんの言葉だそうです．

手術を職人の仕事と考えるなら，まさしく然りです．ただ，科学者として，グローバル化して暗黙知のない世界を是とする立場から考えれば，これを素直に受け入れることは難しいでしょう．

技術の本質は言葉にはできません．それは言葉によって五感を記述することが到底無理なことを考えてもわかります．

でも本質に取り付く要素のようなものを言葉にして，本質に近いものを伝えることはできます．例えば川端康成の『雪国』の冒頭．「国境の長いトンネルを抜けると雪国であった．夜の底が白くなった．信号所に汽車が止まった」[2]．この一文が五感を喚起することで，雪国の情景の本質を表しているように，まさに複雑なものを複雑なままに記述できる表現や様式というものが存在します．

さて，こういった科学的なものの見方を優先して肯定はしない自分の性向は，一般主義と対比されてロマン主義というらしいです[3]．世の中をロマン主義が覆うときは決して平穏ではない時代だそうですが，私の心が平穏ではないことを反映しているのでしょうか．

表現の困難をワープする

当施設ではバイパストレーニングコースというのをやっていて，若い先生がガーゼの網目を縫ったり，ラットの頸動脈でバイパスの練習をしたりしています．その途中の過程で，その様子をDVDに録画してもらい，その動画を検証するという作業を，指導として行っています．そうすると若い先生がはじめは身体を，というよりは機器により延長された自分の身体というべきものを，顕微鏡の術野に収めるのに苦労しているのがよくわかります．ですが数回の実践で急速に慣れていき，無駄やブレがなくなってきます．それでも，かなりうまくなってからでも，指導者である私のイメージと若い先生が実現して記録した像には違いがあり，明らかに違和感を覚えます．この違和感はどこからきているのか，ということを考え，分析するのは大変得るところが大きいです．

本節では，この違和感がどこからきているかを自分なりに考えて得た，現段階における私の結論であり，結果として前に講演の題にしたこともあるのですが，「さくっとつながるバイパ

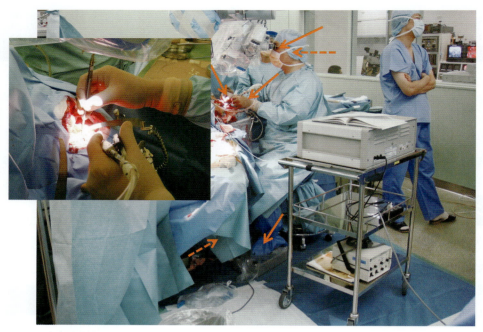

図1 顕微鏡手術をしている術中の動作

> **Point** 見学者の関心は顕微鏡の術野に傾きがちであるが，拡大写真で示したように，セミマクロの視野で手の位置や器械の持ち方を見ることが重要である．さらに手術を行う動作は，右手の動き，肩の動き，体幹の軸と重心の置き方，左足の動き，眼の動き，などさまざまなものに要素分解できる．しかし，これらは同時並列的に成り立っているのであり，分離はできず，すべての事象が一瞬で立ち上がり，同時にすべて決まってしまうような，そういったものである．

ス術」とはどういうものであるかということを考えるヒントになりました．

　科学的な分析をするためには要素分解するのが手っ取り早いです．顕微鏡を覗きこんで手術を行う動作はさまざまなものに要素分解できます．右手の動き，肩の動き，体幹の軸と重心の置き方，左足の動き，眼の動き，などもろもろです．しかし，私の右手は肩から切り離すことはできません．そして，さまざまな要素とつながっていて独立はできません．目は足とも連動しています．身体全体が複雑系として動いて成立しているのです．ですから右手がうまい，左手が器用だ，視野が広い，などのことは独立した事象ではありません．すべてが同時並列的に成り立っているのであり，分離はできず，すべての事象が一瞬で同時にすべて立ち上がって決まってしまうような，そういったものです，ということを理解しながら語らねばなりません（図1）．

　重ねていいますが，科学という実証的態度，反証可能性を担保するために必要な形式や表現は，技術を語るにはそぐわないか，あるいは語ることができても膨大な時間と記述を要する結果につながります．でも直感的かつ間接的な，一気に立ち上がる表現によって，われわれは技術を言語に置換することの困難さをワープできるかもしれないと思うのです．

エビデンスと自明の理

よく，技術はエビデンスを証明することが難しいと言われています．ただ世の中には自明の理，ということがあります．その自明の理と思われたことでもときどき誤っているために，証明が必要になってくることがあるのですけれど．

臨床の分野ではいろいろな細かい条件をそろえて実験・研究を行うことは実際には不可能に近いです．例えば内頚動脈閉塞という病態ですら千差万別であるし，それに対して行われるバイパス術も人によってやり方は変わってきます．それであれば，一応RCTの形を取って行われた研究に対してすら，われわれは異議を申し立てることができます．

COSSではSTAの頭頂枝を皮質枝（側頭葉？）に1本つなぐことが標準であったようですが，これが病態を考えたときに治療法として妥当であるのかどうか？

個人により千差万別の脳循環動態をきっちりと評価して，最も各個人に有用と思われるバイパスの方法を行ってはどうか，と考えるのは科学的に誤りなのでしょうか？せっかく手術をするなら，テイラーメイドに行うべきではないのでしょうか？

ただ個別化すれば評価は難しくなります．立ち現れるエビデンスも専門家の意見と評価される程度のものにとどまってしまいます．欧米の価値観は手法が枠を外れているものには耳も貸してくれません．違法な捜査で得られた証拠は無効なのです．

でも，臨床医は別なものさしを持っているべきだと思うのです．おそらくは，イデオロギーによって盲目にされていない限り，芸術や技術を評価するときに世界中の人間が共有して使っている（が，定量化しきれていない）度量衡を．

Recipientの選択

バイパスを行ううえでrecipientの選択は重要です（図2）．つながるか，つながらないかを決定するものですし，開頭してまでつないだバイパスが効果的であるかどうかを規定する（遠慮がちに言えば，かもしれない）からです．

動脈硬化の強い血管には針が通りません．通っても内膜損傷や解離が起こりやすいです．

血流があまりないような白い血管はすでに虚脱して器質化していて，血流を運ぶ導管にはなれません．

もやもや病で見られるような赤い血管は壁が薄すぎて，針を通すときに裂けるなど，いろんな不都合が起こる可能性が高いので，径はたとえ太くても勧められません．

血流のある，ピンク色の血管が最もつなぎやすいです．STAといったdonorとのサイズの均衡も大事です．細い血管を縫うことも時には必要なのでしょうが，効果と挑戦のバランスはよく秤にかけないといけません．

脳の灌流をある程度改善しなければやっても意味がないという観点も大事です．donorを有効に働かせるためには，つなぐ血管の選択も大事だと思います．昔は脳血流検査の結果や脳血管撮影の結果を参考にしていましたが，最近では直視下のM2-3の血管開存の状態やICG-videoangiographyの結果を参考にして，血流の悪いところからバイパスし，1本のdonorからより広い灌流範囲が得られるように工夫しています．また，残っている開存した血管のネットワークで，バイパスの血流がどれだけの範囲を灌流し得るのかをきちんと考え，かつ評価しながらバイパスを作ることが大事です．

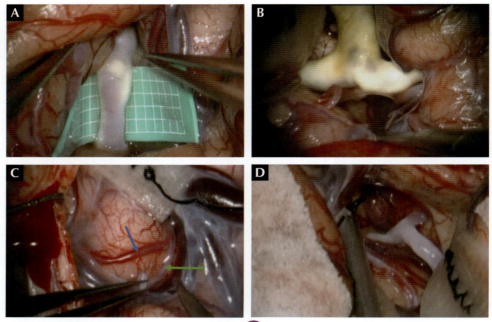

図2｜バイパスを行ううえでのrecipientの選択 WEB⑤

A．B：**A**の程度であればarteriotomyに気を使えば何とか吻合は可能である．しかし，**B**のような動脈硬化の強い血管には針が通らない．通っても内膜損傷や解離が起こりやすいので選択すべきではない．

C：もやもや病であるが，⟶で示すような赤い血管は径が太くても壁が薄すぎて，針を通すときに裂けるなど，いろんな不都合が起こる可能性が高い．径はたとえより細くとも，⟶で示すような若干白っぽい血管が縫合に向いている．

D：M2-3であるが，このような血流があまりない白く細い血管はすでに虚脱し器質化していて，バイパスしても十分な血流を運ぶ導管にはなれないため，recipientとすべきではない．

> **Point** 径はより太くとも，真っ赤な拡張しきったrecipientとしては向かない（特にもやもや病）．

例えば，ICA閉塞ではM1-2-3のネットワークはすべて開いているので，MCAのどこかにつなげばMCA領域全体を灌流し得ますが，M1閉塞ではanterior trunk側とposterior trunk側が分断されている可能性も高いし，もやもや病では深部の細い血管を介したネットワークしかないので，バイパスの入り方の様相が異なってきます．この辺りを十分に考えたrecipient選択を行わなければなりません．

もう一つは，バイパスからたくさんの血流を流すということです．バイパスの流量が少なければ，付いた血栓に負けて流れなくなってしまうこともあり得ます．CEAで内膜がないのに血栓ができないのは，流量が多くて血栓を吹き飛ばしてしまえるからです．内膜同士を合わせて，他の成分が血流面に露出しないことは守られなければいけませんが，縫合部に付いた小さな血栓が成長しないためには血流の力も借りることができるのではないかと思っています．

縫う順序と内膜を合わせる作業

前の項でも述べましたが，血管を縫って得ら

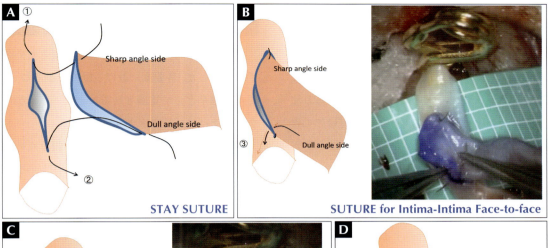
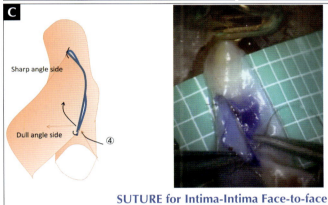
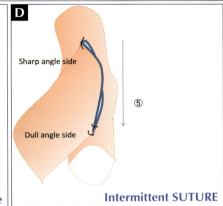
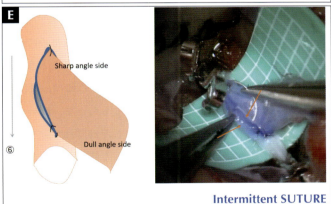

> **Point** Stay sutureの鈍角側の1針を捻って，内膜と内膜が合うように意識して縫うことで，縫合部位を開かせることができる．そうすると血管は広がるので，反対側の面が外に出るように向いてくる．同じように反対側の鈍角側の一針も同様に捻って縫う．そうすると，結果として裏側を針で取ってしまう，裏縫い，という忌避されるべき事態が起こらなくなる．

図3｜当施設におけるバイパスの吻合の手順 WEB ⑥，⑦

A：Stay sutureをまず行う．
B：Stay sutureの鈍角側の1針を捻って，つまり方向を変えて（→），内膜と内膜が合うように意識して縫うことで，縫合部位を開かせることができる．そうすると血管は広がるので，反対側の面が外に出るように向いてくる．
C，D：同じように反対側の鈍角側の一針も同様に捻って（→）縫う（stay sutureの鈍角側を縫うところを提示している．針を通すときに方向を変えることで血管を開いて合わせることができる）．そうすると，結果として裏側を針で取ってしまう，裏縫い，という忌避されるべき事態が起こらなくなるし（**C**），その後は順に縫いやすい面から縫合していく（**D**）．
E：内膜同士の面が合わさっている形になるので，あとは単純に針を通していけばきれいな縫合が短時間でできる（内膜同士が面を合わせているので，あとは左手で微調整するだけで簡単に縫うことができる）．

れなければいけないことは，血管の内膜同士がきちんと向き合った姿で縫合されることです．

うまくarteriotomyの長さがあって，内膜同士が最初の1，2針でピシッと合うと，すでに内膜同士が合わさった形に血管が仕付けられますので，あとはただ針を通せばよいだけのことになります．最初の1，2針をいかに縫うかが大切になります．内膜を合わせるためには，血管に直角に針が入るようにします．すくうような針の通し方では外膜側が内腔に顔を出すなどのことが起き，血栓が付着する要因になります．また血管をとる厚さが異なったりすると，血管の形に捻れが生じ，乱流や血栓形成の原因になる可能性があります．ですから，理想的な血管に針を通すポイントというのがただ一つだけあるわけで，そこに針を通す明確な意思が必要になるのです．先に述べたように内膜同士が最初にきちんと合わさると，次の針を通すポイントが次々に明らかになっていくために，縫合が非常に容易に行えるようになってきます．

もう一つ，最初のstay sutureのあとの鈍角側の1針，ここは角度が変わるところなのですが，これを意識して捻って縫う，つまり方向を変えて縫うことで，縫合部位を開かせることができます．すると血管は広がるので，反対側の面が外に出るように向いてきます．そうすると，結果として裏側を針で取ってしまう，いわゆる「裏縫い」，という忌避されるべき事態が起こらなくなります．さらに，内膜の面同士が合わさっている形になるので，あとはあまり針で探ったり，左手で内膜面をガイドしたりというような操作をしなくても，単純に針を通していけばきれいな縫合が短時間でできるということになります（図3）．

動作を割り，重層化させていく

ブレをなくし，遮断時間を短縮させるための手続きとして，各要素における動作を割ること，また複雑系として重層させることで一気に動作を立ち上げていくことが重要です．

唯一の理想的なポイントを正確に縫うためには，手を静止させることができるか，というのが大事なことです．一つの動作をするときには，動作を極限まで細分化するように心がけると良いかと思います．細分化すると一つひとつの動作は静止になります．静止できれば血管を縫うポイントも一つに定まります．明確な操作の目標を持って，動作を割って操作することが大事なのです．でも右手，左手，左足，いちいち別のことをやっていたのでは，時間がかかってしょうがありません．そのため，一つひとつのパートは動作を割って動いていても，各パートは異なった動作を重層させる，ということが必要なわけです．

丁寧でかつスムースな動きをするためには，体の力が抜けていなければなりません．どうやってその条件を作るか？そのためには，まずは器械に必要なように動いてもらって，動いた器械のあとを手がほんの少しだけ遅れて追うようにして動いていく，といった感覚（実際にはそんなことはありえないのですが）でやる，と良いと思います．これは，ワープした表現でかなり突飛だろうと思います．でもガチガチの力を抜いて，器械が理想的な軌跡をたどるためにはそんな感じの身体の動きをするといいだろうな，という実感を私は持っています．

いずれにしても，右手・左手・左足・体幹・眼・耳など要素分解されたことを一つひとつ丁寧に分節してやっていたら大変です．各器官は

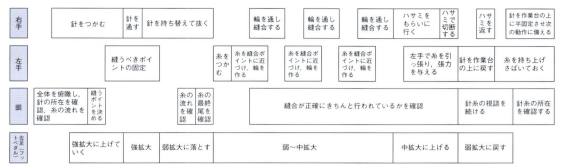

図4 | 当施設におけるバイパスの吻合の手順について，手足の動きや眼の役割について時間軸で分解し，統合させた表

> **Point** 各器官はそれぞれ動作を分節してサクサクこなしているが，ビギナーでは各器官が単独で作業を独立して行っていることが多く，時間がかかることにつながる．経験や練習により各器官の運動には上手なオーバーラップが生まれ，全体としての手術時間を短縮できる（実際の吻合操作と，顕微鏡のズームアップ・ダウンと術野で行われる他の操作との連動に注目してほしい．一つひとつの操作はゆっくりと丁寧に行うが，同時に他の部分がやる操作を重層させて行うことで，遮断時間の短縮を図ることができる）．

それぞれ動作を分節してサクサクこなすべきですが，各器官の運動には上手なオーバーラップがなければいけません．そのオーバーラップのスムースさが手術の時間を規定すると言ってもよいと思います．もちろん吻合の遮断時間も短くなるし，手術全体の時間も短縮されます（図4）．ただ，このオーバーラップのさせ方，全体としての動きのまとめ方には練習が必要になってきます．

おわりに

さて，本節でもわけのわからないことを書いて，皆様を煙に巻いたような気がしますが，複雑なことを複雑なまま表現するには，こういった禅問答のようなワープ手法が最適なのだろう，と密かに私は思っております．

最後に重ねて，手術の極意とは，動作を無限に微分して静止すること，脳（頭のなか）で工程を自在に操って積分し，そのなかから状況に応じて的確な工程を選び出し実現すること，であろうかと思ったりしています．

引用文献
1) 平川克美：復路の哲学－されど，語るに足る人生．夜間飛行，東京，2014
2) 川端康成：雪国．改版．新潮社，東京，2006
3) 宮台真司：私たちはどこから来て，どこへ行くのか．幻冬舎，東京，2014

3 ECA-RA-M2バイパスの手術

> **Key Point**
> ①確かな戦略と確実な技量が求められる.
> ②グラフトの扱い,捻れがないかの確認,長さの調整などに特に気を配ろう.

はじめに

　この手術ができれば,脳血管障害の術者としていちおうは一人前という手術がありますが,これから述べる,この外頸動脈–橈骨動脈グラフト–中大脳動脈M2部（external carotid artery-radial artery-M2：ECA-RA-M2）バイパスはまさにそういった手術であると言ってよいと思います.なぜならその事実は,①難しい動脈瘤が自分のところに回ってくるようになった,②バイパスにはそれ相応の自信がつき,みんなからも認められるようになった,という立場になったことを証明しているわけですから.

　この手術は,手順が守れていればそれほど超絶技巧を必要とされるわけでもありません.確かな戦略と確実な技量だけが求められる,そんな手術です.でもやり方をきちんと見て,きちんと教えてもらわないとなかなか手が出ない,そんな手術でもあるわけです.

　RAグラフトを使った手術では,他にも椎骨動脈V3–橈骨動脈グラフト–後大脳動脈（V3-radial artery-posterior cerebral artery：Ｖ3-RA-PCA）バイパスなどがありますが,使用する機会は少なく,頭蓋底外科技術も必要とされることから,技術的にも難しくなります.ただ,このECA-RA-M2バイパスは必要とされる頻度の高い,技術的にもそれほど難易度の高くない手術ですので,ぜひ習得されることをお勧めします.

　この手術の注意事項は以下のとおりで,ほとんどが基本的な事項です.確実さやしつこさが求められるという側面があります.
①RAグラフトの通り道の作成がきちんとできるか.
②グラフトの捻れがしっかり取れているか.
③常にグラフトを緊満した状態に保っているように心掛けているか.
④グラフトの長さをきちんと合わせたか.
⑤縫いは内膜–内膜できちんと合うように縫われているか.特に外頸動脈と橈骨動脈の吻合で注意が必要です.

　この手術の手順の詳細に関してはいろいろなところで書かれていますし,私も1回のみならず書いています.もう完成された手術法であり,何を書いても基本的に以前の教科書の焼き直しになってしまいます.この節では重複を避けるために,この手術ができるようになるためにはどのようにするかを書きたいと思います.

　手術の手順を簡単に述べます.

準備

術者・手術道具（顕微鏡）の配置を考えて手術のプログラムを組む

　慣れているチームであれば,はじめから2つ

の専属チームが頭チームと腕チームに分かれて，とやれば一番スムースですが，経験のある人が1人しかいないといった慣れないチームでやらざるを得ない場合もあります．バイポーラなどの器具も1つしか準備できないこともあるでしょう．チーム・術者の力量に応じて工程を頭のなかに組んでおくのは実に大事なことです．

ここでは唯一の血管系術者（術者A）が，1台の顕微鏡で，何とか開頭はできるようになったくらいの若手の医師（術者B）と組んで手術するときの工程を示します．なおバイポーラは2台あるとします．ちなみにバイポーラ1台で，というのはいささかきつくなります．

術者Aの仕事

1 ステップ1

浅側頭動脈の剥離は，通常のSTA-MCAバイパスのときとまったく同様です．2本剥いてください．剥離する長さとしては側頭筋の端に達する長さまで剥けば，peri-sylvian fissureでの中大脳動脈への吻合は容易となります．

2 ステップ2

頸部の剥離をします．胸鎖乳突筋の前縁を追ってcarotid sheathに入り，頸静脈を後方へ圧排し，総頸動脈，外頸動脈，内頸動脈の順に露出します．舌下神経，顎二腹筋の後鞘を確認して，舌下神経と顎二腹筋後鞘の間のスペースを剥離して，RAグラフトの経路の取り掛かりを見ておきます．内頸動脈には2重結紮ができるように太い絹糸を通します．吻合場所となる外頸動脈は長く，きれいに剥離しておき，後でバイパスの際に余計な時間がかからないようにします．

3 ステップ3 (WEB⑨)

マイクロを移動し，橈骨動脈を剥離します．

この間，術者Bは開頭を行います．末梢側で体表から橈骨動脈の触知が得られる部分で同定し，剥離を開始しますが，中枢側へと剥離を進めていくと腕橈骨筋が覆いかぶさってきます．これを外側に少し剥離・翻転してやると直下に橈骨動脈は走行しています．約17〜20cmのグラフトの採取が可能となります．図にはありませんが，工程はWEBを参考にしてください．なお，剥離が終わってもまだ採取はしないでください．つなぎはじめる直前に採取しましょう．

4 ステップ4

開頭を確認し，橈骨動脈の通る経路を作成します（図1, WEB⑩）．側頭部の開頭はいつもよりも深く側頭窩に向かってかじり，グラフトの障害物にならないようにします．頬骨弓の下，側頭筋の下の前方にはある程度広いスペースがあるので，この部分からまっすぐ下方に向けて，指を入れます．

次いで，頸部からは舌下神経と顎二腹筋後鞘の間のスペースから下顎骨の裏側で，まっすぐ上に向けて指を入れてやると，頭蓋底の茎乳突起を触れます．ここから前方に指の向きを変えていくと，先に頭側から入れた指の先端を厚い膜越しに触れることができることが多いです（この場合はラッキーです）．

でもこの部分のすき間が狭かったりすると，指が触れるのは難しいことも多く，不安になります．それでも頭側からの指を抜き，ケリーを頭側から挿入すると，ケリーの先端を指先に触れることができますので，この指の先と離れないようにしながら，膜を破って頸部側にケリーを貫通させます．適当な長さで切っておいたトラッカーチューブ（われわれは24Fr.のものを用いています）をケリーにてつかみ，頭側に引き上げます．トラッカーチューブの中にはあら

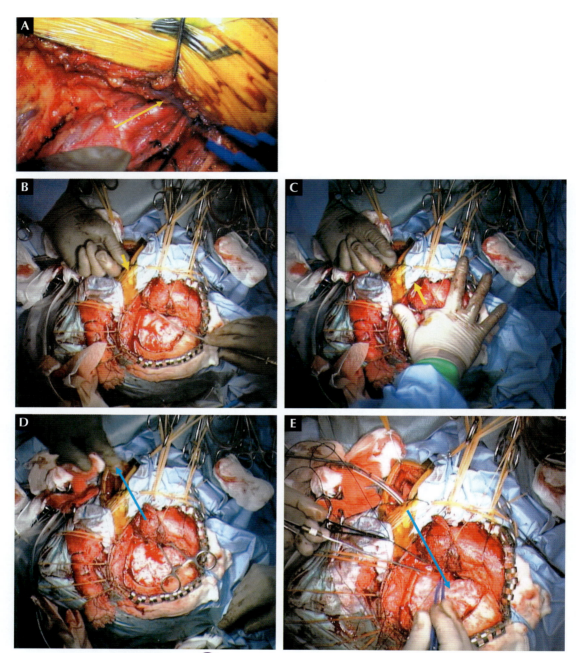

図1 | 橈骨動脈の通る経路の作成方法 WEB ⑩

頸部からは舌下神経と顎二腹筋後腹の間のスペース（**A**, ▬▶）から下顎骨の裏側で，まっすぐ上に向けて指を入れてやると（▬▶），頭蓋底の茎乳突起を触れる（**B**）．側頭部の開頭はいつもよりも深く側頭窩に向かってかじってある（**B**）．頬骨弓の下，側頭筋の下かつ前方にはある程度広いスペースがあるので，この部分からまっすぐ下方に向けて，指を入れる（**C**, ▬▶）．頸部から入れた指を，前方に向かって向きを変えていくと頭側から入れた指の先端を膜越しに触れることができる（**C**）．頭側からの指を抜き，ケリーを頭側から挿入すると（▬▶），ケリーの先端を指先に触れるので，この指の先と離れないようにしながら，膜を破って頸部側にケリーを貫通させる（**D**）．適当な長さで切っておいたトラッカーチューブ（24Fr.）をケリーにてつかみ，頭側に引き上げる（**E**, ▬▶）．

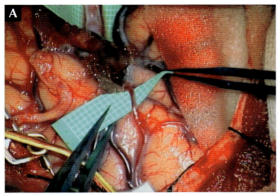
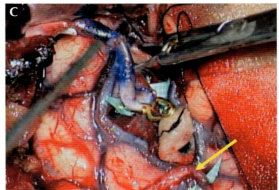
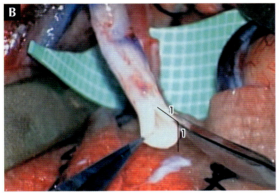

図2｜頭蓋内のバイパス WEB⑪

A：橈骨動脈を入れる予定のM2の末梢の血管にassist bypassを入れる．
B：橈骨動脈を持ち込んだところ．切り口は1：1にカットする．
C：橈骨動脈もM2も壁が厚く吻合は容易である．吻合が終わったら，吻合部近くで橈骨動脈にclipをかけてから遮断を解除する．→はすでに完成していたassist bypassである．

かじめ太い絹糸を通しておき，橈骨動脈を通すときに利用できるようにしますが，このへんのところは術者によっていろいろな工夫もあると思います．

5 ステップ5

シルビウス裂を開放して，受け手のM2を確保します．その受け手のdistalの血管（M4）にassist bypassとしてSTA-MCAバイパスを行います（肩慣らしのようなものです）．どの血管がdistalかわからなければ，ドプラでM4の音を聞きながら，M2をピンセットで軽く挟んでみましょう．ドプラでの音が変わればつまんだM2のdistalの血管ということになります．

6 ステップ6

ここではじめて橈骨動脈を採取します．橈骨動脈の方向を間違えないように，distal sideにピオクタニンで着色しておきます．橈骨動脈はpressure distention techniquesにて緊満した状態で扱います．なお内部を洗浄するときなども，血流の向きを考えてproximal側からエラスター針などを入れるようにしましょう．

橈骨動脈をルートに入れてあったトラッカーカテーテルの中を通します．チューブの中に橈骨動脈を通したあともグラフトを緊満させ，ねじれを取りましょう．このあとでトラッカーを抜くと書いてある教科書もあります（それはそれでいいのでしょう）が，万全を期す慎重な立場ではまだ抜かないでおきましょう．

7 ステップ7

RA-M2バイパスを行います（図2）．グラフトをM2の部分にまで持ち込み，吻合が容易になるように頭蓋側に少しだけ引っ張り出しておいて，橈骨動脈の断端の処理を行い，M2に吻合します．一般的には内頚動脈側に血流を戻す

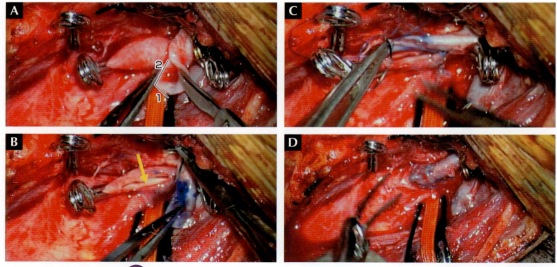

図3｜頭蓋外のバイパス WEB ⑫

A：外頚動脈と橈骨動脈は向きにねじれ等が生じないようによく気をつけて配置する．橈骨動脈はその切り口は1：2にカットする．
B：外頚動脈は弾性板のある硬い血管なので，縫合部は ⟶ のように血管パンチできちんと広く抜いておく．
C：内膜面をきちんと合わせるようにしながら6-0プロリン糸にて連続縫合する．
D：最終的に吻合が終わったら吻合部近くにclipをかけて，外頚動脈の遮断を解除する．

ようにretrograde fashionで縫合します．8-0の糸が使いやすいと思います．連続縫合では切り口が広がらないので，1針ずつ縫合します．術者Bは腕の閉創を行います．

8 ステップ8

RA-M2バイパスが終わったら，再度しつこくグラフトを緊満させる作業を行い（橈骨動脈のproximal側からエラスター針を入れて，ヘパリン生食で膨らませる），ねじれがないことを十分に確認してのち，ここではじめてトラッカーカテーテルを頚部側に引っ張って抜去します．

次いでECA-RAバイパスを行います（図3）．普通のside-to-end bypassと異なり，外頚動脈に沿って上がっていくバイパスになるので，橈骨動脈は1：2の形で切り口を作ります．外頚動脈は弾性板のある硬い血管なので，切り口は広がらないため，縫合部は血管パンチできちんと広く抜いておきます．こちらは6-0プロリン糸にて連続縫合します．この時点でRAグラフトは頚部側に少し引き出しておいて，吻合を容易にしながら行います．

9 ステップ9

最後にRAグラフトの位置を自然な状態に戻します．親動脈を閉鎖してから，遮断を開放します．内頚動脈の結紮は二重結紮にして確実なものにします．圧モニターやドプラ血流計などで血流を十分に確認して，その後に閉創します．グラフトのねじれや引き出し方，屈曲にて流れ方が変わってしまいます．側頭筋の一部を用いてグラフトにかぶせるような形で硬膜と縫合を行います．骨弁でグラフトやassist STA-MCAバイパスを圧迫しないように，十分な骨弁の骨削除を行いながら，骨弁を固定します．術者Bは頚部の閉創を行います．

術者B, 若手医師の仕事

ところどころ手術を任せられますが, 術者Bはおおむね暇です. 話し相手としてどうふるまえるかが今後の将来を占ううえでポイントになります. 少しは気のきいたことを言って, おっ, こいつ見所があるなと思わせるようにしましょう. すごいなー, いやー感動した, と繰り返し上級医師を褒めたたえましょう. 上級医師は常に尊敬を期待しているからです. でもあまりやりすぎると皮肉になるのでご注意ください.

ECA-RA-M2バイパスを行えるようになるために

1 橈骨動脈はどうやったら採取できるようになるか

動脈の解剖は身体のどこの部位でも似ています. 浅側頭動脈を剥離するのとさほど変わりはありません.

2 グラフトの通り道をどうやって作るか

ここが一番解説も説明もしにくいポイントです. 最近はこのへんの解剖に関しても書いている教科書が出てきましたので, 頭のなかでいろいろイメージしましょう. 頸部の解剖は頸動脈内膜剥離術（carotid endarterectomy：CEA）のときに指を恐る恐る入れてみたりするのも参考になると思います.

3 RA-M2バイパスはどうやったらできるようになるか

STA-M2バイパスを一般的にやっていれば, M2の扱いにも慣れてくると思います. 吻合操作自体は壁も厚く, 裏縫いもしにくいので, 簡単です. ただ, 内膜-内膜できちんと合わせるためには切り口がある程度広い必要がありますので, 広いarteriotomyを作るように心掛けましょう. 慣れるためにはSTA-MCAバイパスをするときにM4バイパスではなく, シルビウス裂内での吻合を試みたらよいと思います. そんなに深くはなりませんし, 難しくはありません.

4 ECA-RAバイパスはどうやって上達するか

縫合の仕方はCEAのときと同じです. 切り口の作り方などは原則にきちんと従っている必要はありますが, 最終的な配置のあとでグラフトがねじれないこと, に細心の注意を払います. ポイントはしつこさと確実さです. ねじれがないか, ねじれがないか, 確認に確認を重ね, ねじれができないような環境を作りましょう.

あとは前にも書きましたが, 重要なのはこの手術を任せられるような立場になるということです. 周囲の先生から信用され, 信頼される術者になってください. ここでは術者Aと, 経験のない術者Bの2人での手術工程を記載しましたが, 術者Bがもっといろいろなことができると早く手術が終わります. こういった2～3人の術者が必要な手術もありますので, 周りの術者をきちんと育てておくのも大事ですよ.

参考文献

1) 石川達哉：ハイフローバイパス, 52-66, （塩川芳昭編：脳虚血の外科：このピットフォールに陥らない, NS Now No.6, メジカルビュー社, 東京, 2009）
2) 石川達哉, 宝金清博：RAグラフト, （宝金清博, 上山博康編：脳動脈瘤手術, 南江堂, 東京, 2010）

4 くじけない頸動脈内膜剝離術（CEA）

A 前編：セットアップ，そして剝離から内シャント挿入まで

Key Point
①自分の行っているCEAの型に含まれる手順の意味と原理をよく考えよう．
②セットアップは気のすむまで十分にやろう．
③剝離は手順を守って確実に行おう．
④内シャントの挿入はしっかりと見て慌てずにやろう．

「型にはまる」手術

「型にはまる」というのは教育の基本であり，またそこから新たな展開を生じるためのダイナミズムを持った運動でもあります．教育を受けた者のなかで「秀才」は前に進もうと型の原型は保ったままで技術改革します．しかしなかには「天才」もいるわけで，そういったタイプの人間は新しい枠組みを作って今までの型を無効にしてしまいます．こういった「型にはまった」から「型をより洗練させる」か，「まったく新しい枠組みを作ろう」としてしまうのは避けようのない人間の性質なのでしょうか？

ともあれ，さまざまな技術は細かい改良を経るものの，イノベーションにより大きなパラダイムシフト（技術の跳躍的革新）へと進むわけで，頸動脈内膜剝離術（carotid endarterectomy：CEA）にとって頸動脈ステント留置術（carotid artery stenting：CAS）はまったくのパラダイムシフトとなりました．しかし，現状では，CASがCEAを大きく凌駕することはできませんでした．そのために現在は，CASもCEAも同時に持たなければいけないという意味でCEA/CAS hybridという過渡期の異形の存在を必要とし，それがゆえに治療に当たる医師たちも悶々としているようにも見受けられます．

さて前置きが長くなってしまいました．バリエーションの多い脳動脈瘤や脳腫瘍の手術とは異なり，CEAはまさに「手順の手術」であり，血管外科医がすでに集積した知見も踏まえた型にはまった術式です．

というわけで，これからCEAの習得を目指す標準的な術者では，我を消して上級術者のデッドコピーをすることをお勧めします．昔は高位病変に対する工夫として下顎骨をスプリットする手技などが行われていましたが，CASがCEAの欠点を補完する技術として発達したために，そういったアクロバティックな技術は必要なくなってしまいました．シャント挿入の是非も，慣れたほうでやればよいのではないかという議論に落ち着いています．いまや頸動脈の狭窄症はあまり技術の細かいところで勝負する疾患ではなく，多数例を低い合併症率でひたすら治療するためにはどうしたらいいか，適応や治療modalityを選択する時代になってしまいました．

そこでは必要な手技を確実に間違いなく，ブレがなく行える．起こりうるいろいろなトラブルに関しては，論理的にそれを解決する手段を

さっと思いつき，実施することができる．これが現在のCEAの手術にとって必要な才能です．

この手術を上山博康先生に，あらためてきちんと教わってから15年以上になります．上山博康先生はその後，手術方法をより洗練させておられるのかもしれませんが，私は基本的には教わった手技を変えていませんし，後輩にもそのとおりに教えています．

CEAにはその手術で有名な先生がたくさんいらっしゃいます．CEAにはいろいろな流儀があり，ある特定の型をすでに身につけている先生はあまり私のやり方を参考にしないでいただいたほうがよいかもしれません．型は良いところ悪いところ（正確には良いと見えるところ，悪いと見えるところ）すべて含んで型として成立しているわけで，そこに他の術式から良いと思われるところをくっつけても，アンバランスになって型を壊してしまうことにつながりかねません．しかし異なった型であっても，通奏低音とでも言うべき基本的な思想・理論というものは共通するものが多いわけで，自分の型のどこに基本的な思想が含まれているか，どこに問題点があるかを考える参考にはなると思います．

型によっては遺伝的な弱点があることも確かですが，反面良い点も同時に含みます．私の型の特徴は内シャントをルーチンに使用することからも，初心者でもゆっくり時間をかけて手術を覚えられる型であるというところだろうと思っています．

CEAという外科的手段のみでは，どんな型であれ，合併症率3％というのはなかなか越えられない壁です．これからは中途半端な存在と申しましたが，CEA/CAS hybridという概念で頸動脈病変の合併症率を下げていく試みをすべきでしょう．CEAであれCASであれ，謙虚にmodality特有の限界を意識する必要があると思います．

くじけないCEA

さて，CEAは基本的な技術を習得するために要する経験症例数もそれほど多くはありません．しかし，いろいろな悪い思い出からこの手術が嫌いで，できるだけやりたくない，できることならCASですませてしまいたいと思っている脳神経外科医も実際には多いようで，私の同僚でも何人かそういう先生がいらっしゃるのも事実です．他の手術はすごく上手なのにもかかわらず，です．脳動脈瘤手術は，採点するとすれば加点方式でいけるのですが，CEAやバイパスはそれとは違って，減点方式で採点するのがぴったりな手術です（手術をやりこんだ方であれば，私の言うことの意味がおわかりかと思います）．そういった意味で，CEAは脳神経外科の他の手術とは幾分毛色が違うと思います．

さて何がCEA嫌いにしたか，その要因を考えてみると，自分の経験からも類推するに以下のことが挙げられます．

①高位病変に対して対応しきれなかった．内頸動脈の病変部位のdistalまでしっかり確保できなかった．

②シャント挿入に手間取った．出血が起こりひどい目にあった．

③合併症が起きた．

こういった事態に対処でき，何があっても慌てないようにするには基本の習得と知識の蓄積が必要です．本節では「くじけないCEA」をキャッチフレーズとして，そのコツとピットフォールを説明していきます．なお，症例は一人の症例の流れを見せながら，他の症例を適宜挿入しています．

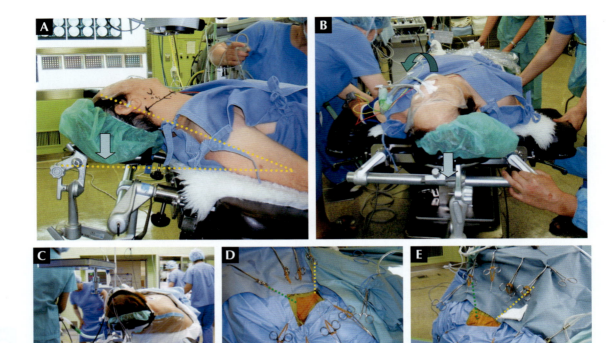

図1│症例1：手術のセットアップ

背板で頭部を挙上する（**A**, ●●●●●●）．頭頂部を馬蹄の穴に下に落とす感じ（⇨）で頭位を決める（**A**, **B**）．頭部の回旋は15°程度にする（⇨）（**B**）．反対側の顔の横にメイヨー台を設置する（**C**）が，ドレーピングの有効な牽引力を生み出すためにはフックが良い方向から，確実に固定されて配置されていることがきわめて重要である．メイヨー台の大きさにもよるが，メイヨーが最も強固にコッヘルを固定するので，フックの配置を考えてメイヨー台の位置を決定すること．●●●●●●は顎二腹筋を引っ張り上げる方向，●●●●●●は近位側を引くためのフックであり，これらのフックがきちんと固定されるようにメイヨー台の位置を決定する（**D**, **E**）．下方に巻いたドレープの固定が甘くなりがちなので，頭側は馬蹄の下で，尾側は手術台のレールを使って強くドレープを固定する（**D**, **E**, ⇨）．

十分にセットアップをしよう

1 手術適応・麻酔について

①CEAを決断する前に，CEA high risk, CAS low riskの症例でないかどうか，もう一度考慮します．なお，最近の流れでは高齢というだけではCEA high riskにはならなくなっています．

②挿管は通常の経口挿管で行います．ヘパリンを使うので，経鼻挿管ではリスクを伴います．経鼻挿管を考えなければいけない場合は，もう一度CASで対処できないか考慮します．

心臓の問題も綿密に討論しますが，CAS high riskの心臓疾患もあります．

③CEAの避けられない問題点である末梢神経障害が，術後に大きな問題を生じないかどうかを考えます．特に声帯の機能に問題があることが予想される場合には，耳鼻咽喉科での評価を行ったほうがよいでしょう．

2 頭位，頚部の展開（図1A, B）

①背板で頭部を挙上し，頭頂部を馬蹄の穴に下に落とす感じで頭位を決めます．これは頚部の頚静脈の怒張を軽減させ，頚部の伸展に優れるためです．

②頭部の回旋は15°程度にし，頚静脈が高位で内頚動脈にかぶさって，展開を妨げるのを防止します．

③モニタリングやその他もろもろの準備には時間をかけて行い，慌てて手術を前に進めないことです．われわれは内シャントを用いるので，モニタリングは近赤外線でのみ行っています．あらかじめすべての不確定要素をつぶすのが大事です．

3 メイヨー台の設置，ドレーピング（図1C~E）

頚部の展開と頚動脈をいかに手前に引き出せるかが手術の要点になります．そのためには，われわれはドレープをかけたうえで，ゴムつきのフックを皮膚や軟部組織・筋肉などにかけて組織を展開・挙上していますが，この有効な牽引力を生み出すためにはフックが良い方向から，確実に固定されて配置されていることがきわめて重要です．ちなみに，ゴムの最大に近い力で引っ張れるようなかたちで配置します．

メイヨー台の大きさにもよりますが，メイヨーが最も強固にコッヘルを固定するので，フックの配置を考えてメイヨー台の位置を決定します．また下方の固定が甘くなりがちなので，頭側は馬蹄の下で，尾側は手術台のレールを使って強固にドレープを固定することをお勧めします．

確実な手順と手技で手術をしよう

1 皮膚切開・剥離操作・頚動脈の露出（図2）

私はCEAの場合，はじめから顕微鏡を使って手術をしますし，他の先生にもそのように指導しています．最近老眼がきつくて顕微鏡のほうがよく見えること，止血が確実なこと，またみんなに見せやすいという配慮からです．

A．皮膚切開

頚部は他人から見える場所で，uglyな傷はどうしても患者さんの心を萎縮させてしまいます．幸いにも頚部にはしわがありますので，このしわを利用してカラー状にしてやると，少なくとも正面から見ただけでは他人に気づかれないような傷にとどめることができます．上手な展開をしてやれば，胸鎖乳突筋に沿った切開をしなくても総頚動脈側の確保も十分可能です（long lesionの場合はまた別ですが）．

だいたいの分岐部の位置の目安として，下顎角から胸鎖乳突筋に垂線を下ろした点がおおむね頚動脈分岐部（日本人C3レベルの分岐の場合）に相当します．このため，mastoid processから輪状軟骨付近に及ぶ皮膚のしわに一致したカラー型，これが最も仕上がりがきれいな皮膚切開になります．

B．広頚筋の切開

バイポーラカッティングにて十分可能です．

C．剥離操作

ちょっと手前に入り胸鎖乳突筋を見つけ，剥離の基準にし，ひたすら胸鎖乳突筋の筋膜を基準にして剥離していきます．特に，胸鎖乳突筋から剥がすように顎下腺の処理を行い（決して顎下腺の中には入らないこと），上方のスペースを確保しましょう．このとき，大耳介神経が横切ってくるので可及的に神経を浮かせるように剥離します（他に方法がない場合はこの神経を切断しますが，耳介の下半分の周辺のしびれが長く続いてしまうこともあるようです）．十分に高い位置まで腺組織と胸鎖乳突筋の間を剥離していくことが大切です．これによって，図2Fに示したように上方からの血管へのアプローチが可能となります（ターニケットや器具の挿入が容易でかつ安全にできますし，またターニケットがだんだん近位側に抜けてくるのを防ぎます）．

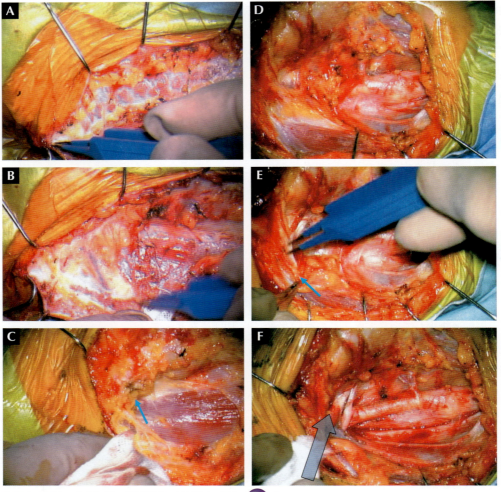

図2｜症例1：皮膚切開・剥離操作・頚動脈の露出 WEB⑬

A：広頚筋を露出する．
B：広頚筋を切開したあと，胸鎖乳突筋を探し，その筋膜を出すように脂肪組織を上に跳ね上げていく．
C：大耳介神経が確認できるが，これを傷つけないように腺組織と胸鎖乳突筋の間を剥離していく（→）．
D：手前に頚静脈が見え，carotid sheath を切り込み，一気に総頚動脈に肉薄する．共通顔面静脈・後オトガイ静脈が出てきたらきっちりと結紮・切断する．すると展開が一気に進む．
E：頚静脈と胸鎖乳突筋の裏側にはまりこんでいる脂肪組織を上に跳ね上げる（→）．
F：顎二腹筋の後腹，舌下神経が見え，横上方から内頚動脈への進入経路が確保された（➡）．

> **Point** ちなみに，大事な（障害してはいけない）構造物がどこにどういった流れで出てくるのか，きちんと解剖を勉強して押さえておくことが大切である．さもないと，剥離にぐずぐずして時間がかかり，しかも出血が多いなど，先輩に手術を取り上げられる要因になってしまう．

D. 結合織の剥離

引き続き，胸鎖乳突筋前縁で，この筋腹を出すようにして，脂肪組織より成る結合織をバイポーラカットにて内側に寄せて剥離を続けていきます．場合によっては頸部リンパ節が2～3個出現してきますので，必要に応じて摘出しますが，出血しやすいので注意します．

E. Carotid sheathの剥離

胸鎖乳突筋の筋腹が終わったら，少し手前下に頸動脈が触診によって確認できます．そのあたりには頸静脈が確認できますので，それを外側によけ，carotid sheathへ達します．Carotid sheathは一気に頸動脈に肉薄した層まで切開して，フックにて引っ張り上げます．頸静脈が外側に寄ってこない場合は，carotid sheathの上を横断する静脈があることがしばしばです．術野に共通顔面静脈・後オトガイ静脈が出てきたら，これをきっちりと結紮・切断すると，展開が一気に進みます．

頸静脈と胸鎖乳突筋の裏側にはまりこんでいる脂肪組織は適当なところで上に跳ね上げます．すると顎二腹筋の後腹，舌下神経が見えてきます．顎二腹筋にはフックをかけて牽引してもよいですが，顔面神経の枝に注意する必要があります．舌下神経は内頸動脈に沿って頭蓋底側に上がっていきますが，頸神経ワナとの関係で，内頸動脈の遠位側への剥離の支障になることがあります．頸神経ワナは切ってもよいとされていますが，移動させるだけですむ場合がほとんどです．

F. 内頸動脈の確保

周辺の剥離で，構造物を確認します．内頸動脈の操作に移る前にヘパリン3,000単位を静注します．（i）総頸動脈（親指と人差し指が入って圧迫できる程度：2横指）から始め，球部が明らかになったら1％キシロカイン®ブロックを行います．

次いで，（ii）外頸動脈の順で十分に剥離し，頸動脈球部付近に分布していると思われるnerve bundleを残すように，（iii）内頸動脈を病変が終わるやわらかい部分より高位で血管テープを通せるスペースを全周性に確保します．内頸動脈は壁の正常なやわらかい部分が十分に確保できる（だいたいテープをかけて，シャントを入れてなお5mm程度余裕があるくらい）まで確保します．

上甲状腺動脈はclipをかけることができる程度に確保しますが，下には喉頭神経が走行するので注意が必要です．また，上甲状腺動脈の位置を術前の血管撮影で確認しておくと，分岐部・病変との位置関係を知るのに参考になります．

ときには舌下神経の上で内頸動脈を確保することもあります．高位になる場合は，頸神経ワナ，後頭動脈の切断などを行って高位内頸動脈の確保を積極的に行います．

総頸動脈は病変部の下で両方の指で血管が十分につまめるくらいの剥離が必要です．この部分の確保が十分でないと，最も危険（激しい動脈性出血のコントロールができない）であるということを理解しておきましょう．

2 遮断の準備，内シャント挿入（図3）

①内頸動脈は外頸動脈の裏側に回り込むので，頸静脈ごとcarotid sheathを外側に展開してやることで，内頸動脈を外前側に回転させて引き出すことが重要です．もちろんテープをかけることも外前側に引き出す助けになります．

②血管テープ（われわれは両者とも青色3mmあるいは総頸動脈側は太い緑色4mmを使っています）にて総頸動脈・内頸動脈を確保しますが，血管分岐部の裏側は剥離していませ

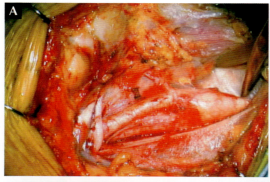
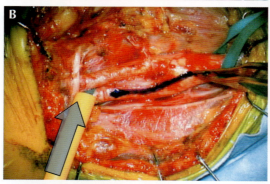
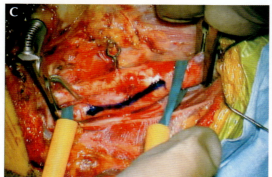
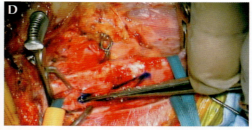
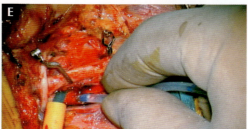
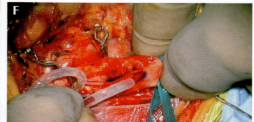
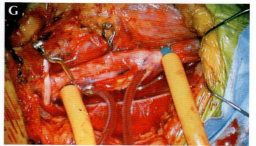

図3｜症例1：遮断の準備・内シャント挿入 WEB⑭

- A：遮断の部位がやわらかいかどうか確認する．
- B：切開の範囲をピオクタニンでマーキングする．これは切開のとき曲がらないようにするためである．
- C：動脈瘤clip，ブルドック鉗子を用いて遮断する．
- D：動脈切開を加える．
- E：内頸動脈側から内シャントを挿入する．
- F：総頸動脈に内シャントを挿入する．指をうまく使って出血させないのがコツである．
- G：内シャントを開放する．

> **Point** シャント挿入の利点
> ①遮断時間を気にする必要がなく，またモニタリングの必要もない．
> ②シャントを用いて断端の形成などをうまく行うことができる．
>
> シャント挿入の欠点
> ①シャント挿入にかかわるトラブルが起きうる．
> ②シャント留置にかかわるトラブルが起きうる（これは古井式のシャントを用いることで軽減できる）．

ん．場合によりラジカット®を術後の過灌流予防のために投与します．内シャントのサイズを決め，バルーンの膨らみをテストします．

③動脈切開線を想定し，その範囲の内頸動脈〜総頸動脈について石灰化や硬い病変部分を軽い触診にて再確認しながら，ピオクタニン色素で塗布します．これは動脈切開に起こりがちな切開線のねじれの防止にも有効です．

④頭のなかで遮断の手順を確認し，心を決めて遮断へ移ります．上甲状腺動脈，外頸動脈，内頸動脈，総頸動脈の順で遮断します．

⑤メスで鋭的に動脈切開を開始し，まっすぐなはさみで，マーキングに沿って切開線がよじれないように注意しながら必要な切開を加えていきます．

⑥内シャントを挿入し，遮断を解除します．当施設では近赤外線によるモニタリングのみを施行しています．

3 内シャント挿入の実際

内シャントの種類によって，シャントを入れる手順は変わってきます．よく考えて使いましょう．なお，私は古井式の3wayのバイバルーンシャント（3.0あるいは3.5mm）を使っています．理屈にかなっていればシャントの入れ方はいろいろなやり方がありうると思いますが，バイバルーンの3wayの利点を生かし，内頸動脈→総頸動脈の順でシャントを入れています．

A．内頸動脈側

しっかりと正常な内膜が見えるところまで切開を入れ，血管壁をつまむか広げるかしておいて，ブルドック鉗子を外して静かにシャントを挿入します．血管壁がきちんと見えていれば，出血はあまり強くないので挿入時に問題が起こることはあまりありません．バルーンを膨らませ（内頸動脈0.3mL前後），ターニケットを締めます．逆流がないときは，バルーンの膨らませ過ぎのことが多いので，逆流が来るまで膨らみを減じます．どうしても逆流がない場合は，はじめに総頸動脈に入れて中の空気をフラッシュしながら，内頸に入れます（これは2wayの場合の標準的入れ方です）．

B．総頸動脈側

クランプが外れると半端でなく出血します．かならず指でつまんで止血できるように，総頸動脈側は余裕をもって剥離しておきましょう．

ちなみに右の総頸動脈の場合は以下の順です．

① 左手で頸動脈をつまむ．

② 右手でブルドック鉗子を外す．

③ 右手で総頸動脈をつまむ（人差し指が総頸動脈の裏側に入って，血管をつまみ出すように持つ）．

④ 左手を離し，シャントをつかみ，シャントを滑りこませるように入れる．このとき右手の指とうまく協調させる．

⑤ 助手にバルーンを膨らませてもらい（総頸動脈0.7mL前後，あらかじめバルーンの拡張良好な側を総頸動脈側に選定する）ながら，左手でターニケットを良い位置で締め上げる．

左側の手術の場合も反対になるだけです．

WEB⑮も参考にしてください．

遮断時の脳の酸素飽和度低下をチェックします．エビデンスはありませんが，シャント内は8分に1回の割合でヘパリン10,000単位＋生食200mLにて混合した液を10mL程度で内部フラッシュを行います（だいたい生食を100〜150mLくらい使うとちょうどヘパリンが計5,000〜8,000単位くらい術中に追加されることになる）と，だいたい活性化凝固時間（ACT）が2倍くらいに延長する状態を遮断解除まで保てるようです．もちろんモニタリングしながら行う

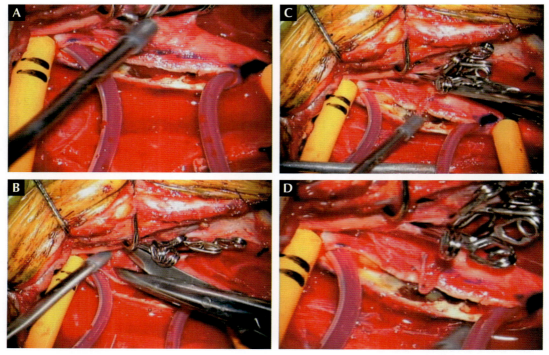

図4 | 症例2：シャント挿入後も出血が続く

内シャント挿入後も出血があり，手術の妨げになる（**A**）．外頸動脈の剥離をもう少し広げて（**B**），clipを深くかつ近位部に移動した（**C**）ところ，出血はコントロールされた（**D**）．

のがベストです．

4 遮断して内シャントを入れた後の出血の対処は？（図4）

遮断してシャントを入れても軽度の動脈性の出血が残る場合は，外頸動脈側の遮断が不完全か，背後に分枝が残っている場合が多いようです．出血が外頸動脈側であることを確認したら，剥離を追加し，clipを近位にかけ替えたりなどすると止血されることが多いです．裏側まできちんと剥離して細い枝を見る必要があることはそう多くはありません．

この後の操作やいろいろなバリエーションに関しては後編に書きます．みなさまも「くじけずに」読み続けてください．

B 後編：内膜の摘出から閉創，そしていろいろな内膜への対応

Key Point

①Distal側の血栓は取り残しがないように確実に処理しよう．
②縫合は内膜側同士が合うように，リズムよく行おう．
③遮断の解除は手順を守って行おう．
④いろいろなトラブルと対応方法の知識を持っておこう．

後編を始めるにあたって

CEAに関して私は，内シャントを入れたら8割は終わったようなものだと思っています．あとは誤りなく，時間をかけて内膜を処理して縫合するだけです．確実性を最優先させて操作をしましょう．ちなみに，シャントを入れない場合にはだいぶ感覚は異なると思いますが．

確実な手順と手技で手術をしよう

1 内膜の摘出と縫合，最後に遮断解除して閉創

A. 血栓内膜の剥離（図5A〜C）

多くの場合，内頚動脈側の内膜は，異常な部分はするすると剥けますが，正常な部分は組織がくっついているために剥離しにくくなっています．血栓内膜は内膜の一番肥厚した部分で，初めはあまり薄くなりすぎないように気をつけながら，最も剥離しやすい面を見つけて，へら型剥離子を使って剥離していきます．剥離できない限界まできたら，ちょっと内膜にはさみで切開を入れてやり，回転させるような力を加えていくと，その面から自然に裂けるように内膜が剥がれてきます．実は，このやり方が一番distal側の解離の心配がないのです．

Distal側の最終処置は，内膜をだいたい取った後に後回しにする場合もあります．また，先端の鋭な鉗子で挟み取っていく方法もあり，とにかくプラークを残さないように，内膜部分が遊離しないように，最大限の努力を払います（図6）．プラークの硬い部分が残ると，内頚動脈側の端の部分では血管をどうしても締め上げる必要があるので，狭窄の原因になってしまいます．それでもどうしても予想しなかったプラークの高位進展があって取り切れない場合は，少量の偏心性のプラークは残さざるを得ない場合もありますが，末端はきれいに処理し，その部位の縫合には十分気を使って行うことが肝要です．

次いで総頚動脈側に移りますが，内膜の剥がれ方は内頚動脈側とはだいぶ異なります（動脈が弾性動脈だからでしょうか？）．プラークのやわらかい部分は残さないように，きれのよいところで内膜をきれいにはさみで離断します．

外頚動脈側はプラークの進展がない場合は，ある程度の距離で剥離面からへら型剥離子を入れて剥離したあと，引っ張り出すようにして切断することで十分な場合も多いと思います（図7）．しかし，外頚動脈起始部にもプラークがある場合には，外頚動脈に切開を加え（もともとの動脈切開とは連続させないほうが後で処理しやすい），内頚動脈側と同じ要領で内膜を切断・処理し，引っ張り出します（図5B）．

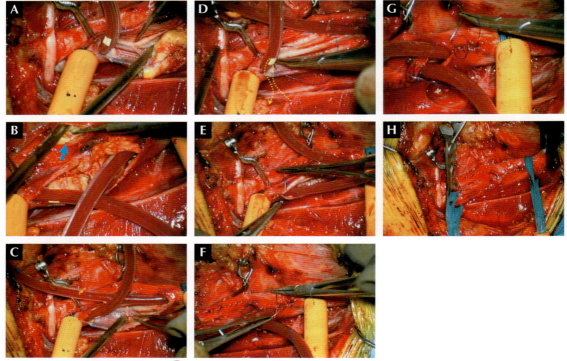

図5｜症例3：内膜の摘出と縫合 WEB ⑯，⑰

A：内頚動脈側のプラークを十分に剥離する．最も剥離しやすい面を見つけてへら型剥離子を使って剥離していく．剥離できない限界まできたら，ちょっと内膜にはさみで切開を入れてやり，回転させるような力を加えていくと，その面から自然に裂けるようにきれいに内膜が剥がれてくる．次いで，総頚動脈側の血栓内膜を切断・遊離する．

B：外頚動脈起始部にもプラークがある場合には外頚動脈に切開を加え（もともとの動脈切開とは連続させないほうが後で処理しやすい），内頚動脈側と同じ要領で内膜を切断・処理し，引っ張り出す．

C：細かい内膜の残りを剥がし取り，また剥がれない部分は無理せず切って，内腔を整える．

D：原則的には切開部を0時の方向として，4時・8時の方向にtacking sutureを行う．原則的には両端針を用いて血管の内部から縫合するが，われわれは縦方向にtacking sutureを置いており，一方はすでに内膜がない部分なので，proximalは外側から針を入れ，distalの内膜のあるほうは内側から針を入れている（·····▶）．

E，F，G：両側の端はZ字縫合にして締め上げている．そこから内シャントをうまく利用しながら，連続縫合で，3～5回に1回はロックを入れながら縫合を進め，最後は靴ひも編みをする．

H：ブルドック鉗子にて一時遮断し，血管テープを緩めてバルーンを縮小し，シャントを抜去する．次に，靴ひも編みの部分は糸を少しずつ順番に締め上げながら，中をヘパリン生食で洗う．その後，糸を完全に締め上げる．

> **Point** 《石灰化には気をつけよう》
> 頚動脈の血栓内膜の石灰化はごく一般的だが，石灰化の仕方には個人差があり，石灰化した部分はしばしば硬く，かつ中膜側にやや突出したかたちになっている．このため，石灰化した部分を剥離・移動させる場合には，中膜側に入り込まなければいけない場合がある．ただこれが過度にならないように注意する．また石灰化して殻のようになった部分で，血管自体を裂いたりすることのないように気をつける．筆者も内頚動脈側で石灰化の部分が血管を裂いたのを見たことがある．

B. Tacking suture（図5D）

解離が進展する心配のない場合はtacking sutureを行う必要はありませんが，原則的には切開部を0時の方向として，4時・8時の方向に

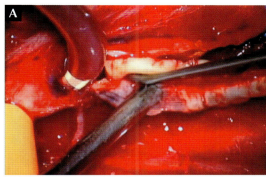
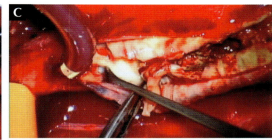
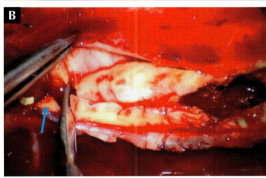
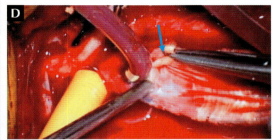

図6│症例5：遠位端の処理：標準例

A：へら型剥離子を用いて剥離していく．
B：反対側からもはさみで切開を加えながら，断端の剥離が起こらないようにしているが，どうしても内膜の解離が起きてしまう（⟶）．
C：へら型剥離子をうまく使いながら病変部の内膜を剥がし取る．
D：**B**で剥がれていた部分をゆっくりと裂くようにしながら剥がしていく（⟶）と，distalの内膜が解離しない状態できちんと剥がすことができる．
E：遠位端の内膜の状態を見る場合に，シャントの向きを変えることが有効である．

6-0プロリン糸を用いてtacking sutureを行います．原則的には両端針を用いて血管の内部から縫合しますが，われわれは縦方向にtacking sutureを置いており，一方はすでに内膜がない部分なので，proximalは外側から針を入れ，distalの内膜のあるほうは内側から針を入れています．

C. 縫　合（図5E〜G）

6-0プロリン糸を15 cmくらいの長さに切って使用し，両側の端はZ字縫合にして締め上げています．そこから内シャントをうまく利用しながら，連続縫合で，3〜5回に1回はロックを入れながら縫合を進め，最後はしっかり糸の流れを見極めながら靴ひも編みをします．内膜の面がきっちりと合うように縫合していくことが大事で，適度に糸にテンションを加えながらリズムよく縫合を進めていきます．

慣れてきたら最低限度の針の持ち替えですむように，針を血管に通したところで，次の運針に備えて針を適切に持ち替えるなど，いろいろ工夫しましょう．また，糸が絡まないようにきちんとさばきながら縫合を進めていくことが，確実な縫合のためには必要です．

プロリン糸は引っ張りの力には強いですが，熱や剪断力にはそれほど丈夫ではありません．

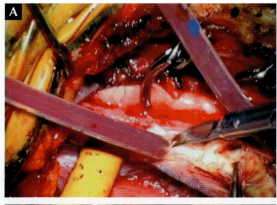
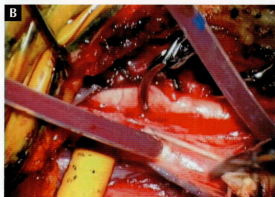
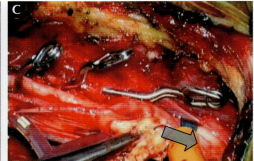
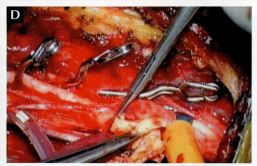
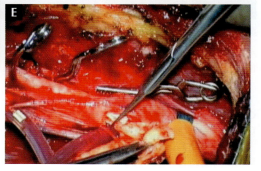

図7｜症例6（標準例）：内頚動脈・外頚動脈の処理

A, B：はさみをうまく当てながら，異常なプラーク部分まできれいに切離すると，あとはきれいな剥離面が残る．
C：総頚動脈側を遊離してから外頚動脈側は剥離しながら，下に引っ張り出すようにする（⇨）．
D, E：プラークがない場合は引っ張り出しながら，はさみで切ってやることにより，外頚動脈側の処置とすることができる．

糸の上を凝固したり，先端が鋭利なピンセットでつまんだりはしないほうがよいでしょう．糸が切れたら大惨事になってしまいます．

D．一時遮断（図5H）

ブルドック鉗子にて一時遮断し，血管テープを緩めてバルーンを縮小し，シャントを抜去します．遮断時間に注意して行うことが必要です．

E．糸の締め上げ（図5H）

靴ひも編みの部分は糸を少しずつ順番に締め上げながら（一度に引っ張ろうとすると引っかかった場合に困ります），小さな鈍針が通るくらいまでにして，中をヘパリン生食で洗います．その後，糸を完全に締め上げます．

靴ひも編みに不備があれば，切って縫い直すのが最も早い回復手段です．その場合もしっかり縫合して，後から緩んだりすることのないように気をつけましょう．

F．遮断の解除（図8）

上甲状腺動脈開放，外頚動脈開放，次いで外頚動脈再遮断，内頚動脈開放，次いで内頚動脈再遮断，総頚動脈開放，外頚動脈開放，内頚動脈開放の手順でdebrisを内頚動脈側に飛ばさない

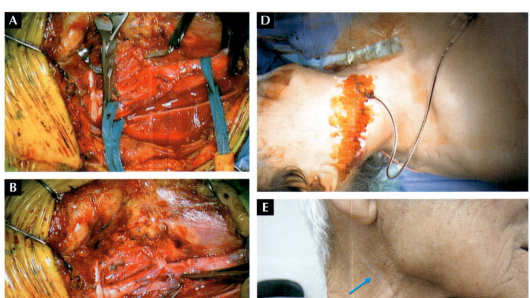

図8｜症例3（Eのみ別症例）：遮断の解除と閉創

A：糸を完全に締め上げ，上甲状腺動脈開放，外頚動脈開放，外頚動脈再遮断，内頚動脈開放，内頚動脈再遮断，総頚動脈開放，外頚動脈開放，内頚動脈開放の手順で遮断を解除する．
B：漏れのある場合は漏れの状況によって縫合の追加などを判断する．原則的に縫合が不十分で漏れているところは縫合を追加する．
C：顕微鏡下にフックの牽引を弱めながら止血を確認していき，陰圧ドレーンを入れ広頚筋・皮下を縫合する．
D：皮膚はテープで固定する．
E：CEA後1年経過した創部（→）．正面からは傷は認識できない．

ように遮断を解除します．漏れのある場合は漏れの状況によって縫合の追加などを判断します．原則的に針穴からの漏れは押さえて止め，縫合が不十分で漏れているところは縫合を追加します．

何らかの理由で上甲状腺動脈が使えない場合は，縫合部を完全には締め上げないで小さな穴を残しておき，上甲状腺動脈開放，外頚動脈開放，外頚動脈再遮断，内頚動脈開放，内頚動脈再遮断，総頚動脈開放までの手順を行い，小さな穴から血管外にdebrisを飛ばすようにします．そのあとで，縫合部を完全に締め上げます．

G．閉　創（図8）

活性化凝固時間（ACT）を測定し，ヘパリンを中和するかどうかを決定します．顕微鏡下にフックの牽引を緩めながら止血を確認していきます．もし頚静脈やその大きな側枝に穴が開いていれば，プロリン糸の残りで血管を縫合しましょう．陰圧ドレーンを入れ広頚筋・皮下を縫

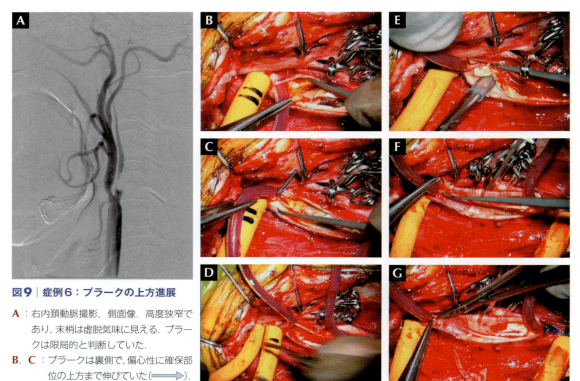

図9 | 症例6：プラークの上方進展

A：右内頸動脈撮影，側面像．高度狭窄であり，末梢は虚脱気味に見える．プラークは限局的と判断していた．
B，C：プラークは裏側で，偏心性に確保部位の上方まで伸びていた（⇨）．
D：山田和雄先生の言う**尺取り虫メソッド**にて遠位の確保を広げる．
E：進展したプラークは除去できた．
F：こういった偏心性のプラークを取ると，正常部分の手前側の内膜との関係で内膜の残存部分の扱いがややこしくなる．剥離できるところは剥くように剥離する．
G：剥がれないところはなるべくきれいにはさみで断端処理をする．

> **Point** 尺取り虫メソッドとは，CEAにおいて，いったんターニケットを設置した後で血管の確保範囲が足りないと判明した場合，はじめのターニケットの外側にもう一つターニケットを入れてからはじめのターニケットを外し，血管の確保範囲の距離をかせぐ方法である．少しずつ確保範囲を遠位に広げていく様子が，尺取り虫の前進に似ているため，この名前がつけられたと伺った．血管とテープの摩擦力を利用したり，ターニケットを引く方向を工夫して，操作の最中でもターニケットが抜けてこないようにするのがコツだと思う．

合します．皮膚はテープで固定するだけで十分なようです．

H．術後管理

麻酔からの覚醒は普通に行います．カラーで頸部を固定します（術後3日間くらいはカラーをしながら動いてもらいます）．術前から過灌流が問題と考えられた症例では，血圧が上昇しないように管理します．

I．術後の注意点

当施設での経験では，術後は普通に覚醒させても特に問題はないようで，最も覚醒の良い人では，手術の終わった午後に昨夜の読書の続きをしていました．術翌日と1週間目にMRI・MRAとSPECTを行い，虚血性合併症と過灌流の有無をチェックしています．過灌流の起こった症例は，術後3日目に血圧の上昇が契機とな

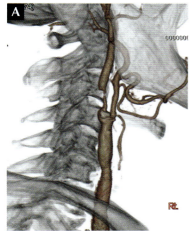
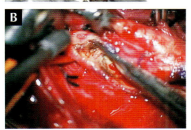
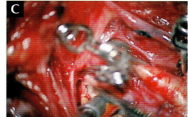
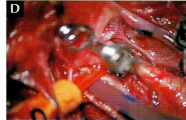
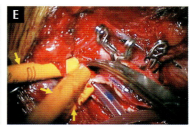
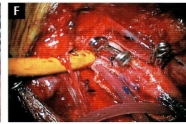

図10│症例7：高位病変で苦労した症例 WEB⑱

A：3D-CTAによる右内頸動脈撮影，側面像．高度狭窄であり，それほど高位ではないと判断していた．
B：内頸動脈側は，ブルドック鉗子をかけているぎりぎりまで行っても正常内膜が出ない．
C：内頸動脈の遮断を杉田clipに変え，切開を進めると正常内膜がつかまったが，遠位部の剥離は不足している．
D：遠位部の剥離前に内シャントを完成させる．
E：遠位の剥離を進め，3弾ロケット「尺取り虫メソッド」にて遠位の確保を広げた．
F：さらにもう一度尺取り虫メソッドを使用した．
なお，内膜を摘出後，ターニケットが抜けてきたので，内頸動脈をシャントごと引き出しながら，さらにもう一回尺取り虫メソッドを用いて十分な術野を確保した（WEB⑱参照）．

りました．

2 遠位端の処理といろいろなトラブル：プラークが上方に進展しているなど（図6，9〜11）

往々にして，プラークが予想外に上方に偏心性に進展している場合があります．こういった場合には高位まで剥離を広げることが必要で，山田和雄先生の提唱された「尺取り虫メソッド」がとても役に立ちます．

ただ，こういった偏心性のプラークを取ると，性状部分の手前側の内膜との関係で内膜の残存部分の扱いがややこしくなります．剥離できるところは剥くように剥離し，剥がれないところはなるべくきれいにはさみで断端処理をしましょう．

なお，本当に高位病変に手を出してしまったときは謙虚に確実に操作をするしかありません．

切開を加えたら，もう後戻りはできないのです．

3 内膜のいろいろな肉眼的性状アトラス（図12，13）

血栓内膜にもいろいろな性状があります．CEAの良いところはそれらにあまり左右されることなく治療が可能なことと，病変部位の性状をよく見られることだと思います．

くじけないCEAのために

①手に合った鑷子・持針器・先丸の血管鑷子・使いやすい剥離子などを選び，それを使うことにこだわってください．特に持針器は人によって好みが違いますので，注意してください．こればかりは名人の持つものが自分に合うとは限りません．ちなみに，上山博康先生の愛用しているCEA用の持針器はどうも私の

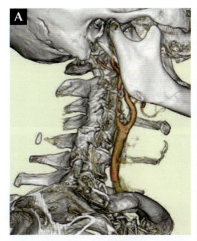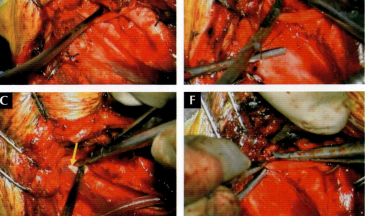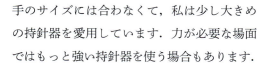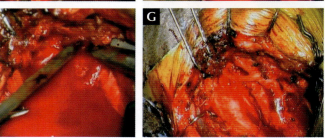

図11 症例8：遠位端の処理（縫合不全と処置）

A：3D-CTAによる右内頚動脈撮影，側面像．高度狭窄であり，高位までプラークが及んでいると判断していた．
B：内頚動脈側は舌下神経の上で確保．
C：内シャントを入れ，遠位端（⟶）まできれいにプラークを取ることができた．
D：舌下神経が交差するため遠位部の縫合が難しく，縫合部から出血が起きた．
E：この症例では，炎症のためか内頚動脈と周辺組織の癒着が強く，遠位でもう一度きちんと遮断するのが難しかった．何とか剥離を広げ，遠位で血流を遮断．
F：いったん糸を切って縫合を開き，丁寧に再縫合した．
G：遮断解除後．漏れはなく，血流も良い．心配したが，麻酔の覚めもよく，虚血巣もなかった．

手のサイズには合わなくて，私は少し大きめの持針器を愛用しています．力が必要な場面ではもっと強い持針器を使う場合もあります．

②決して慌てないことも肝心です．でも手は抜かないでください．内シャントはおそらくは必要でない症例のほうが多いくらいなので，いつものように，ゆっくりシャントを入れ，ゆっくり手術しましょう．これが型にはまるという原則です．Electiveにシャントの適応を決めている場合は，いつものようにそうしてください．

③よく術野を見ること，顕微鏡をすべての工程で使うことも役に立ちます．いい加減にやることはこの手術では禁物です．長所も短所も消して，淡々と作業を進めてください．

④型にはまった手術でも，いろいろなバリエーションとトラブルシューティングの方法を熟知していると役に立ちます．いざというときには理屈が大事です．ふだんから一つひとつの手技の持つ意味を考えておくと応用が効きますよ．

おわりに

すべての手術に共通することではありますが，よく見る，よく考える．そのうえでちょっとやらせてもらう，またよく考える，といった訓練過程が大事です．CEAの場合はバリエーションがそれほど多くないので，少ない症例数でも手

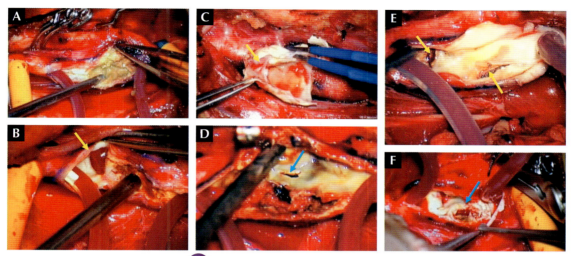

図12｜いろいろな異常内膜の性状① WEB⑲

A：症候性病変．泥状の内膜でCASは禁忌と思える症例（症例A）．
B：症候性病変．壁内出血（⟶）が内腔に突出しているか？ これが破裂していたらどうなったか？（症例B）
C：症候性病変のあと潰瘍性変化の進行と膜様の突出による狭窄が徐々に悪化して手術．膜様の変化をした内膜（⟶）がある（症例C）．
D：狭窄度は強くないが，カテーテルを用いた血管撮影の際に脳塞栓を起こした症例．プラークは出血し，やわらかい．真ん中にあるのはガイドワイヤーによってできた穴（⟶）（症例D）．
E：症候性病変．潰瘍が2カ所（⟶）に見られるが，基本的に線維質の病変でCASでも対応可能であっただろう（症例E）．
F：高脂質血症のある無症候性病変．内腔はきれいだが壁内出血（⟶）がある（症例F）．

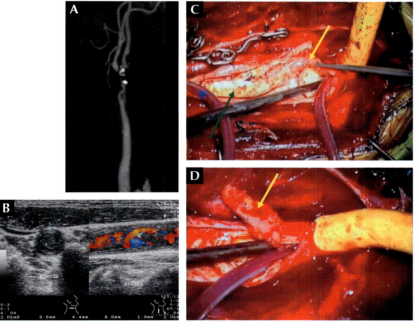

図13｜いろいろな異常内膜の性状② WEB⑲

症例G．症候性病変で，経過中に狭窄度が進行し，かつ総頚動脈側に狭窄が進展してきた（A：3D-CTA，B：頚動脈エコーで，この部分が浮動性である）．C，D：通常に見られるプラーク（⟶）に連続して，少し色調の異なる血栓（⟶）が連続して総頚動脈側に長く広がっていた．総頚動脈近位部の切開を次々と広げていき，血栓を摘出した．

順を身につけてしまうことが可能です．さらにこの段階になると，良い手術をたくさん見ることで自分の経験と等価にもできるのです．自分ひとりで経験できる症例なんて，たかが知れています．皆さんも面白い例や苦労話があったら，ぜひ私にも教えてくださいね．

索引

A

AIH ■ 101, 105
anterior interhemispheric approach ■ 101
anterior limiting sulcus ■ 146, 147, 154
anterior temporal approach ■ 67, 85, 86
anterior temporal arteryの引き抜き損傷 ■ 201
application angle ■ 79, 83, 90
application plane ■ 114
approach angle ■ 79, 84

B

basal interhemispheric approach ■ 101, 177
BA-SCA動脈瘤 ■ 199, 201
BA-tip動脈瘤 ■ 199
BAの位置 ■ 198
bifurcation type ■ 80〜82, 113, 115
BIH ■ 101, 105

C

carotid artery stenting ■ 204, 228
carotid endarterectomy ■ 204, 228
carotid sheath ■ 233
　　——の剥離 ■ 233
CAS ■ 204, 228
CEA ■ 204, 228
circumference closure line ■ 141
　　——が取れる条件 ■ 143
　　——の利点 ■ 141
clip apply ■ 198
clip blade ■ 78, 79
closure line ■ 79, 82, 84, 89, 110, 112, 178
　　——の基本的概念 ■ 112
closure plane ■ 114
　　——axial type ■ 116, 118
　　——coronal type ■ 116, 119
　　——sagittal type ■ 116, 117
　　——に基づくアプローチ選択 ■ 124
　　——による前交通動脈瘤の分類 ■ 116
　　——の自由度と術野展開 ■ 121
combination clip method ■ 79
corpus callosum ■ 105
corticotomy ■ 149, 150
CranioFix® ■ 49, 50

D

distal dural ringの開放 ■ 135, 136
distal trans-sylvian approach ■ 62, 128, 182, 186
distal trans-sylvian route ■ 42

E

ECA-RA-M2バイパス ■ 222

F

frontal bridging vein ■ 104

I

ICA ■ 197
ICA-occlusion ■ 205, 209
inferior limiting sulcus ■ 146, 147, 155
　　——に沿ったシルビウス裂血腫 ■ 150〜155
insular branches ■ 147, 148
insular cortex ■ 146, 147
interhemispheric approach ■ 73, 86, 101, 115
　　——の術野 ■ 121
internal carotid artery ■ 197

J

JET Study ■ 204

K

key hole surgery ■ 87

L

landmark artery ■ 72, 74
limen insula ■ 146, 147
limiting sulcus ■ 146, 155

M

M2-3 ■ 62〜64, 205
MCA-occlusion ■ 205, 206
MEP ■ 132, 185
motor evoked potential ■ 132
multiple clipping ■ 81

N

narrative-based medicine ■ 4
NBM ■ 4

O

ophthalmic segment ■ 127, 128
optico-carotid space ■ 127, 128

P

parallel closure line ■ 141
Pcom ■ 198
permanent clip ■ 160
permanent clipping ■ 159
PICA ■ 198
posterior communicating artery ■ 198
posterior inferior cerebellar artery ■ 198
Proximal BA ■ 198
proximal flow control ■ 83, 110, 127, 131
pterional approach ■ 73, 86, 102, 104

R

recipient arteryの決定方法 ■ 206
retrocarotid space ■ 127, 128

S

SSV ■ 63, 70
STA-MCAバイパス ■ 131, 204〜206, 210, 225
stay-suture ■ 208, 212
subfrontal approach ■ 85, 128
subfrontal route ■ 85, 86
subpial hematoma ■ 148
suction-decompression（法）■ 76, 130, 131, 181, 182, 184
superficial sylvian vein ■ 63
superior limiting sulcus ■ 146, 147, 154
sylvian fissure ■ 44, 61, 146
sylvian hematoma ■ 146

T

tacking suture ■ 238
temporary clip ■ 158, 160, 165, 168
　──けさがけtemporary clipの使い方 ■ 169
　──の性質 ■ 163
　──のセット ■ 164
　──の特殊な使い方 ■ 166

terminal cistern ■ 105
TIA ■ 205
transient ischemic attack ■ 205
trans-sylvian approach ■ 42, 58, 84, 120
trans-sylvian route ■ 42, 86
trunk type ■ 80, 81, 84, 113

V

V3-RA-PCAバイパス ■ 222
VBA aneurysm ■ 197
vertebrobasilar artery aneurysm ■ 197

W

Willis動脈輪 ■ 42, 61

い

医師の働き方の選択肢 ■ 13
異常内膜の性状 ■ 245
一時遮断 ■ 75〜77, 131, 187, 240
一過性脳虚血発作 ■ 205
糸の締め上げ ■ 240

う

上山式イリゲーションサクションシステム ■ 39
運動誘発電位 ■ 132

え

エレファント設置 ■ 59
遠位端の処理 ■ 239, 243, 244

か

外頸動脈−橈骨動脈グラフト−中大脳動脈M2部バイパス ■ 222
外側走行型 ■ 127
開頭 ■ 42, 43, 46, 47, 102
　──のドリルの使い方 ■ 48
架橋静脈 ■ 106〜109
合併症 ■ 229
鉗子挿入軸の取り方 ■ 89
完全遮断 ■ 187

き

技術を伝える文体 ■ 9
基本的なドリル操作 ■ 23
キュア ■ 3

吸引管■33
　　——の構造と各部の名称■33
　　——の持ち方■38
　　——の役割■35
嗅神経の保護■104
技術教育■6
教育の構造■13
橈骨動脈の通る経路の作成方法■224
虚血性脳血管障害■204

く

くも膜■58, 60, 62〜64, 76, 77
　　——硬いくも膜■69, 106, 108
　　——やわらかいくも膜■69
クリッピング■89, 112, 134, 136, 188
クリップ鉗子とapplication planeの関係■117
クリップのライン取りの微調整■94〜96
クリップブレードを見る方向■97

け

鶏冠の除去■104
頚神経ワナ■233
頚動脈ステント留置術■204, 228
頚動脈内膜剥離術■204, 228
頚部確保■44, 45, 129, 182
血管分岐部の菲薄化・膨隆部分■80
血行再建（術）→「脳血行再建術」へ
血栓化動脈瘤■76
血栓内膜の剥離■237
結合織の剥離■233
顕微鏡手術をしている術中の動作■216

こ

高位病変■229, 243
後下小脳動脈■198
後下小脳動脈瘤■87
後交通動脈■198
　　——の走行■127
硬膜■47〜49, 76, 77
　　——切開■47, 48, 102, 104, 135

さ

再発大型内頚動脈瘤■181

し

視軸と鉗子挿入軸の関係■97
視軸の変更■160
持針器■24
視神経管のunroofingと前床突起の削除■134, 135
尺取り虫メソッド■242
遮断時間の原則■165
遮断の解除■240, 241
蛇腹と脳べらの配置■56
蛇腹の形の微調整■57
蛇腹の固定■53
シャント挿入■229
　　——の利点・欠点■234
出血■126, 236
　　——点の扱い方■171
術者の交代■173
術中破裂■171
術野の取り方■98
静脈からの出血時の対応■191
上矢状静脈洞■106
　　——と架橋静脈が高位■106
　　——と架橋静脈が低位■107〜109
初心者のための簡単なリカバリー■191
シルビウス裂■61
　　——開放■69
　　——を分ける■62
シルビウス裂血腫■146
　　——摘出後の脳梗塞■149
　　——の除去（摘出）の仕方■149, 154, 155
　　——の発生の仮説■147, 148

す

頭蓋→「とうがい」へ

せ

石灰化■238
前交通動脈瘤■73, 101, 168, 174, 177, 178, 195
前大脳動脈瘤■72, 88
浅側頭動脈■42
　　———中大脳動脈バイパス■204
　　——の剥離■223
穿通枝■162, 190
　　——のトラブル■200
　　——障害■111, 126

穿頭■47
前頭側頭開頭■42, 58, 59

そ

総頚動脈■235
側頭筋の切開■46

た

体位■44
大脳鎌■104
大脳半球間裂■102, 105
　　──アプローチ■59, 72
　　──の剥離■106
　　──の分け方■102
ダブルサクションテクニック■39

ち

中大脳動脈■62, 73
　　──分岐部■80
　　──瘤■72, 77, 82, 84, 146, 162, 174, 176

つ

椎骨動脈V3-橈骨動脈グラフト-後大脳動脈バイパス■222
椎骨脳底動脈瘤■197

て

剃髪■43

と

頭蓋内のバイパス■225, 226
島限■146
島皮質■63〜65, 146
　　──の構造■147
動脈瘤■78, 79
　　──と穿通枝の癒着■78
　　──に安全にクリップをかける■159
　　──に癒着した穿通枝の剥離■192
　　──の剥離■72, 76
　　──の破裂■126, 171, 187
　　──の方向■73
　　──の縫合■181
　　──の4つのパターン■73
ドレーピング■44, 231

な

内頚動脈■44, 62, 83, 197, 235
　　──・外頚動脈の処理■240
　　──海綿静脈洞部の露出■135, 136
　　──狭窄■205
　　──終末部動脈瘤■65
　　──先端部動脈瘤■74
　　──の確保■233
　　──分岐部動脈瘤■174, 179
　　──瘤■42, 72, 86, 126
　　──瘤の手術体位■44
内頚動脈-後交通動脈分岐部■80, 88
　　──動脈瘤■68, 74, 76, 77, 86, 88, 126, 128, 167, 174, 186, 196
内頚動脈-前脈絡叢動脈分岐部■80
　　──動脈瘤■86, 126, 132, 194
内シャント挿入■233〜235
内側走行型■127
内膜の摘出と縫合■237
ナラティブ■4
軟膜■107

ね

ネック■78, 94, 112, 132, 139, 174
　　──が裂けた動脈瘤■186

の

脳血行再建術■204
脳底動脈-上小脳動脈分岐部動脈瘤■151
脳底動脈先端部動脈瘤■74
脳内血腫■146
　　──を合併した中大脳動脈瘤■149
脳べら■42, 51
　　──の固さ■52
　　──固定具■52
　　──固定具の配置の仕方■54
　　──のかけ方■57
　　──の配置■59

は

バイパス術■215
　　──のための場を作る■208, 211
　　──の吻合の手順■219, 221
　　──を行ううえでのrecipientの選択■218

バイポーラ■25
　　——の使い方■25
剥離子の使い方■20, 193
剥離操作■74, 183, 231
はさみの使い方■25
はさみの持ち方■31
破裂の対処法■171

ピーク・エンドの法則■5, 12
皮質動脈と動脈瘤ドームの癒着■77
皮膚切開■45, 231
皮弁の翻転■46
表在静脈の間を分ける■63
表在のシルビウス静脈■63

プラークの上方進展■242

閉頭■42, 49, 110

ほ

ポイントサッキング■172
縫合■239
　　——の仕方■212〜214
　　——不全■212, 244
母血管の位置■73
母動脈閉塞■126
骨かじり■24

ま

マイクロハサミ■28
　　——の技■29
待ち針を使った縫合■208

右手と左手の協調動作■94

昔のclipを外す手順■181

め

メスの持ち方と切り方■22

物語に基づいた医療■4

リクツとワザの継承■11

251

あとがき

　昨今急速に普及した血管内治療に比べて，外科手術はlearning curveの立ち上がりが遅いというのは，だれもが同意することでしょう．その多様で奥深い外科技術をどうやって伝承するかは永遠の課題です．もちろん，「見て学ぶ」こと，「視覚的イメージ」を蓄えることは，手術を学ぶ土俵に乗るうえで必須の要件です．イメージがなければ，いくら手取り足取り教わっても，けっして良い手術ができるようにはならないでしょう．

　しかし，見るのみで汲み取って理解するには限界があるのもまた事実です．そこで，石川達哉先生に指導いただきながら過ごした3年間，手術を「言葉にする」ことを合言葉に症例を積み重ねました．体位に始まり，アプローチ，閉創に至るまで，すべての工程に理屈をつけて，一挙手一投足を言葉にすることに努めました．こうしてイメージが蓄えられたものを文章化することで，理解が深まり，learning curveをより早めてくれるはずなのです．

　われわれが展開している手術論は，代々，先輩方から引き継いで増幅してきました．誰もが先輩から教えられ，そして後輩に教えていきます．言葉にできないところはまだ解明できていないことなのですが，それを言葉にできたとき，先輩から受けたものにプラスアルファが加わって新たな形ができあがります．教えることで，実は自分も学んでいるのです．こうして教えられ教えることで，代を経るごとに進化していく，これがいわゆる「屋根瓦方式」です．

　Closure lineは，クリッピングの真髄を語るうえで非常に便利な語句で，広く皆さんにも受け入れていただきました．当初はこの語句はなかったわけですが，石川先生といつもクリッピングを一緒にしながら，いつのまにかあうんの呼吸で同じ発想を持っていることに気づきました．ある日，クリップのかけかたの微調整にこだわりながら，石川先生が「俺たちは何をやっているんだろう．そうだ，これは"線"を作っているんだ」とつぶやいたのです．やがて，他の先生方に"線"に対するこだわりを伝えるために，それを如実に表す語句が必要だと感じるようになりました．そこである日，そのときはもう石川先生は北海道から出られたあとだったのですが，「"線"に名前を付けよう」と，本州で学会があったときに駅前の居酒屋で待ち合わせました．お互いに案を持ち寄ることにはなっていたのですが，石川先生が居酒屋に到着するやいなや，紙のコースター

を裏返して,「こんなのどうだ？」と書いたのが,closure lineだったのです.

　こうして,ときには造語を考え,ときには擬態語を用いつつ,今もなお手術を言語化して後輩に伝えています．それは自分への鍛錬でもあります．石川先生の格言,「手術は文学である」は,今も僕の心に深く残っています．EBMが重視される現代の医学において,どうしても手術だけは均一なものに普遍化することはできません．一つひとつの症例はすべて異なるもので,それを臨場感豊かに語り伝えることが,きわめて重要なのです．その積み重ねの中で,根底にある共通の真髄が見えてくるのだろうと思います．これを一つの書籍で語り伝えるのにはどうしても限界はありますが,本書にはできる限りのエッセンスが盛り込まれています．皆さんがこれから手術をよりいっそう深めていくにあたり,本書が一つの道標になってくれれば幸いです．

　平成31年2月

中山　若樹

編著者・著者紹介

【編著者】

石川 達哉（いしかわ たつや）

地方独立行政法人秋田県立病院機構秋田県立循環器・脳脊髄センター 病院長
脳神経外科専門医

〈経　歴〉
- 1958年10月20日生
- 1984年　北海道大学医学部卒業
- 1984年　北海道大学医学部附属病院とその関連病院にて脳神経外科の研修
- 1993年　コーネル大学医学部附属ノースショア大学病院神経内科 研究員
　　　　　（パーキンソン病のPET診断の研究に従事）
- 1996年　北海道大学医学部附属病院脳神経外科 助手
- 1998年　旭川赤十字病院脳神経外科
- 2002年　北海道大学医学部附属病院脳神経外科 講師
- 2005年　埼玉医科大学総合医療センター脳神経外科 助教授
- 2007年　秋田県立脳血管研究センター脳神経外科 科長
- 2016年　同センター長
- 2019年　地方独立行政法人秋田県立病院機構秋田県立循環器・脳脊髄センター 病院長
　　　　　（名称・組織変更により現職）

● 資　格…医師免許証，医学博士，日本脳神経外科学会専門医，
　　　　　日本脳卒中学会専門医，日本脳卒中の外科学会技術指導医

● 専門分野…脳卒中の外科治療，手術教育

● 座右の銘…「言葉にする」

〈執筆担当〉
　第1〜3章，第4章1・2・4・6・8，第5章，第6章

【著　者】

中山 若樹（なかやま　なおき）

　北海道大学大学院医学研究院神経病態学分野脳神経外科学教室 講師
　北海道大学病院脳神経外科 診療准教授
　脳神経外科専門医

〈経　歴〉
　1967年8月28日生
　1992年　北海道大学医学部卒業
　1992年　北海道大学医学部附属病院とその関連病院にて脳神経外科の研修
　1995年　カリフォルニア大学デービス校神経化学 客員研究員
　　　　　（磁気共鳴法における二量子遷移の研究に従事）
　1996年　新潟大学脳研究所脳機能解析学講座 特別研究生
　　　　　（中枢神経系における拡散テンソル解析，f-MRIの研究に従事）
　1998年　北海道大学大学院医学研究科 博士課程修了
　1998年　北海道大学病院脳神経外科および関連の施設に従事
　　　　　（旭川赤十字病院，札幌麻生脳神経外科病院）
　2005年　北海道大学病院脳神経外科 助教
　2013年　北海道大学大学院医学研究院脳神経外科 講師（現職）
　2019年　北海道大学病院脳神経外科 診療准教授

●資　格…医師免許証，医学博士，日本脳神経外科学会専門医，
　　　　　日本脳卒中学会専門医，日本脳卒中の外科学会技術指導医

●専門分野…脳血管疾患の外科治療，手術教育

●座右の銘…「畏怖と拘泥」

〈執筆担当〉
　第4章3・5・7

本書は単行本『クリッピング・バイパス・CEA の論理と技術』に，小社発行の雑誌『脳神経外科速報』における連載「手術のコツとピットフォール 一流術者のココが知りたい」(第19巻9号，第20巻7・10号，第22巻8・9・11号，第25巻6号)，「脳外科手術リカバリーの極意 私の工夫」(第24巻4号)，『前大脳動脈瘤・椎骨脳底動脈瘤（ACA・VBA Aneurysm）のすべて』(12章-1)，『脳血管外科 手術器具＆機器』(5章-3) をまとめて加筆し，単行本化したものです．

新版 クリッピング・バイパス・CEA のリクツとワザ
―脳血管外科の学び方・教え方／WEB 動画 79 本付き

2011年3月15日発行	第1版第1刷
2011年7月10日発行	第1版第2刷
2019年4月5日発行	第2版第1刷

編著者	石川 達哉
著者	中山 若樹
発行者	長谷川 素美
発行所	株式会社メディカ出版 〒532-8588 大阪市淀川区宮原3-4-30 ニッセイ新大阪ビル16F https://www.medica.co.jp/
編集担当	西岡和江／岡 哲也
編集協力	中倉香代
装　幀	森本良成
本文デザイン	添田はるみ
本文イラスト	松田容子
動画編集	ブレインフィールズ／雪岡正純
印刷・製本	株式会社廣済堂

© Tatsuya ISHIKAWA, 2019

本書の複製権・翻訳権・翻案権・上映権・譲渡権・公衆送信権（送信可能化権を含む）は，(株)メディカ出版が保有します．

ISBN978-4-8404-6859-6　　　　　　　　　　　　　　　　Printed and bound in Japan

当社出版物に関する各種お問い合わせ先（受付時間：平日9:00～17:00）
●編集内容については，編集局 06-6398-5048
●ご注文・不良品（乱丁・落丁）については，お客様センター 0120-276-591
●付属の CD-ROM，DVD，ダウンロードの動作不具合などについては，デジタル助っ人サービス 0120-276-592